Lösungsorientierte Maltherapie mit Kindern und Jugendlichen

Lösungsorientierte Maltherapie mit Kindern und Jugendlichen

Simone Riner, Jörg Merz

Simone Riner
Jörg Merz

Lösungsorientierte Maltherapie mit Kindern und Jugendlichen

Wie Bilder Entwicklungsschritte ermöglichen

Unter Mitarbeit von

Sibylle Albrecht
Kathrin Bigler
Rahel Brügger
May Carro Cabaleiro
Bettina Egger
Cora Egger
Marion Gregor
Patricia Heuss
Gabriela Jaroš
Rahel Jost
Ulrike Jünger
Madeleine Lador
Barbara Moser
Sidonie Nuoffer
Andrea Renggli Gabathuler
Ursula Riner
Melanie Scarpa
Susanne Simon

hogrefe

Simone Riner, MA UB
Solothurnerstr. 1
4600 Olten
Schweiz
simone.riner@register-hin.ch

Jörg Merz, MSc UZH
Kalthäusern 35
9508 Weingarten
Schweiz
jomerz@me.com
www.lom-international.org

Bibliografische Information der Deutschen Nationalbibliothek
Die Deutsche Nationalbibliothek verzeichnet diese Publikation in der Deutschen Nationalbibliografie; detaillierte bibliografische Daten sind im Internet über http://www.dnb.de abrufbar.

Verantwortliche Person in der EU: Hogrefe Verlag GmbH & CG, Merkelstraße 3, 37085 Göttingen, info@hogrefe.de.

Anregungen und Zuschriften bitte an den Hersteller:
Hogrefe AG
Lektorat Psychologie
Länggass-Strasse 76
3012 Bern
Schweiz
Tel. +41 31 300 45 00
info@hogrefe.ch
www.hogrefe.ch

Lektorat: Dr. Susanne Lauri
Bearbeitung: Mihrican Özdem, Landau
Herstellung: René Tschirren
Satz: Claudia Wild, Konstanz
Druck und buchbinderische Verarbeitung: Finidr s.r.o., Český Těšín
Printed in Czech Republic

1. Auflage 2025

(E-Book-ISBN_PDF 978-3-456-96356-3)
(E-Book-ISBN_EPUB 978-3-456-76356-9)
ISBN 978-3-456-86356-6
https://doi.org/10.1024/86356-000

Inhaltsverzeichnis

Geleitwort

Liebe Leser:innen,

als niedergelassener Kinderarzt und Ehemann einer Kunsttherapeutin, der Mitherausgeberin dieses Buchs Simone Riner, die vorwiegend mit Lösungsorientierter Maltherapie (LOM) sowie in der Aus- und Weiterbildung arbeitet, freue ich mich außerordentlich, Sie in dieses Buch einstimmen zu dürfen.

Sie finden hier eine Sammlung von inspirierenden Fallgeschichten, in denen LOM erfolgreich bei Kindern und Jugendlichen angewendet wurde, sodass diese ihre inneren Konflikte bewältigen und sich in ihrer Persönlichkeit entwickeln konnten. Außerdem werden Ihnen in einer auch für Laien verständlichen Sprache Aspekte der Kunsttherapie und des LOM nähergebracht.

Die Fälle wurden von den jeweiligen behandelnden Therapeutinnen selbst zu Papier gebracht. Dies verleiht der Fallsammlung eine eigene Plastizität und persönliche Note. Die Autorinnen dieses Buches sind Kunsttherapeutinnen, die sich mit Leidenschaft und Empathie einsetzen, um Kindern und Jugendlichen durch kreative Ausdrucksformen Heilung und Wachstum zu ermöglichen. Ihre Fallberichte sind berührend und zeigen eindrucksvoll, wie die Kraft der Kunsttherapie das Leben junger Menschen positiv verändern kann.

Unsere Gesellschaft, unser Leben wird zunehmend komplexer und stellt vor allem Kinder und Jugendliche vor große Herausforderungen. Kinder und Jugendliche sind einem enormen Leistungsdruck ausgesetzt, sei es in der Schule, im Sport oder in anderen Bereichen. Die ständige Präsenz sozialer Medien, der Einfluss von Influencern und dem damit entstehenden Druck, einem (unerreichbaren) Vorbild nachzueifern, führt zu einem starken Selbstbildvergleich und kann das Selbstwertgefühl beeinträchtigen. Die steigende Anzahl von Scheidungen und Patchwork-Familien kann zu emotionalen Belastungen bei Kindern und Jugendlichen führen. Die Unsicherheit über die Zukunft, sei es in Bezug auf Klimawandel, politische Instabilität oder wirtschaftliche Unsicherheit, kann Ängste und Stress auslösen. Der Mangel an Unterstützungssystemen wie Familienzeit, Freizeitaktivitäten oder professionelle Hilfe bei psychischen Problemen (auch aufgrund von Fachkräftemangel) kann dazu führen, dass Kinder und Jugendliche sich allein gelassen fühlen und ihre Probleme nicht angemessen bewältigen können.

Der Bedarf an psychologischem und therapeutischem Support steigt, und es ist und wird immer wichtiger, alternative medizinische Therapieformen wie die Kunsttherapie ernsthaft zu betrachten und anzuerkennen. Es ist an der Zeit, dass diese ganzheitlichen Ansätze einen festen Platz im Gesundheitssystem und unserer Gesellschaft bekommen und die Unterstützung – nicht zuletzt auch finanzieller Art – erhalten, die sie verdienen.

Als Kinderarzt mit einer eher klassisch schulmedizinischen Ausbildung hat mich die Vielfalt und Wirksamkeit der Lösungsorientierten Maltherapie (LOM) als alternative Therapieform tief beeindruckt. Die Möglichkeit, Kindern und Jugendlichen auf kreative Weise zu helfen, ihre inneren Konflikte zu bewältigen und ihre Persönlichkeitsentwicklung zu fördern, hat mein Verständnis von therapeutischen Ansätzen erweitert und bereichert. In den hier beschriebenen Fallgeschichten wird erfahrbar, wie LOM als ganzheitlicher Ansatz einen bedeutenden Beitrag zur psychischen Gesundheit junger Menschen leisten kann.

Das Buch zeigt deutlich, wie Kinder und Jugendliche durch das Lösungsorientierte Malen eine neue Form der Kommunikation finden und dadurch positive Veränderungen in ihrem Leben erfahren. Oft fällt es jungen Menschen schwer, ihre Gefühle, Bedürfnisse und Gedanken in Worte zu fassen. Durch die Bearbeitung von klar strukturierten Bildaufgaben können sie ihre Emotionen auf nonverbale Weise äußern und verarbeiten. Dies ermöglicht es Therapeut:innen, auch mit Kindern und Jugendlichen zu arbeiten, die Nöte haben, über ihre Sorgen und ihr Erlebtes zu sprechen oder sich generell verbal auszudrücken. Bevor ich Sie in die Welt der LOM bei Kindern und Jugendlichen eintauchen lasse, möchte ich noch folgende Wünsche formulieren:

Liebe Fall-Autorinnen – ich wünsche euch Anerkennung für eure Arbeit und Dankbarkeit für euer Engagement. Möge euer Einsatz für das Wohl der Kinder und Jugendlichen Früchte tragen und euch weiterhin motivieren, euren Weg mit Leidenschaft und Hingabe zu gehen.

Liebe Simone, lieber Jörg, – ich wünsche euch als Herausgebende dieses Buchs viel Freude an eurem gemeinsamen Werk und viel positive Resonanz. Ich hoffe, dass dieses Buch auch in der erweiterten Fachwelt etwas bewegen wird. Ich bewundere das Herzblut, das Engagement und nicht zu vergessen die Stunden, die ihr in dieses Buch gesteckt habt.

Liebes Buch – ich wünsche dir, dass du von Hand zu Hand gereicht wirst und in möglichst vielen Wartezimmern ausliegst und so nicht nur Kunsttherapeut:innen und medizinisches Fachpersonal inspirierst, sondern auch Eltern, Erzieher:innen und alle, die mit Kindern und Jugendlichen arbeiten. Du bist ein Beweis dafür, wie die Kraft und Wirksamkeit der Kunsttherapie dazu beitragen, das Leben junger Menschen positiv zu verändern. Mögest du auch dazu beitragen, dass die Lösungsorientierte Maltherapie als wirksame Methode zur Unterstützung von Kindern und Jugendlichen weiter anerkannt wird, ihren Platz im therapeutischen Repertoire unserer (Fach-)Welt findet und mehr Menschen Zugang zu dieser wertvollen Form der Heilung erhalten.

Liebe Leser:innen – ich wünsche Ihnen, dass Sie durch die Lektüre dieses Buches einen tiefen und vielfältigen Einblick in die Welt der Lösungsorientierten Maltherapie (LOM) erhalten und dadurch neue Perspektiven für die Behandlung von Kindern und Jugendlichen entdecken. Ich wünsche Ihnen Staunen, viele Aha-Momente und auch gelegentliches Schmunzeln. Möge dieses Buch Ihnen Inspiration und Mut geben, sich auf alternative und kreative Wege der Unterstützung von Kindern und Jugendlichen zu begeben.

Dr. med. Ronald Jager Riner
Kinder- und Jugendmedizin FMH
Kinderarztpraxis Olten

Vorwort

Die verschlossene und großgewachsene, leicht ruppig wirkende 14-Jährige stand bei mir (Simone Riner) im Atelier und fragte schüchtern, ob sie mir eine Frage stellen könne. Morgens am selben Tag hatte sie mir eine WhatsApp-Nachricht geschickt, ob wir uns denn heute wieder im Atelier treffen können wie bereits zweimal zuvor.

„Natürlich", äußerte ich, und sie sagte: „Wissen Sie vielleicht, wie ich mit meiner Mitschülerin über ‚das hier' sprechen könnte?" Weder verstand ich, was mit „das hier" gemeint war, noch wie es zu erklären wäre. Ich verstand aber, dass es dem sonst wortkargen Mädchen sehr wichtig war, dass sie den Mut gefasst und ihre Frage in die Welt formuliert hatte.

Einige Wochen davor hatte ich mich im Kontakt mit der Mutter etwas weit aus dem Fenster gelehnt. Damals äußerte ich, dass ich eigentlich nicht den Eindruck hätte, dass das Mädchen eine „klassische Angstpatientin" sei, und zweifelte damit indirekt auch an der Medikation. Die Mutter reagierte erstaunt und erleichtert. Sie berichtete mir, dass das Mädchen alle Kontakte mit Psychiatern verweigere und nur noch zu mir malen komme. Implizit bat sie mich darum, dass ich mir die Zeit nehme für ihre Tochter.

Im Gespräch im Atelier stellte sich nun heraus, dass das Mädchen auf dem Flur in einer jugendpsychiatrischen Einrichtung eine Mitschülerin getroffen hatte. Da sie wusste, dass das andere Mädchen ausgesprochen gern zeichnete, dachte sie sich, dass ihr „das hier" – das Malen im Atelier – ebenfalls helfen könnte. Sorgen machte sie sich, dass andere Mitschülerinnen „es" nicht verstehen würden, wenn sie die Mitschülerin offen darauf ansprechen würde und dass das Mädchen dieses gute Geheimnis von der Wohltat des „das hier" nicht erfahren könnte.

Innerlich freute ich mich, sie hatte „es" begriffen. Das Malen hilft ohne Worte, sehr zielgenau und genau dann, wenn man die Hilfe benötigt. Wenn das Umfeld von Kindern und Jugendlichen verzweifelt reagiert, hilft das Wissen um die Möglichkeit des Malens. Kinder und Jugendliche entwickeln Lösungen aus sich selbst heraus.

Die 13-jährige Sarah wurde von ihrer Mutter in die Therapiestunde der Kunsttherapeutin (in Supervision bei Jörg Merz) geschleppt. Die Mutter ging wieder. Sarah wollte überhaupt nichts sagen, interessierte sich aber offensichtlich für die Farben und das Atelier. Nachdem die Therapeutin ihr die Farben gezeigt und erklärt hatte, wie sie damit malen konnte, sagte sie: „Du musst mir nichts Konkretes sagen und wir können trotzdem malen." Ich: „Nennen wir doch das, was dich im Moment am meisten beschäftigt ‚X'. Und wenn X eine Peperoni wäre, was hätte sie dann für eine Farbe?" Die knappe Antwort war: „Rot." „Also mal die rote Peperoni auf das Blatt so groß, wie es nur geht." Sarah machte das, wurde sichtlich entspannter und sagte am Schluss, sie komme wieder. Beim nächsten Mal war es dann Y und dann Z. In der vierten Sitzung sprach sie über ihre großen Schwierigkeiten mit der Mutter und dem Stiefvater, und es brauchte keine Buchstaben mehr, um ihre Sorgen in Bildern auszudrücken. Sie hatte Vertrauen gefasst und fühlte sich in diesem Malraum sicher.

Wenn Sie jetzt noch nicht genau verstehen, wie das Lösungsorientierte Malen mit Kindern und Jugendlichen funktioniert, dann sind wir sicher, dass durch das nachfolgende Kapitel 1 „Bilder ermöglichen Entwicklungsschritte“, die vielen Fälle in Kapitel 2 und das Glossar am Ende des Buchs das Vorgehen und die Prinzipien des Lösungsorientierten Malens deutlich werden.

Das Buch ist so aufgebaut, dass die Fallgeschichten nach Alter geordnet sind. Unmittelbar nach dem Namen des Kindes folgt sein Alter und das Problem, mit dem es zur Therapie angemeldet wurde. Am Schluss des Buches ist ein Glossar, in dem die wichtigsten Begriffe erklärt werden. Für Interessierte haben wir unter „Empfohlene Literatur“ die für uns aktuelle und hilfreichste Literatur zusammengestellt.

Die Fallgeschichten sind von verschiedenen Therapeutinnen geschrieben worden, was zu ganz unterschiedlichen Darstellungen führt. Alle Namen und Orte sind anonymisiert. Wir haben die Therapeutinnen nicht den Therapien zugeordnet, um die Anonymisierung noch zu verbessern. Am Ende des Buches finden Sie die Kurzporträts aller Therapeutinnen.

Wir danken all diesen Therapeutinnen, die sich täglich mit viel Herzblut um die Sorgen und Nöte von Kindern und Jugendlichen kümmern und sich die Mühe gemacht haben, uns ihre Geschichten mitzuteilen.

Wir danken außerdem Annina Tarnuzzer, Erika Merz und Ronny Jager für ihr Feedback und ihre Ermutigung, dranzubleiben. Unserer Lektorin, Frau Mihrican Özdem, gilt unser großer Dank für ihre sorgfältige, humorvolle und kompetente Bearbeitung unseres Manuskripts. Ein besonderer Dank gebührt der Programmleiterin Frau Dr. Susanne Lauri, die uns an einer langen Leine sicher zu dem vorliegenden Buch geführt hat.

Simone Riner und Jörg Merz

1 Bilder ermöglichen Entwicklungsschritte

Francesco Petrarca (1988, S. 45) schreibt 1366: „Wenn ich an die Angelegenheiten und Schicksale der Menschen denke, an die ungewissen und plötzlichen Veränderungen der Dinge, finde ich kaum etwas Zerbrechlicheres und Ruheloseres als das Menschenleben."

Petrarca gilt als einer der ersten Humanisten und diese Einleitungsworte zu seinem Werk „Heilmittel gegen Glück und Unglück" könnten kaum zeitgemäßer sein. Mit unserer Zeugung und Geburt werden wir in eine Welt geworfen, die Glück und Unglück gleichermaßen bereithält.

Dieser Wahrheit zum Trotz bewältigt der Mensch bis heute die Herausforderungen, die seine Umgebung, die Gesellschaft, das politische System und die Natur ihm stellen.

Das ist nur möglich, weil wir Menschen hilflos zur Welt kommen. Wir brauchen ein Jahr, um gehen zu lernen, weitere Jahre, um mithilfe der Sprache Wünsche, Gefühle und Gedanken äußern zu können, und noch viele Jahre mehr, bis wir für uns selbst sorgen können (Eagleman, 2017). In unserem Gehirn sind unter anderem Atmung, Weinen, Saugen, Gesichtserkennung, die Fähigkeit, Sprachen zu erlernen und sich motorisch zu entwickeln, vorgegeben. Unsere Gene geben nur eine ungefähre Anleitung zum Aufbau des Netzwerkes, was unserem Gehirn erlaubt, sich an die unterschiedlichsten Gegebenheiten anzupassen, sei es das Klima, die herrschende Kultur oder sonst etwas – und das ein Leben lang.

Um die Fähigkeiten des Gehirns optimal zu nutzen, ist das Kind von der Geburt an angewiesen auf eine fürsorgliche und liebevolle Umgebung. Es braucht körperlichen Kontakt, Stimulation, Kommunikation mit Sprache, Gestik, Mimik und die Möglichkeit zum Rückzug (Bucay, 2019). Zentral für die Entwicklung des Kindes sind das Vermitteln von Sicherheit und Grenzen, das das wichtige Gefühl der Geborgenheit ermöglicht.

Der Säugling, der noch nicht bewusst wahrnimmt, empfindet lediglich etwas Unangenehmes, er beginnt zu schreien, das heißt, er mobilisiert Energie, um einen Kontakt zur Umwelt zu erhalten. Seine Bezugsperson hört das Schreien, reagiert, bietet Brust oder Flasche an, der Säugling trinkt, seine Körpersignale verändern sich, Sättigung tritt ein, er geht weg von der Nahrungsquelle und schläft oft kurz darauf ein. Am Anfang gibt es nur die Empfindung – angenehm oder unangenehm – und den Impuls hin zu etwas oder weg von etwas (hin zur Brust oder Flasche oder weg davon). Diese Grundreaktionen bleiben bestehen, obwohl sie sich durch die Entwicklung der Sinnesorgane, der Motorik und der Sprache mehr und mehr ausdifferenzieren.

Im Kontakt mit der Umwelt lernt das Kind, Gegenstände bzw. Dinge zu erfassen und zu benennen. Im ständigen Wechselspiel zwischen eigenen Wahrnehmungen und Erfahrungen sowie dem, was die engsten Bezugspersonen dem Kind durch Sprache und Verhalten vermitteln, kann das kindliche Gehirn seine Wirklichkeit konstruieren (s. auch Whorf, 2008) und mit ihr interagieren. Auch Emotionen werden im Dialog mit der Umwelt konstruiert. Feldman Barrett (2023) betont, dass Emotionen nicht festgelegte und universelle Reaktionen auf bestimmte Reize sind, sondern vielmehr

Konstruktionen des Gehirns, die durch individuelle Erfahrungen, soziale Interaktionen und kulturelle Einflüsse geformt werden. Emotionen werden als dynamische Prozesse betrachtet, die sich ständig verändern und anpassen.

In jedem Alter gibt es Entwicklungsaufgaben des Kindes und entsprechende Aufgaben der Bezugspersonen und des erweiterten Umfeldes. Die verschiedenen Entwicklungsstufen zeigen sich auch in den gemalten oder gezeichneten Bildern. Die nachfolgende Übersicht (s. Tabelle 1) lehnt sich an die Darstellungen von Jenni (2021) und Cassée (2020) an, die Bilder wurden von Kindern und Jugendlichen spontan gemalt und uns zur Verfügung gestellt.

Bilder sind eine Art universelle Sprache, da sie über kulturelle und sprachliche Grenzen hinweg verstanden werden können. Bilder können Emotionen, Ideen und Informationen auf eine Weise vermitteln, die von vielen Menschen unabhängig von ihrer Muttersprache verstanden werden kann. Dies ist einer der Gründe, warum visuelle Kommunikation in Form von Piktogrammen, Symbolen und Icons in vielen Bereichen wie Verkehrsschildern, internationalen Flughäfen und digitalen Anwendungen weit verbreitet ist.

Kinder in allen Kulturen malen Bilder, die sich ähneln. Kinder, die man gewähren lässt, malen aus ihrer Innenwelt und ihren Wahrnehmungen heraus Bilder, die für Erwachsene oft nicht verstehbar und interpretierbar sind, selbst dann, wenn das Kind mitteilt, was es gerade dargestellt hat. In Kindergarten und Schule findet dann eine Normierung statt: Himmel sind blau, Häuser stehen gerade, eine braune Kuh ist braun, nicht violett. Kommen die Kinder dann in ein Malatelier, in dem sie wieder nach ihren ganz persönlichen Empfindungen und Vorstellungen malen dürfen, kehren sie zurück zur ganz eigenen Gestaltung. Sie gestalten ihre Entwicklung in ihrem eigenen Tempo und sie lösen – ohne dass es ihnen bewusst wird – viele Schwierigkeiten und Belastungen ihres Alltags. Wie Kinder ihre Bilder gestalten, hat wohl niemand überzeugender dargelegt als Arno Stern (2020) in seinem Buch „Wie man Kinderbilder nicht betrachten soll".

Aus Sicht der neuropsychologischen Forschung lässt sich die Wirkung des Malens auf die verschiedenen Systeme in unserem Gehirn in Anlehnung an Gerhard Roth und Nicole Strüber (2014) folgendermaßen beschreiben:

- Im Stressverarbeitungssystem: Atem wird ruhig, vegetatives System fährt hinunter, Interesse am Bild tritt ein, gute Erfahrung wird gemacht.
- Im Impulskontrollsystem: Es entsteht ein Spielraum zwischen Impuls und Handlung.
- Im Selbstberuhigungssystem: „Es kommt alles gut, ich kann etwas tun."
- Im Realitätswahrnehmungssystem (Risikowahrnehmung, Impulskontrolle): „Ich kann es wagen."
- Im Bindungssystem: „Es ist jemand da, nimmt mich ernst, ich habe Vertrauen."
- Im Belohnungserwartungssystem und Belohnungssystem: Es entsteht ein Bild; Freude, Berührung, Motivation steigen.

Kinder und Jugendliche erleben nicht immer eine gesunde, ungestörte Entwicklung. Belastende Ereignisse im Leben einer Familie wie Umzug, Scheidung, Unfall, Krankheit, Gewalt, Missbrauch, Sucht oder Depression eines oder beider Elternteile beeinträchtigen das Wachstum. Das Gleiche gilt für Überforderung im Schulalltag und Mobbing durch Schulkamerad:innen, auch und vor allem in digitalen Sozialformen, sprich alle Formen von Cybermobbing.

Kinder und Jugendliche nehmen in ihrer Not zu einem Verhalten Zuflucht, von dem sie hoffen, dass es hilft, ihre Schwierigkeiten zu meistern. Es entstehen dabei Verhaltensweisen, die von den Erwachsenen, den Eltern und Lehrpersonen häufig als auffällig, besorgniserregend oder unsozial wahrgenommen werden. Die Reaktionen der Umwelt verstärken oft das Verhalten der Kinder und Jugendlichen und führen zu mehr Konflikten. Es entsteht ein Teufelskreislauf. Darum ist therapeutischer Erfolg leichter

Tabelle 1: Entwicklungsaufgaben von Kindern und deren Bezugspersonen

<table>
<tr><th>Entwicklungsphase/ Altersbereich</th><th>Zentrale Entwicklungsaufgaben und -phänomene</th><th>Kinder gestalten ihre Lebenswelt, Beispielbilder mit Altersangabe</th><th>Aufgaben der Bezugspersonen</th></tr>
<tr><td>Säuglingsalter 1. Lebensjahr</td><td>• Wachstum
• Schlaf-Wach-Rhythmus
• Essverhalten
• Bewegungsentwicklung (z.B. Körperkontrolle, Greifen)
• Frühe Entwicklung der Wahrnehmung
• Erstes Erkundungsverhalten (oral, manuell, visuell)
• Entwicklung der Objektpermanenz
• Frühe nonverbale Kommunikation
• Bindungsentwicklung
• Frühe Emotionsregulation</td><td>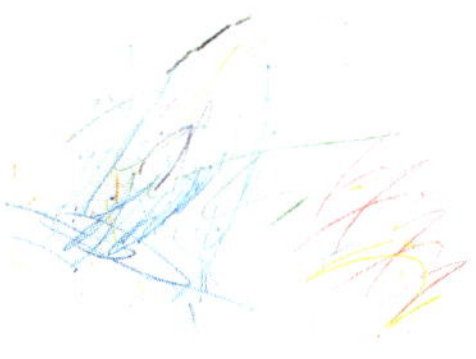
Abb. T1. Lino, 1,5</td><td>• Blick- und Körperkontakt herstellen, Aufmerksamkeit und Zuwendung schenken
• Verbindlich, verfügbar und vertraut sein
• Zuverlässige und rasche Reaktion
• Stillen/Ernährung, Körperpflege, beruhigen und trösten, zu Bett bringen, Routine und Rituale</td></tr>
<tr><td>Frühe Kindheit 2–4 Jahre</td><td>• Basisfertigkeiten der Motorik (z.B. Gehen, Springen, Werfen)
• Bewegungsdrang/-spiel
• Sauberkeitsentwicklung
• Selbständiges Einschlafen
• Spielverhalten und Nachahmung
• Entwicklung des Zeichnens
• Frühe Selbstregulation
• Sprachentwicklung
• Entwicklung der Perspektivenübernahme
• Initialisierung prosozialer Verhaltensweisen</td><td>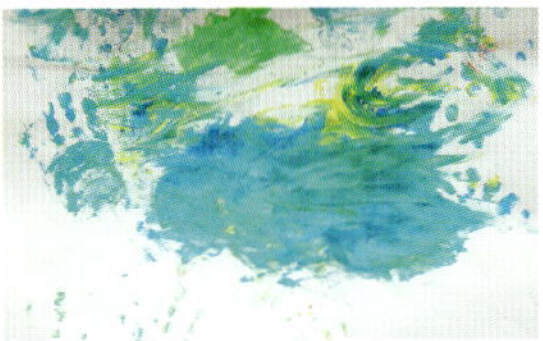
Abb. T2. Levan, 2
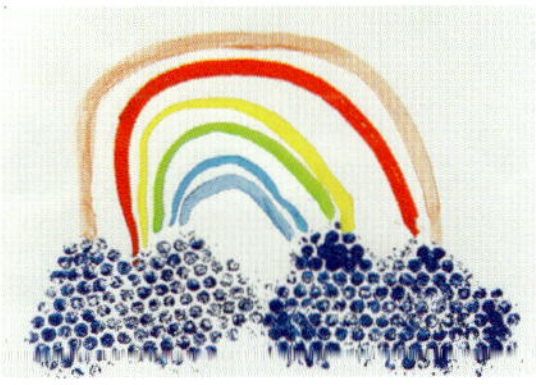
Abb. T3. Malia, 3</td><td>• Anerkennung, Anleitung, Anregung: Stimulation emotional, verbal, motorisch, kognitiv
• Spielen und Aktivieren, Autonomie und Selbstwirksamkeit unterstützen, fördern, führen und Grenzen setzen, Spaßmomente ermöglichen
• Ernährung, Tagesstruktur, Schlaf
• Abstimmung der Erziehungsvorstellungen mit denjenigen von Krippe, Hort, Kindergarten</td></tr>
</table>

Entwicklungsphase/ Altersbereich	Zentrale Entwicklungsaufgaben und -phänomene	Kinder gestalten ihre Lebenswelt, Beispielbilder mit Altersangabe	Aufgaben der Bezugspersonen
Mittlere Kindheit 5–12 Jahre	• Eintritt in die Schule • Erweiterung des kognitiven Verständnisses • Entwicklung des Gedächtnisses • Ausbildung exekutiver und metakognitiver Fähigkeiten • Entwicklung des Zeitverständnisses • Erwerb der Kulturtechniken (Lesen, Schreiben, Rechnen) • Umgang mit digitalen Medien • Identifikation mit der Geschlechterrolle • Perspektivenübernahme höherer Ordnung • Beziehungsaufbau zu Gleichaltrigen	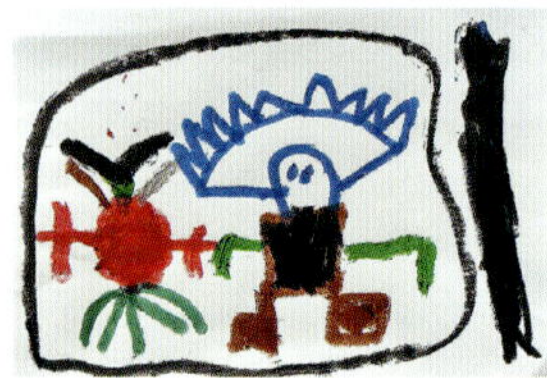 *Abb. T4.* Noah, 5 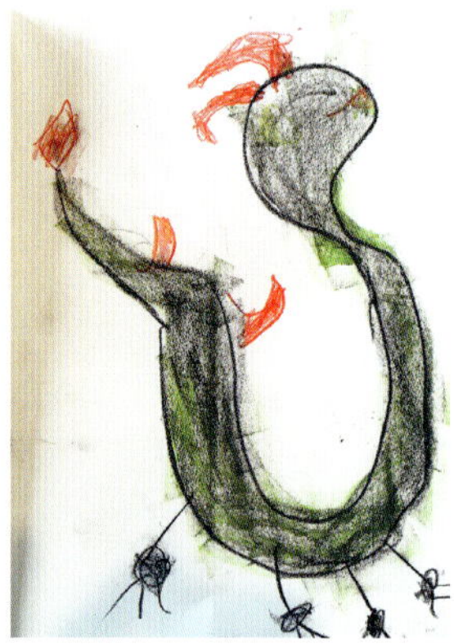 *Abb. T5.* Ilvi, 6 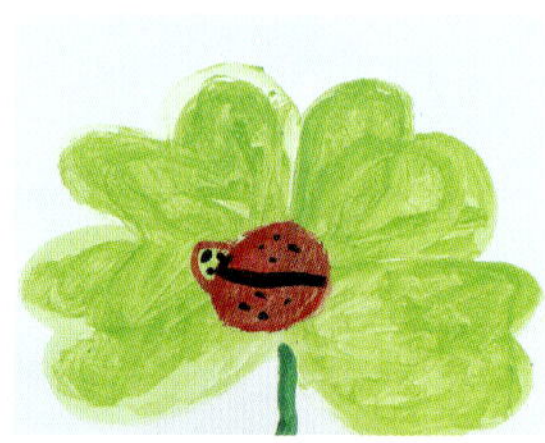 *Abb. T6.* Nora, 8 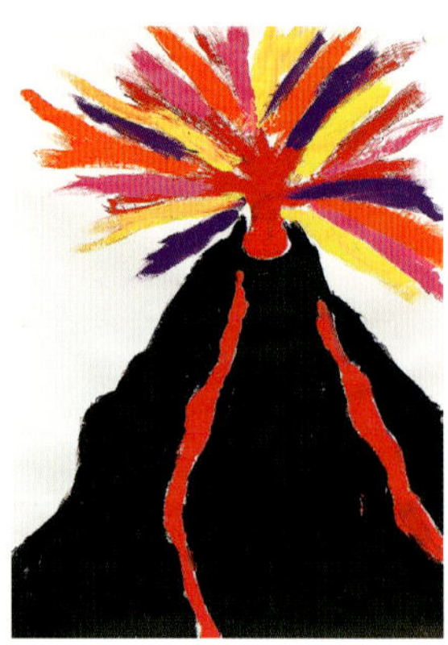 *Abb. T7.* Enzo, 9	• Altersgemäß Sicherheit und Unterstützung bieten: Platz und Zeit, um Hausaufgaben zu machen, Spielmöglichkeiten, Spielraum • Fördern, fordern, Grenzen setzen und Konflikte bewältigen • Abstimmung der Erziehungsvorstellungen und -überzeugungen mit denjenigen der Schule • Unterstützen bei den Aufgaben aus anderen Systemen: Schule, Peers, Freizeit • Zusammenhalt in der Familie sichern trotz größerer Eigenaktivität und Außenorientierung des Schulkindes

Entwicklungsphase/ Altersbereich	Zentrale Entwicklungsaufgaben und -phänomene	Kinder gestalten ihre Lebenswelt, Beispielbilder mit Altersangabe	Aufgaben der Bezugspersonen
		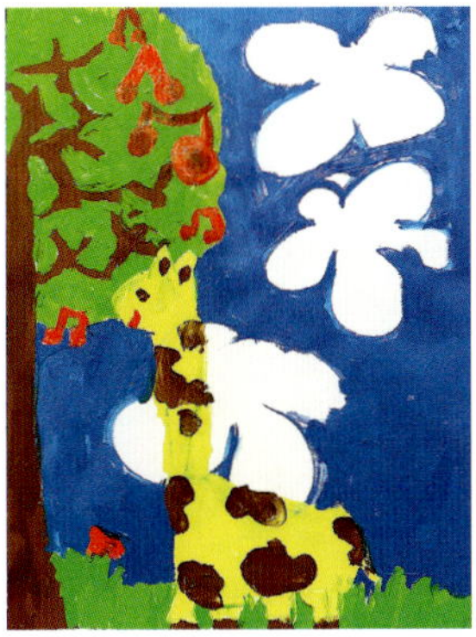 *Abb. T8.* Fernanda, 10	
Adoleszenz 13–18 Jahre	• Pubertärer Wachstumsspurt und sexuelle Reife • Verschiebung der Schlafphase • Abstraktes, analytisches Denkvermögen • Ausreifung der Selbstregulation • Drang nach intensiven Emotionen • Autonomieentwicklung und Ablösung von den Eltern • Pflege von Freundschaften und Liebesbeziehungen • Bewusstwerdung der eigenen Identität • Bildung persönlicher Moral- und Wertvorstellungen • Entwicklung von Zukunftsperspektiven	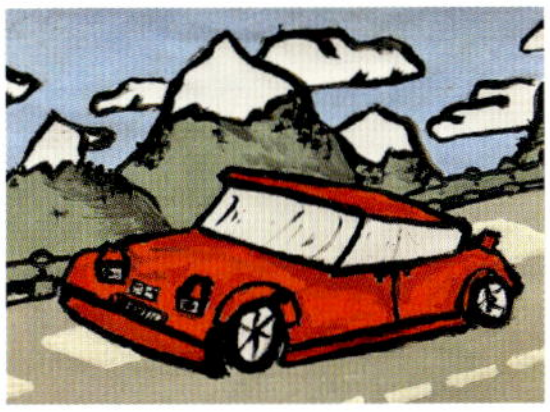 *Abb. T9.* Alessandro, 14 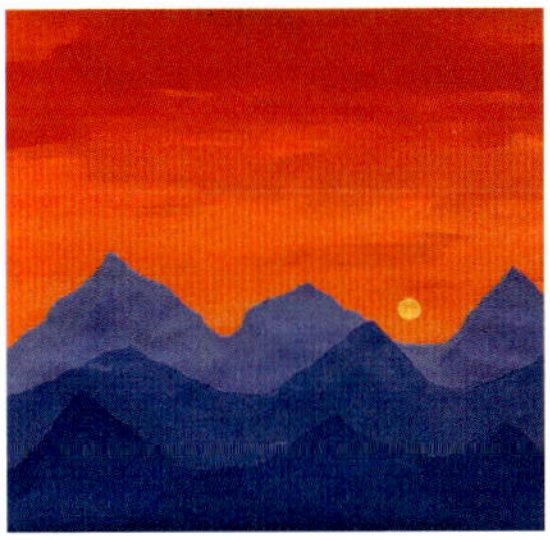 *Abb. T10.* Friedi, 17	• Grundbedürfnisse dieser Lebensphase befriedigen: Ernährung, Schlaf, Zuwendung, Streben nach Autonomie • Bedarf an Unterstützung erkennen und altersgemäß Sicherheit und Unterstützung bieten: Schule, Berufsfindung, Freundeskreis • Loslösung des Jugendlichen zulassen und die elterliche Kontrolle reduzieren

möglich, wenn sich Eltern und weitere Bezugspersonen aktiv an der Therapie beteiligen und gemeinsam daran arbeiten, einen guten Alltag für die ganze Familie zu erreichen.

Die Lösungsorientierte Maltherapie, auf die in diesem Buch der Hauptfokus gelegt wird, erweist sich dabei als besonders hilfreich und effizient. Bettina Egger und Jörg Merz (siehe auch Egger & Merz, 2024) machten in den 90er Jahren drei wesentliche Entdeckungen, die dann zur Entwicklung der Methode der Lösungsorientierten Maltherapie führten:

- Eine massive Übererregung des vegetativen Nervensystems (z. B. kaum kontrollierbare Wutanfälle, Impulsdurchbrüche, Angst- und Panikzustände, nicht beherrschbare Weinanfälle, Stress) kann durch das langsame Malen eines einfachen Objektes wie beispielsweise eines Apfels, einer Paprika, einer Blume beruhigt werden. Die Umsetzung

der Emotion in ein Bild geschieht mit einer einfachen Anweisung. Hier ein Beispiel: „Wenn deine Wutanfälle, die du nicht mehr haben willst, eine Frucht wären, was wäre es dann für eine?“ Antwort der Malenden: „Eine Mango.“ Maltherapeutin: „Male die Mango so groß wie möglich auf das Papier, beginne in der Mitte und entwickle von da aus das Bild.“ Beim Malen haben sich drei Dinge als wichtig erwiesen: Das gemalte Objekt muss so groß wie möglich gemalt werden, es wird von innen nach außen gemalt und der Hintergrund muss deutlich hinter dem Vordergrund, also dem gemalten Objekt zurücktreten.
- Durch das Malen eines Porträts können Beziehungen zu Eltern, Geschwistern, Mitschülern, Lehrern geklärt und Konflikte gelöst werden. Durch das Malen des Selbstporträts kann eine bessere, liebevollere und positivere Beziehung zu sich selbst erreicht werden.
- Belastende, erschreckende, immer wieder auftauchende Bilder können so gemalt werden, wie diese vor dem inneren Auge erscheinen, und danach „in Ordnung gebracht werden“. Unser Gehirn speichert die neuen Bilderfahrungen.

Diese dritte Entdeckung ist besonders wichtig in der LOM-Traumaarbeit.

Traumatische Erfahrungen äußern sich oft in Flashbacks: Immer wieder taucht die Traumaszene oder auch nur Bruchteile davon auf, obwohl das traumatische Ereignis längst vergangen ist. Dennoch reagieren Körper und Geist, als ob das Ereignis jetzt stattfinden würde. Manchmal genügt ein Duft oder eine ähnliche Atmosphäre oder auch nur eine gewöhnliche Wandfarbe, um die Reaktionen auszulösen. Dies geschieht, ohne dass die Person bewusst wahrnimmt, was genau der Auslöser war. In der LOM-Traumaarbeit werden erinnerte Szenen gemalt; erinnerte Gerüche, Geräusche, Körperempfindungen werden mit Metaphern (s. Glossar) abgeholt. Oft gelingt es dadurch, nur bruchstückhaft Erinnertes zu einem Ganzen zusammenzusetzen und damit auch dem Gehirn die klare Botschaft zu übermitteln, dass das Ereignis vorbei ist (s. Alice, 11 Jahre, und Malia, 12 Jahre in Kap. 2). Auch können Bilder, die nicht mehr stimmen, in die heutige Realität gemalt werden (s. Mirjam, 10 Jahre). Ein großer Blutfleck auf der Straße nach einem Unfall, der hartnäckig wiedererinnert wird, begleitet von starken Emotionen, wird in einem ersten Bildschritt so gemalt, wie ihn die Person sieht. Danach werden die wiederauftauchenden Emotionen mit Metaphern abgeholt. Ist die Person emotional ruhig geworden, wird der Blutfleck langsam weggemalt, und die Straße sieht aus wie alle Straßen. Die Erinnerung wird dadurch nicht gelöscht, aber die quälenden Gefühle tauchen nicht mehr auf. Innerliche Ruhe tritt ein.

In der Lösungsorientierten Maltherapie, wie in jeder Maltherapie, geht es in einem ersten Schritt darum, zum Kind oder Jugendlichen einen Kontakt zu schaffen, eine Arbeitsatmosphäre zu schaffen, in der sich das Kind, der oder die Jugendliche zunehmend sicher fühlen kann (s. Tobias, 8 Jahre).

Wenn sich eine Atmosphäre von Sicherheit eingestellt hat, ermöglichen der direkte Kontakt zur Maltherapeutin und klare Bildaufgaben es Kindern und Jugendlichen, sich auf ihre eigentlichen Aufgaben und Ziele zu konzentrieren (s. Alex, 15 Jahre, und Laura, 16 Jahre).

Denn Kinder und Jugendliche kommen oft mit einem übererregten vegetativen Nervensystem in die Therapie. Und wenn das vegetative Nervensystem übererregt ist, kann kaum ein klarer Gedanke gefasst werden. Alles erscheint bedrohlich und das ganze menschliche System befindet sich unter Spannung, die die Jugendlichen als Druck beschreiben. Dieser Druck ist wesentlich und muss ernst genommen werden. Er ist für Jugendliche enorm schwer auszuhalten, und trotzdem liegt es in der Norm, Druck zu empfinden. Ebenfalls ist es eine Tatsache, dass der jugendliche Mensch sich in eine Gesellschaft einzuordnen hat. Ihn dabei zu unterstützen, ohne auf seine Not zu wenig Bezug zu nehmen, sondern ermutigend Richtung Weiterentwicklung zu begleiten, ist von zentraler Bedeutung (s. Laura, 16 Jahre). Eins ist klar: Es ist möglich, Fertigkeiten zu lernen, die man noch nicht entwickelt hat (s. Alex, 15 Jahre). Damit dies geschehen kann, ist es wichtig, stets die Hoffnung zu vermitteln: „Du schaffst das.“ So kann das Kind, der Jugendliche zunehmend die Überzeugung entwickeln: „Wenn ich die richtigen Instrumente in der Hand habe, kann ich es auch (schauen, fühlen, ausprobieren, scheitern und weitermachen).“

Therapeut:innen wird die Arbeit dadurch erleichtert, dass Kinder und Jugendliche ein Wissen um nötige Entwicklungsschritte mitbringen – auch wenn sie diese nicht bewusst formulieren können:

Leila (8 Jahre) besteht darauf, ein Spital zu malen, was keinen direkten Bezug zu ihrem Anliegen hat, und verarbeitet damit vermutlich ein weiteres Trauma. Tajo (7 Jahre) malt erst eine Schatzkarte mit vielen Hindernissen, erst viel später eine, die viel direkter zum Ziel führt.

Häufig liegt die Lösung in einem einzigen Bild (s. Beat, 4 Jahre; Alessia, 6 Jahre; Tomas und Salome, 8 Jahre; Liana, 11 Jahre). Doch direkt auf die Lösung hin zu arbeiten, funktioniert nicht immer, also wird der kleinste gemeinsame Nenner von Veränderungsmöglichkeiten herausgeschält und so ein indirekter Zugang gefördert (s. Peter, 13 Jahre).

Jugendliche wissen oft, dass noch vieles nicht ganz okay ist, sie machen jedoch Pause bei der Arbeit im Atelier, um sich selbst weiter entwickeln zu können. Sie wissen, dass eine ständige Hilfe sie schwächt (s. Laura, 16 Jahre).

Um Kindern und Jugendlichen LOM-Prozesse zu ermöglichen, kann die Therapeutin oder der Therapeut

- sie ermutigen, das Malen zu versuchen (auch Fehler zu machen);
- ihnen sagen, dass es nützen kann, ohne dass sie gut malen können;
- ihnen erklären, wie sich ihr Gehirn seit ihrer Zeugung entwickelt hat und wie sie mit Malen etwas dazu beitragen können, neue Verhaltens- und Denkweisen erwerben zu können;
- einschätzen, welches der kleinstmögliche Einstieg ist;
- sie erkennen lassen, wohin sie sich entwickeln wollen;
- ihnen von anderen erzählen, die mit LOM Erfolg hatten.

2 Therapieprozesse

2.1 Beat: 4 Jahre; Flugangst

Mein 4-jähriger Enkel Beat wollte nicht mit seinen Eltern zu seinem Großvater fliegen – eine Strecke von vier Stunden. Er hatte gute Gründe dafür. Schon zwei Monate zuvor war er zusammen mit seinen Eltern zum Großvater geflogen. Es wurde ihm schlecht und er erbrach sich in seine Schutzmaske. Das war so schlimm für ihn, dass er nie mehr fliegen wollte.

Noch nie hatte ich mit einem Kind in diesem Alter lösungsorientiert gemalt. Mit ihm wollte ich es versuchen und war sehr gespannt, ob das in diesem frühen Alter schon die gewünschte Wirkung haben würde.

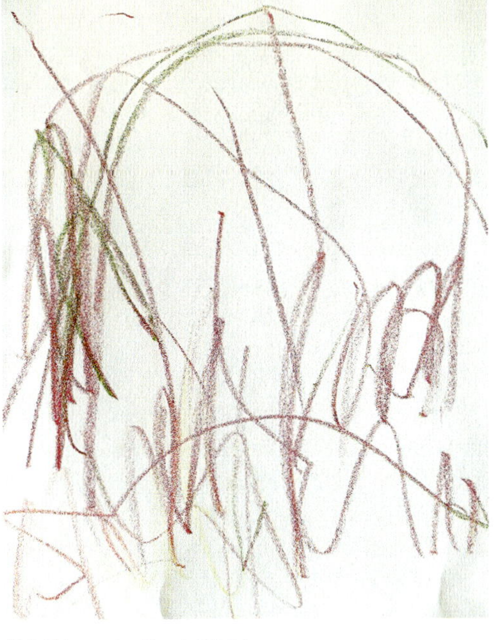

Abbildung 1: Beat, Bild 1

Meine Tochter saß neben ihm und wir machten einen Videocall mit unseren Smartphones. Während wir sprachen, malte er. Ich sprach mit ihm darüber, wie blöd das Geschehene war, wie tapfer er gewesen war, wie man das Erbrochene auf der Zeichnung weg machen kann und über vieles mehr. Irgendwann zeigte er auf das Gemalte und sagte: „Das ist das Erbrochene." Ich: „Ja, das ist eklig, da kannst du jetzt darüber malen, dann ist es weg." Er: „Jetzt sieht man es nicht mehr." (s. Abb. 1)

Danach malte er im Beisein seiner Mutter noch ähnliche Bilder (s. Abb. 2).

Kurze Zeit später stieg er ohne Probleme ins Flugzeug und flog die ganze Strecke völlig gelassen. Von sich aus nahm er auf dem Flug eine seiner Zeichnungen in die Hand und schaute sie an.

2.2 Phine: 6 Jahre; unkontrollierbare Wut

Phine geriet immer wieder, manchmal auch mehrmals am Tag, in so starke Wutanfälle, dass sie niemanden an sich ranlassen konnte. Alle Hilfsangebote waren für sie nicht möglich, und sie saß dann oft länger als eine Stunde allein in einer Ecke, um sich wieder zu beruhigen. Wenn die Wutanfälle vorüber waren, tat es Phine unendlich leid und sie wollte so nicht sein. Sie konnte jedoch selbst nichts daran ändern. Es war wie eine unkontrollierbare, hohe Welle, die über ihr zusammenschlug

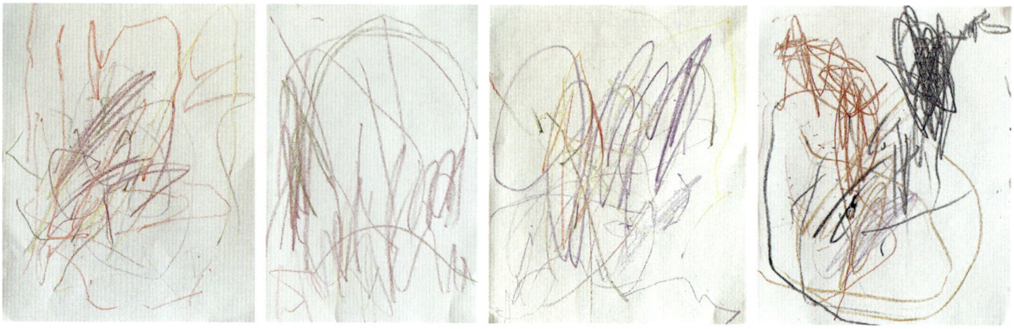

Abbildung 2: Beat, weitere Bilder

wie vom Himmel gefallen. Es wurde für Phine selbst als auch für ihr Umfeld zunehmend schwieriger, das zu händeln. Phines Kindergärtnerin und auch ihre Eltern sahen ihre Not und fragten mich um Hilfe an.

Die Belastung (s. Glossar „Erheben des Anliegens“) war für Phine, als wir begannen, hoch, weil sie ja selbst diese Wut nicht haben wollte und sie diese überhaupt nicht beeinflussen

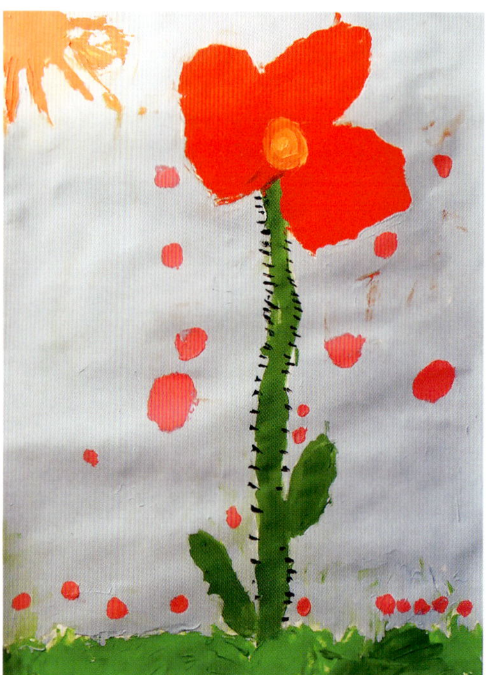

Abbildung 3: Phine, Bild 1

konnte, geschweige denn verstehen. Wir begannen zu malen.

Ich fragte: „Wenn dein ‚Sauersein‘ eine Blume wäre?“ (s. Glossar „Metapher“). Phine: „Eine rote Rose“ (s. Abb. 3). Erstaunlicherweise war bereits nach dem Malen dieses ersten Bildes die Belastung auf 0 gesunken und Phine glücklich damit.

Da es beim ersten Bild so wunderbar funktioniert hatte und Phine auch in der Zwischenzeit mit dem Erinnern an das Rosenbild nicht mehr so oft wütend wurde, folgten wir einfach dem LOM-Prozess (s. Glossar „LOM-Prozess“) und malten als nächstes ein „Ersetzen durch“. Sie hatte sich ausgesucht, mit dem Pferd ihrer Tante einen längeren Spazierritt machen zu dürfen. Das war leicht umzusetzen. Auch hier gab es die Frage: „Wenn das, was du brauchst, um diesen Ritt zu machen, ein Tier wäre, was für eines wäre es?“

Es wurde eine Schneekatze. Das Erleben von Phine vor dem fertig gemalten Bild (s. Abb. 4) war dasselbe: null Belastung, wenn sie an ihre Wut dachte.

Phine ging es zunehmend besser, die Wutanfälle in dieser extremen Form waren fast ganz verschwunden. Nun sollte als Nächstes gewürdigt werden, dass sie das so lange ausgehalten hatte. Es wurde ein Pferd im Stall (s. Abb. 5) mit Belastung 0 vor dem fertigen Bild.

Die Belastung blieb über den gesamten Prozess auf 0, also beschlossen wir, den Prozess zu beenden, und malten als Nächstes eine

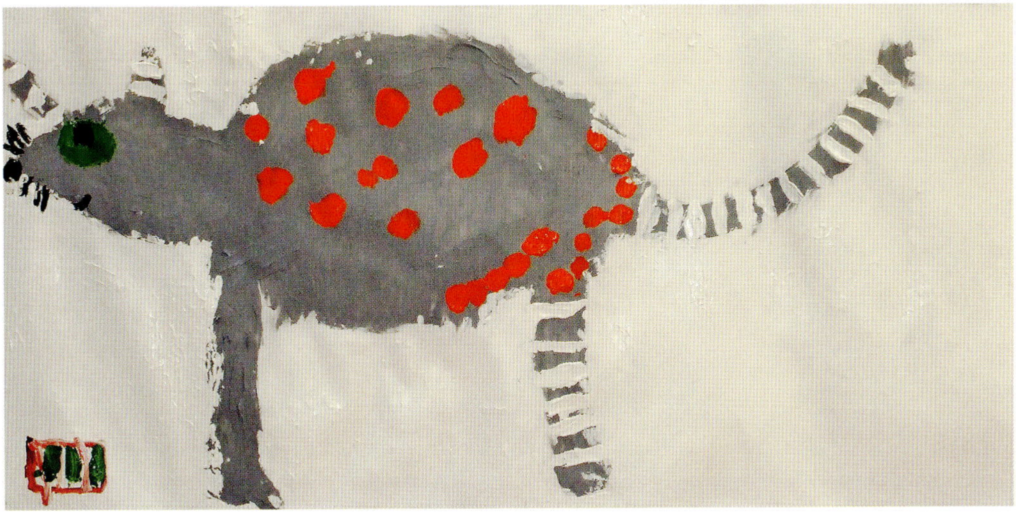

Abbildung 4: Phine, Bild 2

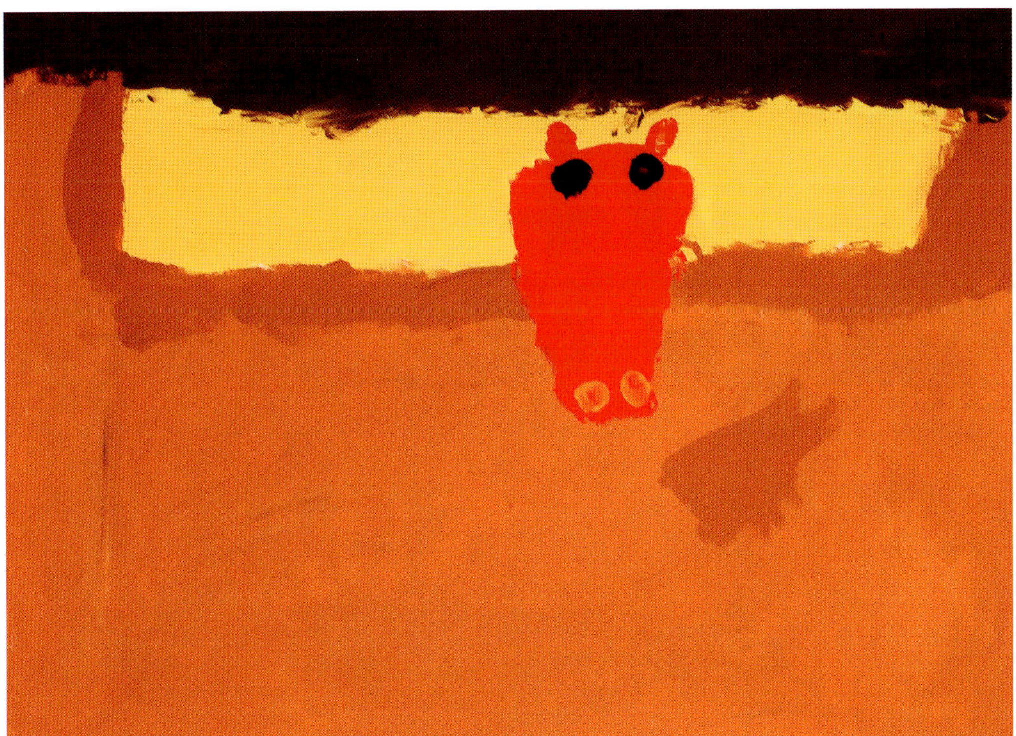

Abbildung 5: Phine, Bild 3

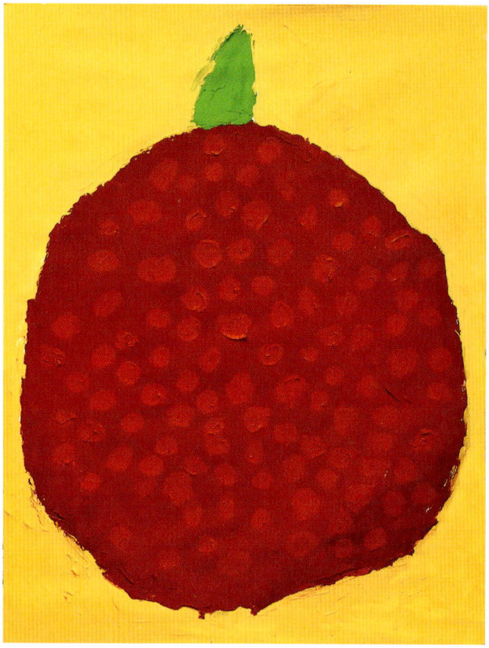

Abbildung 6: Phine, Bild 4

Zukunftsmetapher (s. Glossar) dafür, dass alles, was jetzt schon so viel besser geworden ist, weiter reifen darf, und dass es das Thema Wutanfälle im nächsten Sommer nicht mehr gibt. Sie wählte als Frucht eine Himbeere (s. Abb. 6).

Während des Malens dieses Bildes fand Phine die Worte für das, was sie zuvor so übermächtig überrollt hatte und selbst nicht verstand: „Das passiert immer, wenn etwas nicht so geht, wie ich es mir ausgedacht habe, oder ich etwas nicht bekomme, was ich unbedingt haben will." Sie wünschte sich, noch ein Bild zur Wut zu malen, die sie nicht haben will.

„Wenn die Wut, die du nicht haben willst, eine Süßigkeit wäre?" Sie: „Eine Tafel Schokolade mit Nüssen auf Goldpapier" (s. Abb. 7).

Natürlich wurde Phine später, wie jeder Mensch, das eine oder andere Mal wütend, aber es ist nicht mehr in der extremen und für sie unkontrollierbaren, überschwemmenden Form

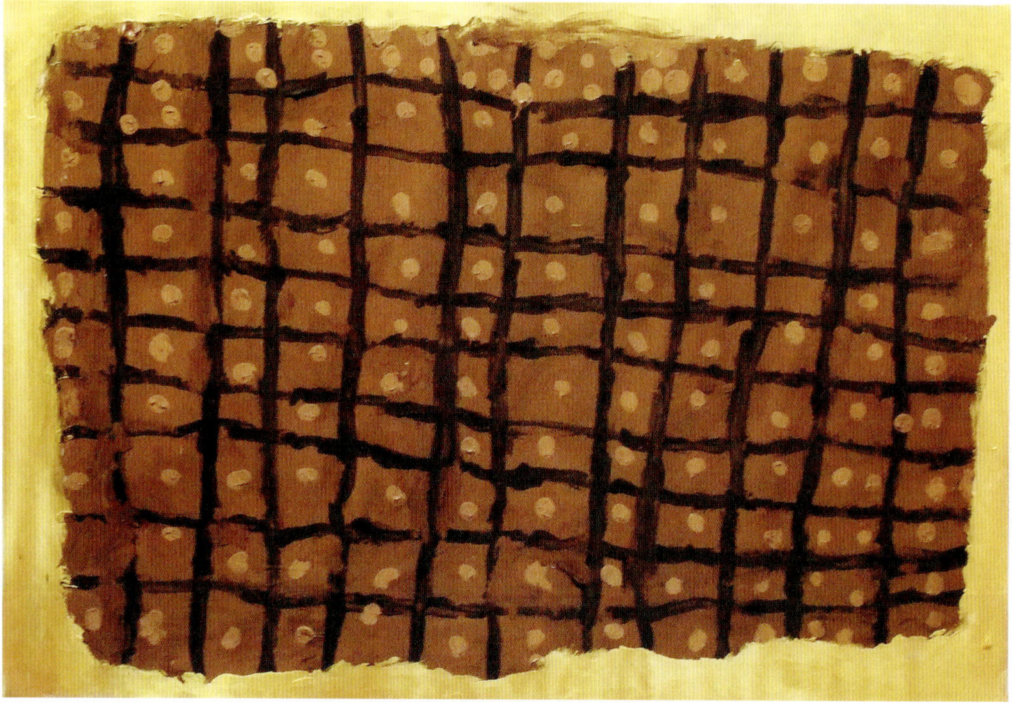

Abbildung 7: Phine, Bild 5

aufgetreten. Sie konnte sich seitdem und auch in den folgenden Jahren viel besser selbst regulieren. Die Eltern und auch die Kindergartenmitarbeiterinnen haben Phine in dieser für sie schwierigen Zeit sehr achtsam, aufmerksam und mit eigenen Ideen begleitet und unterstützt, ohne dass wir uns absprachen. Alle nahmen die Veränderung nach dem Malprozess sehr deutlich wahr. Es war wichtig, dass Phine mit ihrer Wut gesehen wurde. Der Vater meldete mir damals zurück: „Was hast du mit dem Kind gemacht? Sie ist wie ausgewechselt."

Es war ein gelungener Prozess und ein gelungenes Teamwork, sodass für Phine schnell und nachhaltig neue Lösungen möglich wurden. Die überschwemmende Wut ist seitdem nicht wieder aufgetreten und das ist nunmehr sieben Jahre her.

2.3 Rena: 6 Jahre; große Ängste

Die Mutter von Rena ruft mich, ungefähr zehn Jahre nachdem sie bei mir eine längere Phase mit kunsttherapeutischer Begleitung abgeschlossen hat, an. Sie hat in der Zwischenzeit geheiratet und hat Rena geboren. Sie fragt mich, ob es möglich sei, die großen Ängste von Rena mit LOM zu bearbeiten. Mich freut es, dass sie sich an mich erinnert und dass sie offenbar von der Arbeit bei mir profitiert hat, und ich kann ihr eine positive Antwort geben: Ja klar, das versuchen wir.

Das kleine Mädchen setzt sich beim ersten Besuch nahe zur Mutter. Diese erzählt mir, dass Rena seit einem Ferienaufenthalt große Ängste entwickelt hat. Da fing es an, dass Rena ihren Eltern immer folgt, wenn sie sich von ihr fortbewegen. Die Ängste zeigen sich, wenn Papa weggeht, wenn Mama aufs WC muss, wenn ein Elternteil in den oberen Stock oder in den Keller geht, vor allem kann sie nicht allein schlafen oder allein aufs WC. Sobald sie merkt, dass niemand mehr bei ihr im Bett ist, steht sie auf. Sie träumt manchmal, dass jemand nicht mehr da ist, dann wird der nachfolgende Tag schwieriger. Im Kindergarten ist sie unauffällig. Wenn Papa zufrieden ist, geht es Rena auch besser.

Die Angst bekommt einen Namen: Flixli. Die Angst darf sie noch einschätzen mit einem lustigen Schieber, der von 0 bis 10 geht. Sie stellt ihn auf 5. Für ihre Angst darf sie einen Ballon malen. Sie wählt dafür (trendy und mit fast 100-prozentiger Sicherheit voraussagbar) die Farbe Rosa. Mit ein wenig Hilfe wird der Ballon genügend groß und rund (s. Abb. 8). Rena ist erschöpft und setzt sich hin. Mama kennt sich aus mit LOM, und Rena und ich fragen sie, ob sie für Rena den Hintergrund malen würde. Nachdem das Bild fertig ist, darf Rena wieder den Schieber stellen. Sie schiebt ihn auf 0.

Beim nächsten Termin kommen die beiden mit einem großen interessanten Heft. Sie haben darin aufgeschrieben, was Rena ausprobiert und geübt hat. Mama erzählt: „Ein Übergangsobjekt – das ‚Elefanti' – hilft beim Schlafen. Nach dem ‚Büechli'-Erzählen schläft Rena allein ein. Wenn sie erwacht, kann sie sich ins

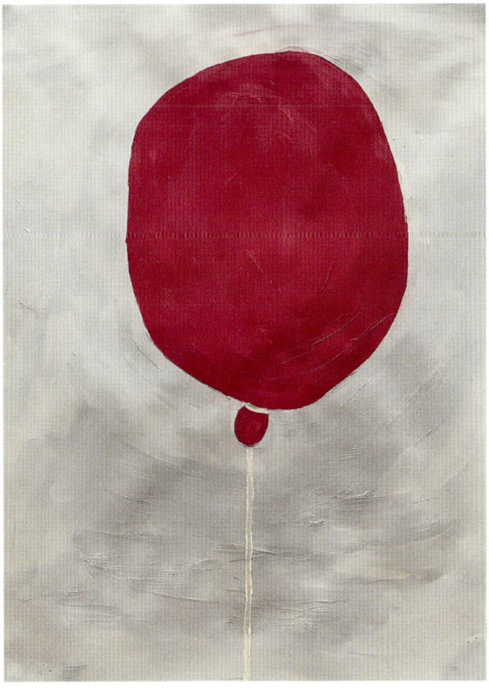

Abbildung 8: Rena, Bild 1

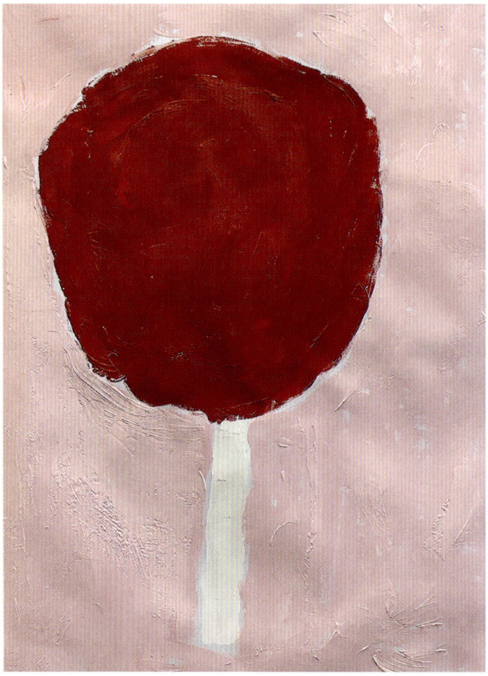

Abbildung 9: Rena, Bild 2

‚Bettli' legen, das neben Mamas Bett steht. Wenn sie auf dem WC sitzt, kann Mama gehen. Sie holt allein etwas aus einem anderen Zimmer auf derselben Etage des Hauses."

Wir würdigen diese Fortschritte mit einem weiteren Bild, einem Schleckstengel (Dauerlutscher). Diese Bild malt sie allein zu Ende (s. Abb. 9).

Beim dritten Termin kommt wieder das Heft mit den Notizen zum Zug. Darin steht, dass Rena bis am Morgen um 7 Uhr allein in ihrem Zimmer geschlafen hat. Einmal hat sie allein einen Film geschaut. Sie hat sogar ihre Puppe allein von der oberen Etage geholt. Mama kann duschen, ohne dass Rena dabei ist.

Eine große Herausforderung ist noch, wenn sie spielt und plötzlich merkt, dass Mama nicht mehr da ist. Für diese Situation soll Rena eine Lösungsmetapher malen. Ich leite sie so an: „Stell dir vor, du bist am Spielen und merkst, dass Mama oder Papa nicht mehr da ist, und du

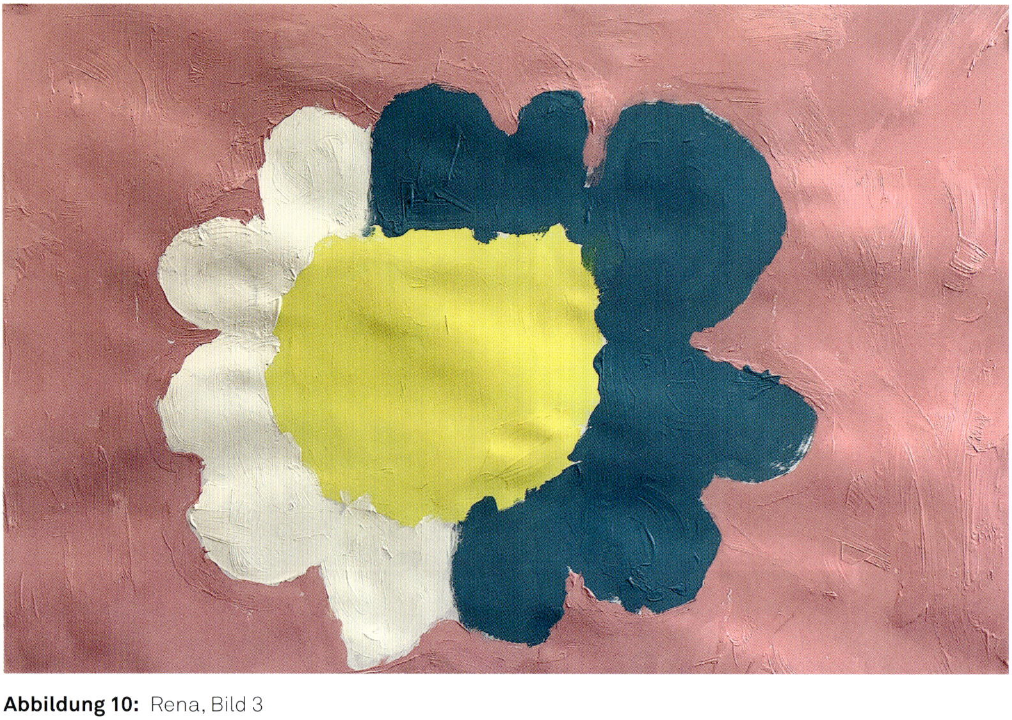

Abbildung 10: Rena, Bild 3

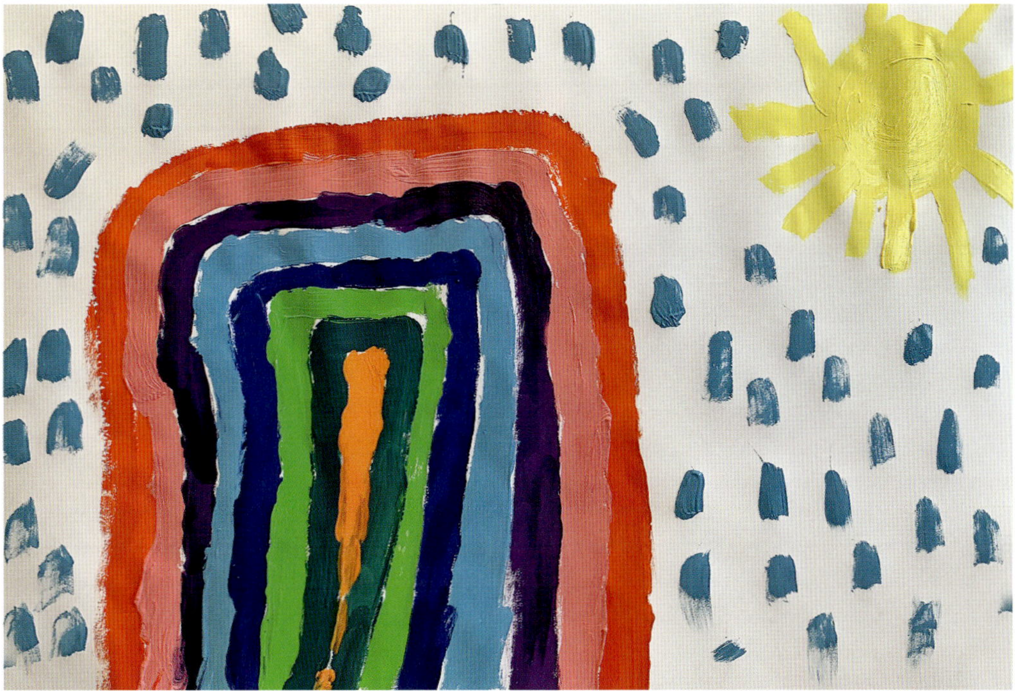

Abbildung 11: Rena, Bild 4

spielst in Ruhe weiter oder rufst nach ihm oder ihr. Was möchtest du dafür malen?“ Sie antwortet schnell: „Eine Blume.“ Sie möchte das Blatt „breit“ an der Malwand fixiert haben. Eine farbige Blume entsteht und ein rosaroter Hintergrund wird gemalt (s. Abb. 10).

Vierte Stunde: Im großen Heft steht: „Rena machts gut. Sie spielt weiter. Sie geht selbstständig nach oben. Wenn sie krank ist, schläft sie im Bett der Eltern. Der Wechsel geht prima, wenn sie wieder gesund ist.“

Ich spreche den Traum vom Allein-gelassen-Werden an. Sie erinnert sich nur an Grau und Weiß. Sie möchte aber heute lieber ein Bild malen. Sie nimmt ein großes Blatt und es entsteht ein großer Regenbogen (s. Abb. 11).

Ein paar Wochen später, sie hatte inzwischen eine Lungenentzündung, erzählt die Mutter, dass es weiterhin gut gegangen sei. Es würden nur noch 20 % fehlen. Rena schläft im eigenen Bett. Sie haben zusammen einen längeren Film geschaut, ohne dass Angst aufkam.

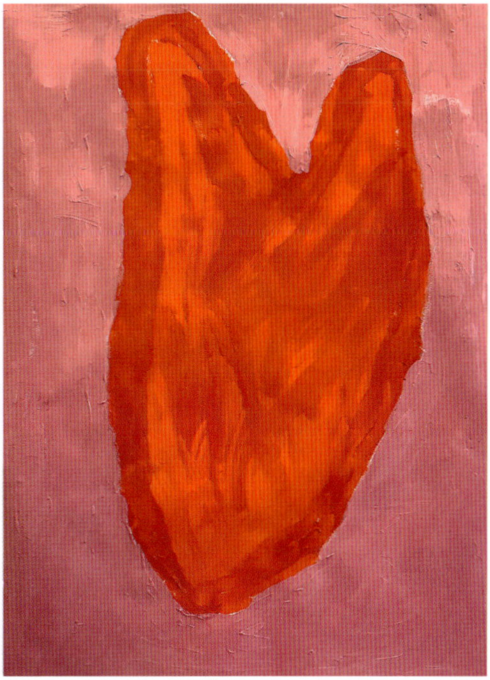

Abbildung 12: Rena, Bild 5

Allein in den Keller und aufs WC gehen ist kein Problem. Rena durfte sich einen Schulsack für die Schule aussuchen. Diesen zeigt sie stolz. Sie sagt sogar von sich: „Ich bin mutig, ich kann das.“ Sie möchte heute ein Herzli malen, ganz allein für sich (s. Abb. 12).

In derselben Stunde äußert die Mutter, dass sie manchmal noch Angst hat, dass es nicht so gut weitergehen könnte. Wir vereinbaren nochmals einen Termin, um ein „Angstsystembild“ (s. Glossar „Systemmetapher“) zu malen. Ich hänge ein großes Blatt auf und bitte die beiden jede für sich eine Farbe für die Atmosphäre der Angst auszuwählen und damit je eine Hälfte für sich auszumalen. Die Mutter wählt Blau, Rena nimmt Pink. Rena erobert sich viel mehr Platz als die Mutter.

Als die beiden Hälften ausgemalt sind, frage ich beide, welche Ballonfarbe wohl die unnötige Angst hätte. Angst braucht es manchmal dringend für den Schutz, aber es gibt eben manchmal zu viel davon, und diese ist eher unnötig. Rena wählt Türkis, die Mutter wählt Orange. Die beiden malen den Ballon auf ihre Blatthälfte und dann kommen noch ein paar Blumen und Herzen dazu (s. Abb. 13).

Wir vereinbaren einen neuen Termin einfach zum Malen. Die Mutter konnte ihre Tochter hilfreich unterstützen und ihr auch die Freiheit lassen, den Prozess selbst zu steuern. Ich freue mich über die positive Entwicklung und über die gute Zusammenarbeit.

2.4 Alessia: 6 Jahre; Schulangst

Alessia war 6 Jahre alt und wollte nicht in die Schule – sie konnte nicht sagen warum. Eines Tages kam sie ins Malatelier mit einem Kuscheltier. Auf die Frage, was ihr helfen würde, damit sie sich besser in der Schule fühlen würde, malte sie ihr Kuscheltier (s. Abb. 14 und 15). Kurz danach ist sie wieder in die Schule gegan-

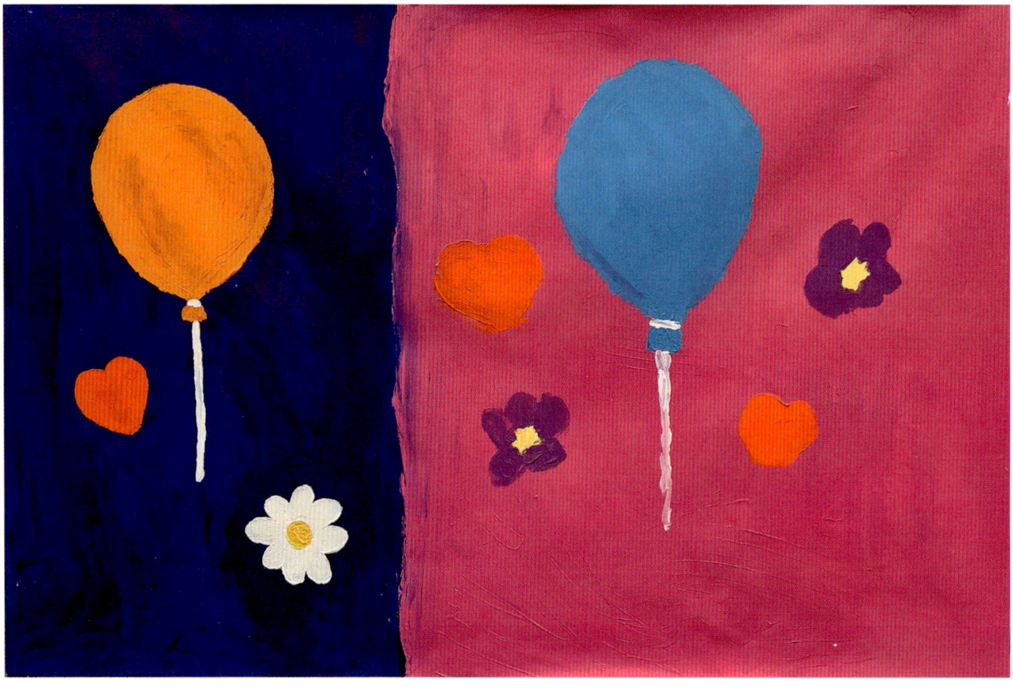

Abbildung 13: Rena, Bild 6

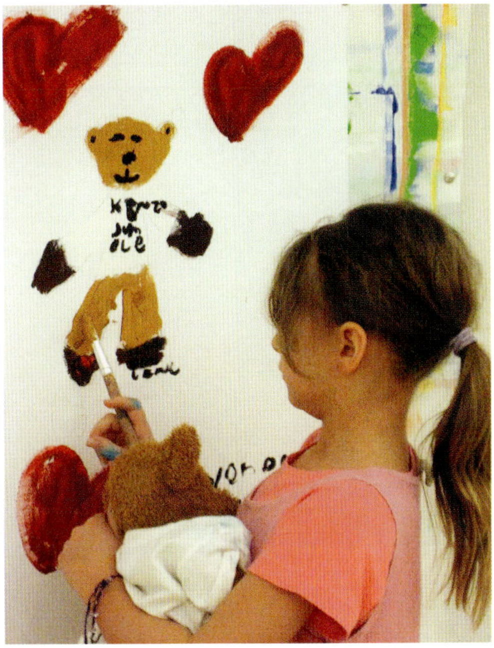

Abbildung 14: Alessia, beim Malen

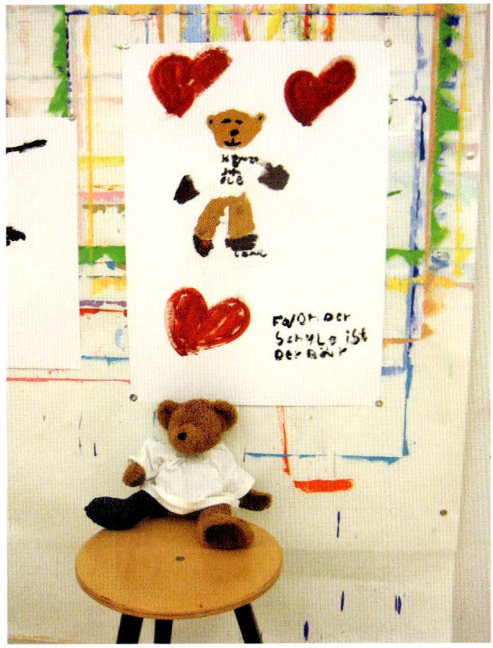

Abbildung 15: Alessia, fertiges Bild

gen. Sie konnte durch das Malen ihres Kuscheltieres dieses als Kraftquelle integrieren (s. auch Lerch, 2007).

2.5 Tajo: 7 Jahre; impulsives Verhalten

Tajo, ein 6-jähriger Junge (halb Schweizer, halb Jamaikaner), wird von seiner Mutter zu mir ins Atelier gebracht. Tajo ist enorm kreativ und impulsiv, im Kindergarten fällt er als besonders aktiver und lebendiger Lerner auf.

Die alleinerziehende Mutter leistet ein großes Arbeitsvolumen in einer Schule. Sie betont, dass es ihr ein Herzensanliegen sei, ihren Sohn gewaltfrei zu erziehen, und setzt viel daran, dass dieses System geschützt wird. Die Familie scheint gut vernetzt, die Großeltern übernehmen Betreuungsaufgaben, überdies wird der Junge in einer Kita betreut.

Der lebendige Junge strotzt vor Kraft. Manchmal beobachte ich aus dem Atelierfenster die beiden auf ihrem Weg zu mir. Tajo springt und hüpft, dreht sich um sich herum und fechtet Schattenkämpfe aus. Wenn sie ins Atelierhaus eintreten, hört man die Kleinfamilie schon bis in den ersten Stock, da Frustrationen von Tajo verhandelt werden. Tajo ist schnell gereizt und sucht Grenzen, lotet sie aus, die Mutter zeigt sich sehr gelassen und wirkt von außen gesehen wie ein Fels in der Brandung.

Tajo malt in einer Kindergruppe. Der zwei Jahre ältere Leon würde ihn gerne beeindrucken und malt große Rennwagen. Tajo lässt sich darauf kaum ein. Sobald er eine Bildidee hat, ist er voll bei der Sache und reagiert kaum auf das Außen. Zwei Phasen wechseln sich ab. In der einen Phase malt Tajo sehr bewegte Bilder, die er oft aus einer Computerwelt (Minecraft oder Fortnite) entwickelt. Dabei trifft er auf Feindbilder und Bedrohungen und kämpft sich durch. Manchmal kann ich die Ursprungsbilder erhalten, manchmal sind am Schluss lediglich noch Knäuel und Chaos als Spuren vorhanden – Spuren von Kampf. In der anderen Phase malt Tajo

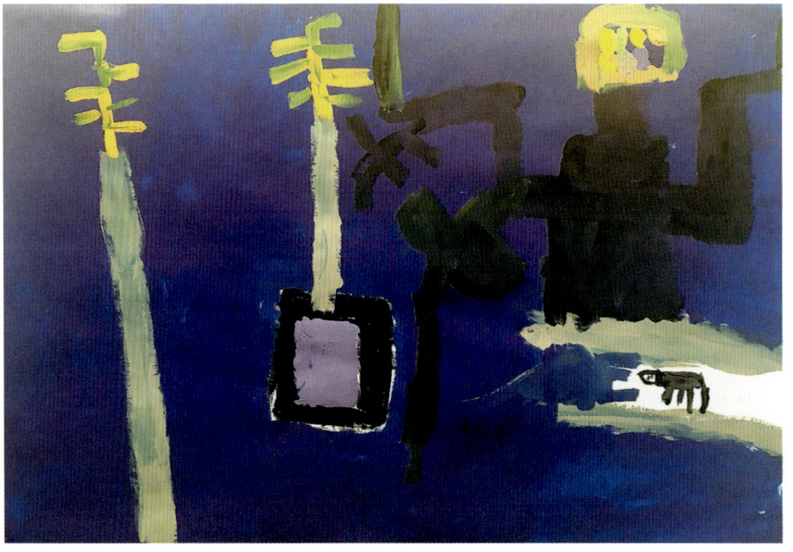

Abbildung 16:
Tajo, Bild 1

hingebungsvoll und großflächig Helferfiguren und Ressourcenbilder. Dabei berichtet er von seinen Halbbrüdern in Jamaika oder seinen Spielsachen. Am Ende der Malstunde, wenn die Bilder gemalt worden sind, dürfen die Kinder Bücher schauen oder mit Playmobil-Figuren spielen. Die Königsfigur und die Schatzkiste mit Diamanten darin ziehen Tajo magisch an. Über viele Monate hinweg ist es ihm wichtig, dass er genau weiß, wo sich die Schatzkiste befindet und dass er jeweils mit ihr spielen darf.

Die Mutter kann sich entschließen, Tajo genauer abklären zu lassen. Es zeigt sich, dass Tajo eine besondere Herausforderung in der Reizverarbeitung mit auf seinen Lebensweg erhalten hat (ADHS), sodass die Mutter sich für einen Versuch entscheidet, Tajo medikamentös zu entlasten. Sie weiß, dass sie ihn gut beobachten und in Absprache mit der Kinderärztin die Dosierung anpassen kann. Um diese Medikamenten-Geschichte herum malt Tajo zwei Schlüsselbilder. In dem ersten Bild malt er einen schweren Meteoriteneinschlag: eine Riesenfläche (größer als Tajo selbst) dunkles Blau, vom Bildrand her zwei graue Streifen (Tunnel) und eine Figur (s. Abb. 16). Ich frage ihn: „Was magst du mir über dieses Bild erzählen?“ Er meint: „Da unten in der Tiefsee muss dieser Mensch graben. Vielleicht findet er einen Schatz …“

Das gleich darauffolgende Bild malt er in seiner bekannten Hingebung und wirkt zunehmend gelöst, dieses Bild muss jetzt einfach noch gemalt werden (s. Abb. 17): „Das ist ein Wasserfall und dahinter ist im Fall die ‚Homebase‘!“

Nach diesen zwei Bildern berichtet mir die Mutter immer häufiger, dass es Tajo sehr gut gelinge, im Kindergarten mitzumachen. Auch der bevorstehende Schuleintritt meistert Tajo ohne große Probleme, bald sogar kann die Förderstufe (heilpädagogische Maßnahme) aufgehoben werden. Tajos Mutter hat offenbar eine gute Entscheidung getroffen, Tajo konnte sich in Ruhe auf die nächsten Herausforderungen einstellen.

Ein Jahr später meldet sich Tajos Mutter bei mir und berichtet: Der Kindsvater habe sich überraschend bei ihr gemeldet, er sei in die Schweiz migriert und habe eine Schweizerin geheiratet. Sie sei sehr geschockt gewesen. Sie berichtet mir von ihrer Geschichte mit diesem Mann, dem Kindsvater, und ihrer schweren traumatischen Erfahrungen mit ihm. Seine Forderungen nach einem Besuchsrecht führen zu erneuter akuter Belastung (Retraumatisierung).

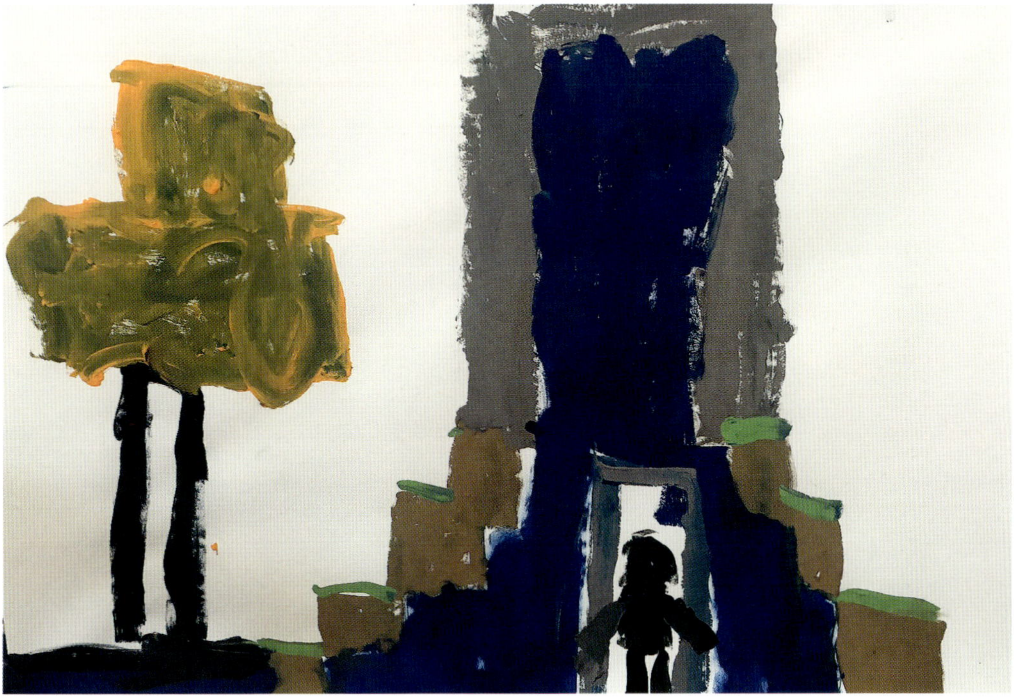

Abbildung 17: Tajo, Bild 2

Die Mutter lässt sich durch eine Opferberatungsfachstelle betreuen und kommt phasenweise wöchentlich zu mir ins Atelier. Ein Jahr lang kämpft sie sich durch; Tajo reagiert zunehmend stark ablehnend auf den Kindsvater. Die Mutter entschließt sich nach einem Jahr, dass sie sich wegen ihrer Erschöpfungsdepression in einer Klinik behandeln lassen will. Doch wie soll das mit Tajo gehen?

Wir erarbeiten über Systemmetaphern (s. Glossar) die nötigen Schritte (s. Abb. 18 und 19).

Ich kann eine sozialpädagogische Familienbegleitung ins Boot holen, die Mutter plant und setzt um. Zwischenzeitlich kommen Tajo und die Mutter gemeinsam zu mir ins Atelier. Die Mutter kann so mit Tajo Dinge besprechen, die ihr schwerfallen: „Manchmal wird auch eine Mutter krank und muss sich helfen lassen. Zusammen schaffen wir das. Du bist während meiner Abwesenheit an einem sicheren Ort [bei den Großeltern und Ricardo, dem neuen Lebenspartner]!“

Tajo steht vor einer größeren Herausforderung, seine stärkste Bezugsperson muss sich erholen. Im Atelier kann Tajo auf seine kreativen Ressourcen zugreifen. Er malt eine Schatzkarte und verhandelt den sicheren Weg zum Schatz (!) (s. Abb. 20). Gegen Ende gelingt ihm nicht alles genau so, wie er es gerne hätte, doch mit dem Frust kann Tajo unterdessen sehr gut umgehen: Er lenkt sich ab und lässt stehen, dass er nicht alles schon perfekt kann.

In einer Sequenz malt Tajo einen Schutzengel für Mama (s. Abb. 21).

Die Mutter malt auch einen für ihren Sohn (s. Abb. 22).

Aus der Klinik ruft mich die Mutter an und sagt: „Tajo und Ricardo [ihr Lebenspartner] hatten einen großen Streit. Ich konnte ruhig bleiben, weil wir beide im Atelier eine vorbereitende Metapher gemalt haben. Später konnten sich die beiden Hitzköpfe sogar beieinander entschuldigen.“ Eine Woche später berichtet sie: „Tajo braucht immer noch beim Einschlafen te-

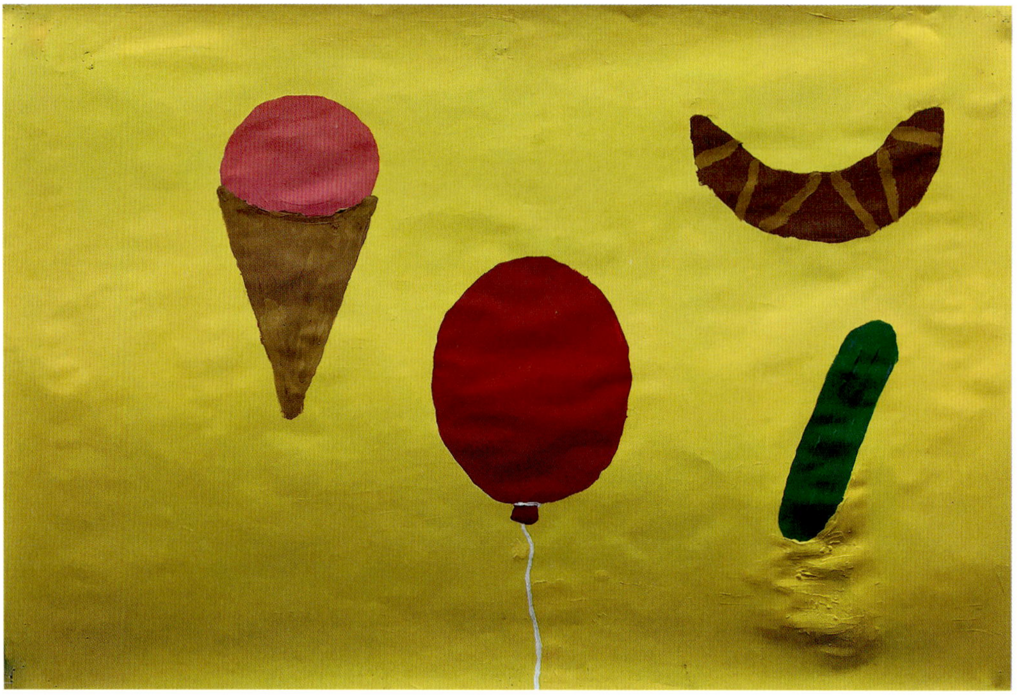

Abbildung 18: Tajo, Bild 3

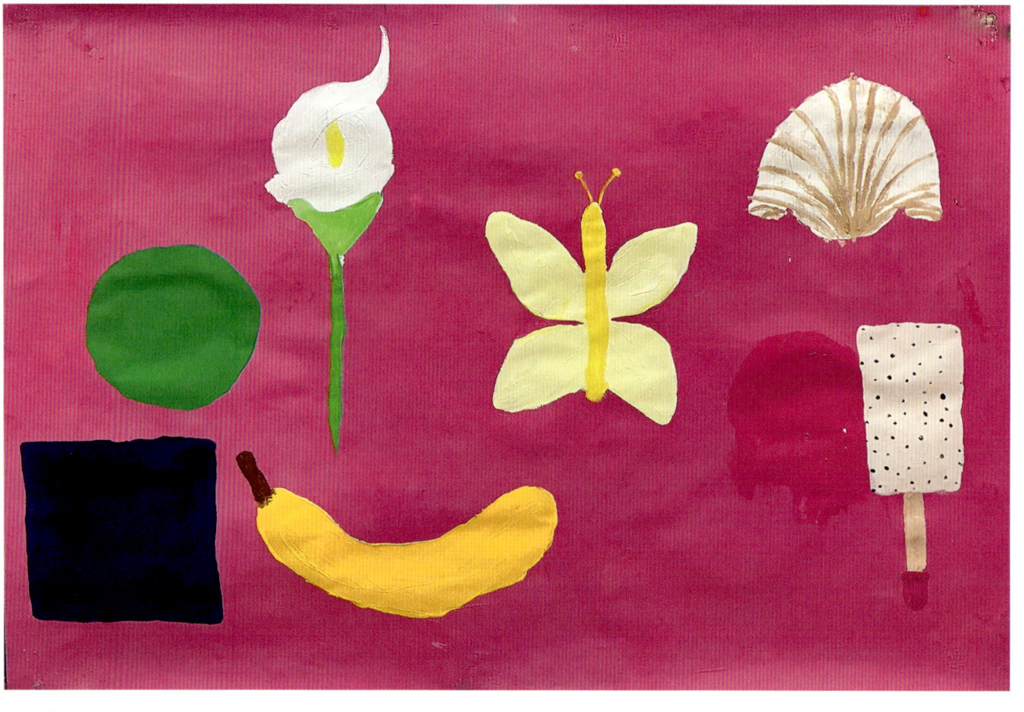

Abbildung 19: Tajo, Bild 4

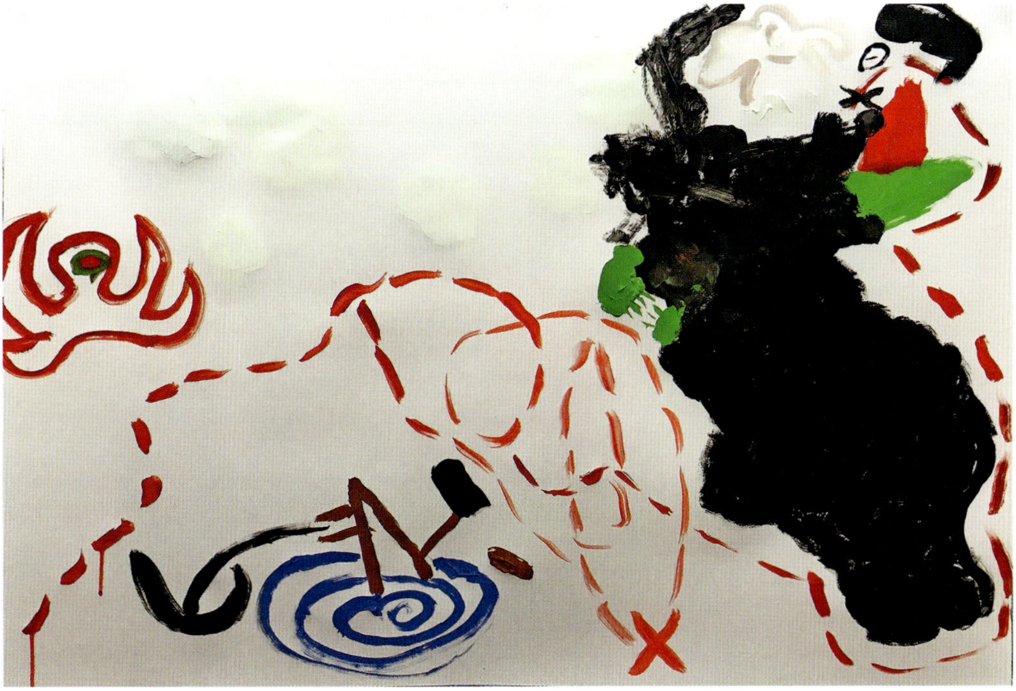

Abbildung 20: Tajo, Bild 5

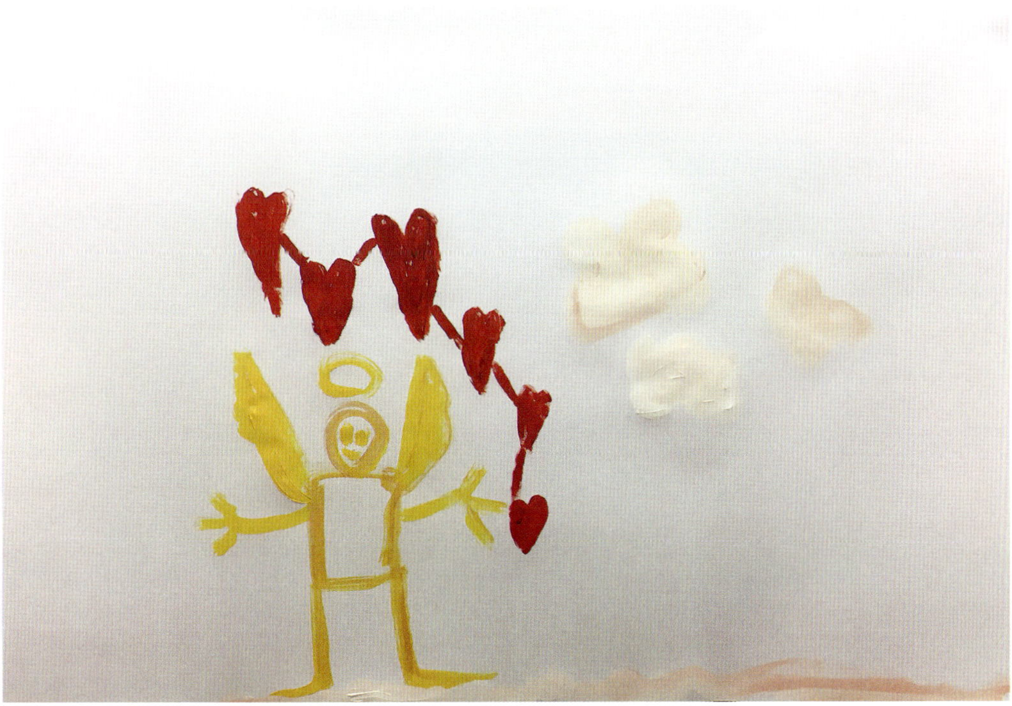

Abbildung 21: Tajo, Bild 6

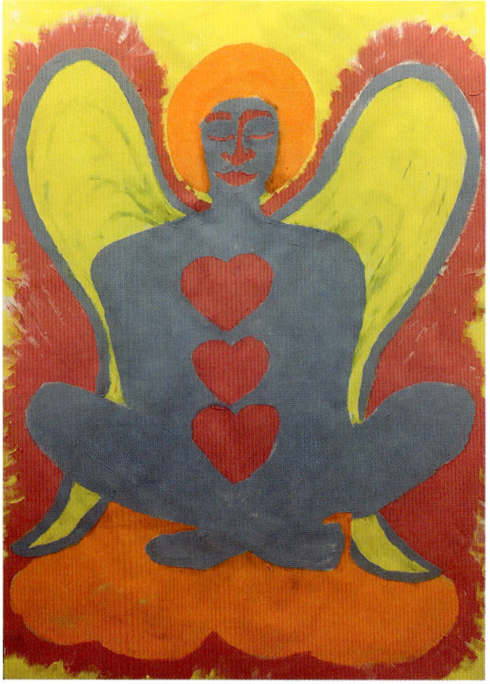

Abbildung 22: Bild von Tajos Mutter

lefonische Hilfe von mir, wie könnte ich ihn unterstützen?“ Ich schlage ihr vor, dass sie eine Anerkennungsmetapher malen soll dazu, dass es einfach noch nicht anders geht. Wieder eine Woche später stellt sie hocherfreut fest: „Plötzlich ist es gegangen. Und Tajo hat mir deutlich gemacht: Ricardo und ich schaffen das!“

Tajo kommt weiterhin zu mir ins Atelier und malt seine Bilder. Beim letzten Mal – kurz bevor Tajos Mutter wieder nach Hause kommt, er davon aber noch nichts weiß – malt er erneut eine Schatzkarte. Sie scheint eindeutig in Ordnung gebracht, das Ziel ist sehr nahe gerückt (s. Abb. 23).

Das Abschlussbild (Abb. 24) von dieser Phase beschreibt Tajo so: „Gell, das sieht man, dass das ein Maulwurf ist? Da hinten, weit weg, steht ein hohes Gebäude. Und der Baum ist mir richtig gut gelungen.“

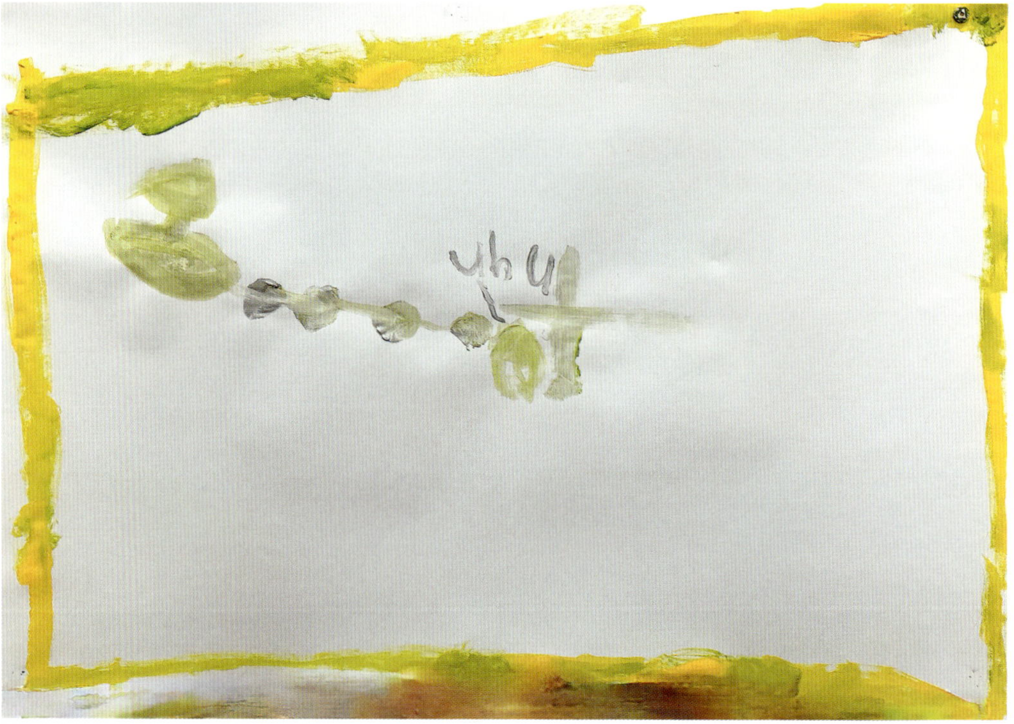

Abbildung 23: Tajo, Bild 7

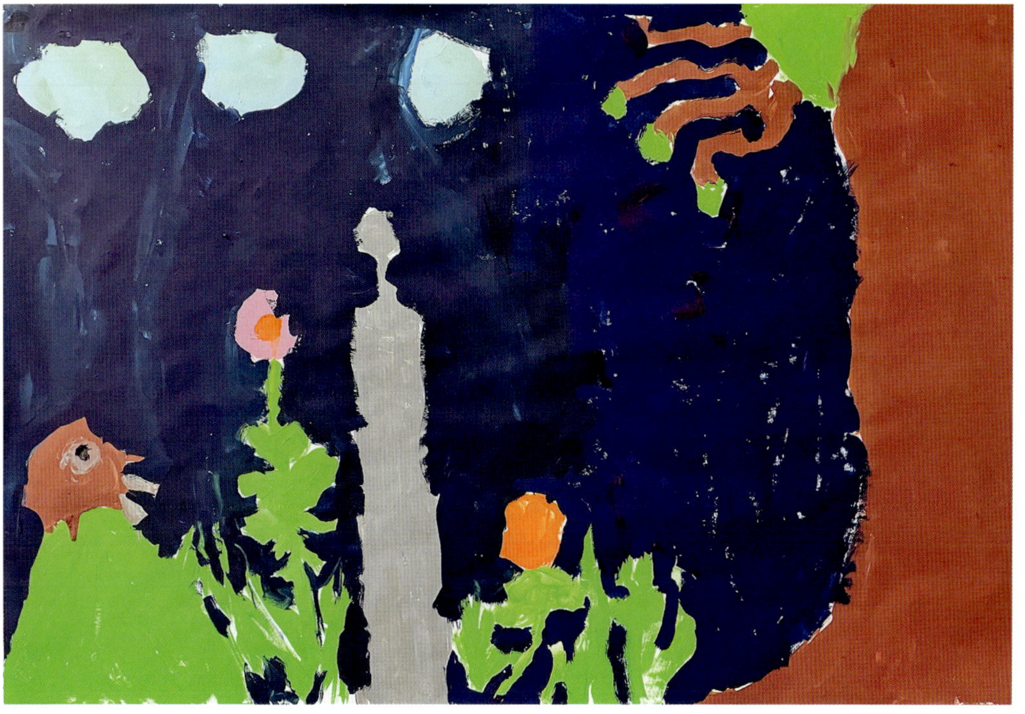

Abbildung 24: Tajo, Bild 8

2.6 Tobias: 8 Jahre; Albträume, Pavor Nocturnus

Vom angstauslösenden Kampfflugzeug zum Passagierflugzeug

Die Mutter meldet ihren 8 Jahre alten Sohn zur Maltherapie an: Seit einiger Zeit könne Tobias nicht gut einschlafen und in der Nacht schrecke er gelegentlich von Albträumen geplagt aus dem Schlaf auf.

Die Mutter selbst kennt das Lösungsorientierte Malen aus eigener Therapieerfahrung, ihr Sohn war auch schon mal in einer Maltherapie dabei. Er war begeistert von der Art, wie die Erwachsenen im LOM malen dürfen, nämlich direkt mit den Fingern, sprich ohne Pinsel und mit der ungeübten Hand. So wünscht Tobias, unbedingt einmal mit diesen so gut riechenden und leuchtenden Farben malen zu dürfen. Vor allem das Malen mit den bloßen Händen reizt ihn.

Ich lerne Tobias als aufgeweckten und sehr kommunikativen Jungen kennen, der neugierig die Welt entdecken will und sich für so ziemlich alles begeistern lässt. So will er sofort mit dem Malen starten.

Als Erstes entsteht ein frei gemaltes Bild, ohne vorgefassten Plan, einfach was grad entstehen will (s. Abb. 25). Auf dem Papier erscheint nach und nach ein „Leuchtfisch" – wie Tobias ihn nennt –, der die Oberaufsicht auf die anderen im Wasser schwimmenden Goldfische hat. Das Bild wird mit Handabdruck und dem Namen von Tobias signiert (der Name wurde aus Datenschutzgründen aus dem Bild wegretuschiert).

In der nächsten Maltherapiestunde erzählt mir Tobias von seinem neuen Schulgspändli

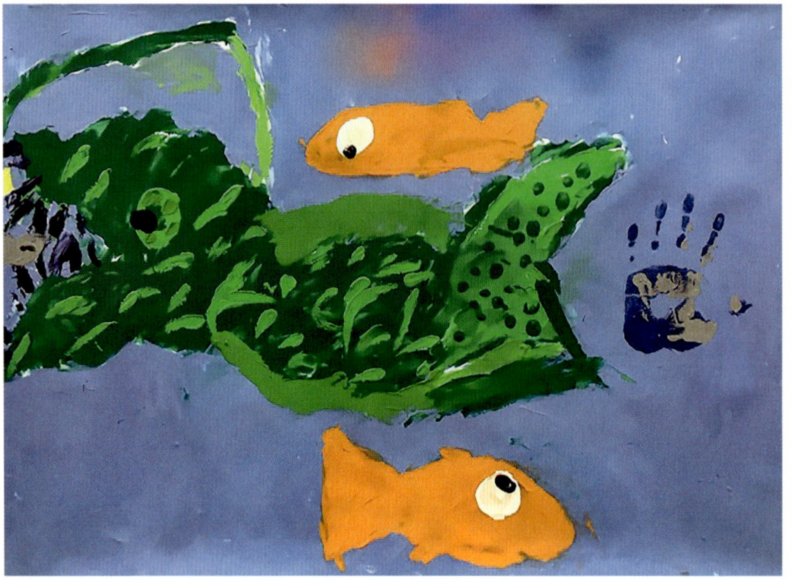

Abbildung 25:
Tobias, Bild 1

(Schulfreund): Dieser Junge stammt aus Syrien, von wo er mit seiner Familie wegen des Krieges in die Schweiz geflohen ist. Er erzählt viel vom Krieg, von den Gefahren, von Bomben abwerfenden Flugzeugen und von den Gewehren. Er fordert Tobias auf, diese Kriegserlebnisse mit ihm zusammen im Spiel nachzuahmen. Tobias ist einerseits fasziniert von diesen Erzählungen, andererseits bekommt er zunehmend Angst davor.

Nach außen wirkt Tobias selbstbewusst und unbekümmert, gleichzeitig ist er überaus sensibel und voller Fantasie. So gehen ihm die Kriegserzählungen seines Freundes nicht mehr aus dem Kopf. Im Gegenteil: Im Spiel haben die Jungs die Kriegsereignisse mit viel Fantasie ausgeschmückt und sich ganz und gar in die entsprechenden Rollen hineingegeben, so sehr, dass Tobias am Abend nicht mehr einschlafen kann. Tobias malt sich nämlich diese Kriegserzählungen noch weiter aus und träumt sogar davon.

Auf meine Frage, was ihm denn bei diesen „Kriegsfantasien" am meisten Angst mache, meint er, es seien die Kampfflugzeuge, die mit ihren Maschinengewehren vom Himmel auf die Menschen herabschießen würden. Ich frage ihn, ob er mir diese Szene malen möchte, damit ich auch sehen könne, was denn so Angst mache. Tobias willigt sofort begeistert ein. Da Kinder Gefahr laufen, zu sehr in ihre Bilder ‚hineinzufallen', wenn sie mit den Händen malen, schlage ich Tobias vor, dieses Mal den Pinsel zu benutzen.

So malt Tobias ganz im Sinne einer Traumsequenz „aus den Augen von ..." (s. Glossar) das „gesehene" bzw. sich vorgestellte Bild (s. Abb. 26).

Zuerst malt er in die untere linke Ecke ein braunes Haus. Es soll ein kaputtes Haus darstellen, das anstelle von Fenstern und Türen nur noch schwarze Löcher hat. Danach malt er rechts davon das Cockpit eines riesigen Militärkampfflugzeugs, bei dem vorne zwei Maschinengewehre angebracht sind. Diese schießen gelbe Feuersalven auf das bereits kaputte Haus.

Tobias ahmt während des Malens die Töne dieser Schüsse nach. Damit erkennbar ist, dass das Flugzeug ein Militärflugzeug ist, malt Tobias mit den Tarnfarben Grün, Schwarz und Beige das Cockpit (s. Glossar „Pulspunkte") an, nämlich in ähnlicher Art, wie er auch die Gewehrsalven zuvor gemalt hat: schnell, abgehackt und mit lautem, wiederholtem „Trä-t-t-t-

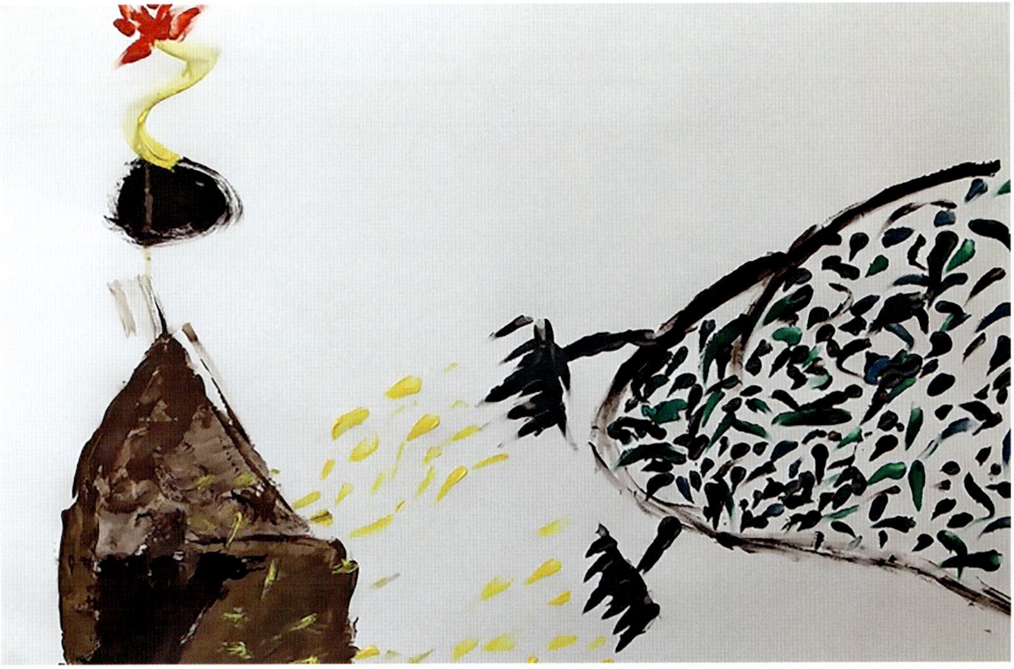

Abbildung 26: Tobias, Bild 2

t-täääääää!". Zum Schluss malt er über dem Hausdach eine vom Himmel auf das Haus fallende schwarze Bombe, deren Zündschnur brennt. Für das Malen eines Hintergrunds bleibt bei so viel Kampf keine Zeit.

Tobias und ich tauchen durch das erzählende Malen von Tobias in die Kriegsschrecken ein. Ich kann sehr gut nachfühlen, was Tobias Angst macht. Er meint dann auch, dass nicht die Bilder selbst Angst machen, sondern der Lärm und die Explosionen. Wenn er sich vorstelle, dass er sich in diesem Haus versteckt, dann wäre er verloren, ausgeliefert und könne sterben, denn nicht einmal ein Haus könne gegen so viele Waffen Sicherheit bieten. Die Vorstellung aber, dass es sein Elternhaus hier in der Schweiz sein könnte, macht Tobias richtig Angst.

Wir besprechen, dass hier in der Schweiz kein Krieg herrscht. Tobias ist sich auch bewusst, dass er in Sicherheit ist, aber die Fantasie spielt ihm in der Nacht beim Einschlafen, wenn es dunkel ist, einen Streich. Tobias sieht immer wieder Bilder ähnlich dem von ihm gemalten Bild. Ich frage ihn, was ihm denn helfen würde. Tobias antwortet: „Wenn ich in meinem Kopf ein anderes, gutes Bild hätte." Also schlage ich ihm vor, sein bereits gemaltes Bild so zu übermalen, dass daraus ein gutes Bild entsteht. Tobias ist damit sofort einverstanden. Zudem biete ich ihm an, die Farbe wieder direkt mit den Fingern langsam aufzutragen und so das ‚Bild in Ordnung zu malen' (s. Glossar) (s. Abb. 27).

Als Erstes malt Tobias das Kampfflugzeug in ein Passagierflugzeug um: Es erhält einen weißen Anstrich und ins Cockpit wird ein freundlicher Pilot hingemalt.

Danach wird das zerstörte Haus wiederhergestellt. Tobias malt dabei ein Haus, wie es Kinder typischerweise überall auf der Welt malen: mit der Hausfront nach vorne, vier Fenster, eine Dachluke sowie eine Türe mit Türklinke. Das Haus wird in freundlichem Hellbeige gemalt.

Jetzt hat Tobias auch Zeit und Muße, sich um den Hintergrund zu kümmern. Es soll Nacht

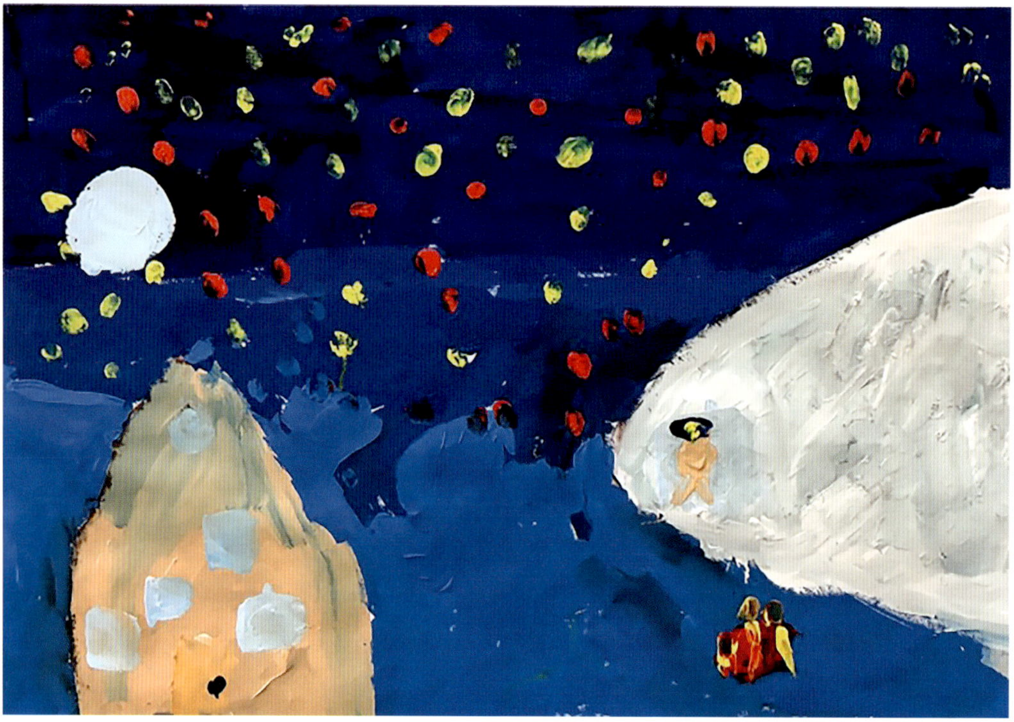

Abbildung 27: Tobias, Bild 2 übermalt

sein, aufgehellt mit gelb und rot blinkenden Sternen. Die Bombe wird dabei zu einem blassblauen Mond.

Auf meine Frage, ob denn nun das Bild fertig sei, verneint Tobias. Damit nämlich das Flugzeug eine Berechtigung habe, so tief zu fliegen, müsse es eine besondere Aufgabe haben. Nach einigen Überlegungen meint Tobias: „Es ist Weihnachten und der Pilot bringt den Menschen Geschenke." Daraufhin malt Tobias ein rotes Geschenkpaket mit gelber Schlaufe, das soeben aus dem Cockpit abgeworfen wird. Das Ergebnis dieser Malstunde ist ein freundliches Bild mit einer Friedensbotschaft.

Die nächste Maltherapiestunde findet nach den Ferien statt, in denen Tobias in Holland war. Tobias malt ein freies Bild, das von der niederländischen Landschaft inspiriert ist (s. Abb. 28).

Bei der Bildbetrachtung scheint mir, als ob Tobias das heile Bild aus der Kriegsszene unbewusst nochmals gemalt hat, aber dieses Mal als „gesunde" Version: Das Haus wird zu einer Windmühle, anstatt des Mondes scheint die Sonne, es ist Tag. Anstatt des Passagier- bzw. Kampfflugzeugs ist links oben ein kleines Sportflugzeug zu erkennen.

Meine Vermutung ist, dass Tobias die ganze Kriegstraumszene nochmals durchleben musste, um sie wirklich als nicht mehr belastend ablegen zu können. Er hat sein eigenes „rettendes" Bild gemalt.

Danach träumt Tobias nicht mehr vom Krieg. Hilfreich ist sicherlich auch, dass Tobias seine Faszination für den Krieg verloren hat und sich wieder mehr seinen ehemaligen Freunden zuwendet. Der Krieg ist auch bei seinem syrischen Freund nicht mehr so präsent wie damals. Die beiden gehen nach wie vor miteinander zur Schule und treffen sich auch regelmäßig in der Freizeit. Doch Tobias hat gelernt, sich abzugrenzen, wenn ihm ein Spiel nicht guttut und er etwas anderes spielen möchte. Er weiß auch,

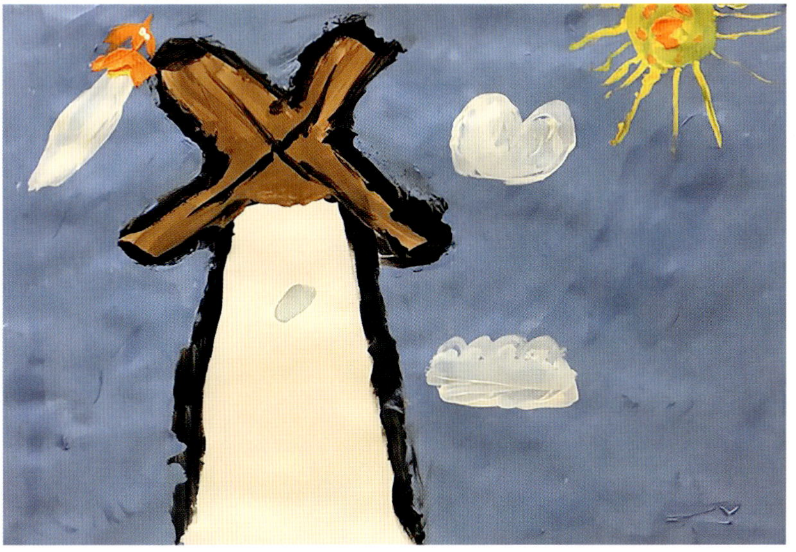

Abbildung 28:
Tobias, Bild 3

dass er einen gemeinsamen Nachmittag, wenn nötig, abbrechen darf.

Ein Monster, das plötzlich keines mehr ist

Tobias verarbeitet verstörende Bilder aus dem Fernsehen oder den Videospielen oder auch nur aus Erzählungen seiner Freunde nach wie vor über Träume und Fantasievorstellungen, die ihn dann vor dem Einschlafen plagen. So erzählt er mir in einer nächsten Malstunde vom schrecklichen Monster Momo, das plötzlich beim Spielen von Computerspielen wie Minecraft und Fortnite auf dem Bildschirm auftauche. Momo verbreite angsteinflößende Nachrichten und verlange von den spielenden Jugendlichen oder Kindern, dass sie gefährliche Aufgaben ausführen sollen. Tobias erzählt weiter, dass wegen dieses Monsters bereits Kinder gestorben seien.

Da ich Momo nicht kenne, schlage ich Tobias vor, mir dieses Monster einmal zu malen. Tobias will Momo wieder mit der Hand direkt malen, da es letzthin bei der Kriegsszene so gut geklappt hat (s. Abb. 29).

Beim Anschauen des gemalten Monsters lasse ich Tobias das Bild in eigenen Worten beschreiben: Momo erinnert ihn an ein gerupftes Huhn mit langen Haaren, ohne Schnabel, dafür mit einem Mädchengesicht. Das für Tobias Gruslige an diesem Gesicht sind die fehlende Nase, die großen herausquellenden Augen und der lippenstiftrote Mund. Ich schaue mir später im Internet das Bild von Momo an und muss sagen, dass Tobias das Monster – in Tat und Wahrheit eine Puppe – sehr gut getroffen hat.

Tobias schlägt von sich aus vor, das gleiche Vorgehen wie bei der Kriegsszene zu verwenden und das Monster in ein harmloses Huhn umzumalen. So malt er als Erstes ein Federkleid, dann malt er den roten Mund zu einem gelben Schnabel und übermalt die restlichen Haare mit Weiß. Auf meine Frage, was denn noch typisch für ein Huhn sei, meint Tobias: „So etwas Rotes auf dem Kopf, wie eine Krone, und am Hals hängt auch noch so ein Bart." So erhält das Huhn einen Kamm und einen Kinnlappen.

Es hat noch etwas Platz neben dem Huhn, und wir überlegen gemeinsam, was dort sein könnte. Tobias lacht verschmitzt (s. Abb. 30): „Ein Osterei!" ... Et voilà!

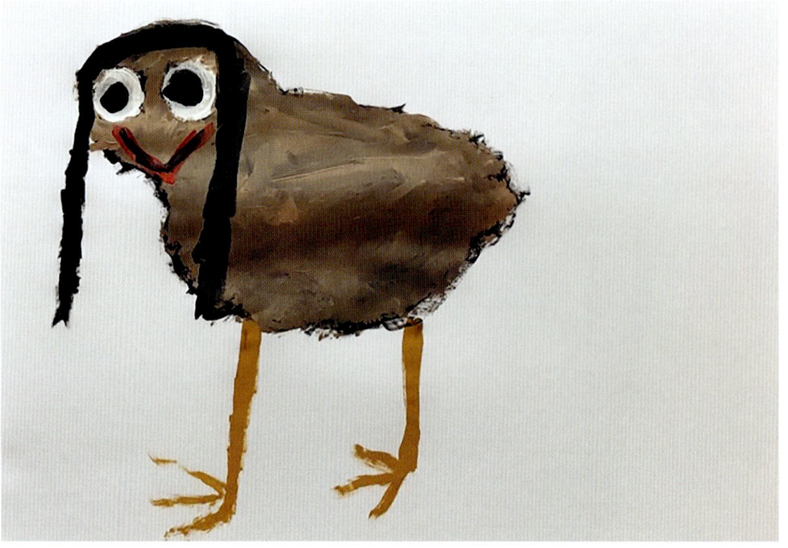

Abbildung 29:
Tobias, Bild 4

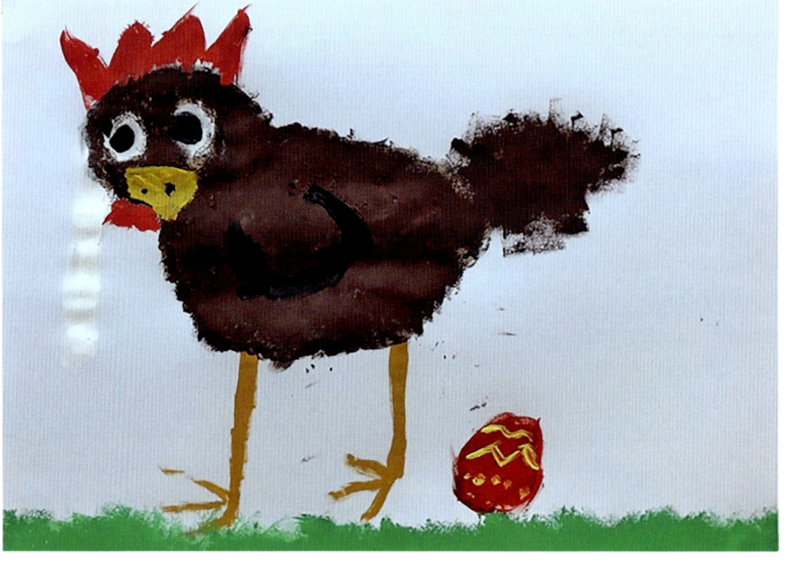

Abbildung 30:
Tobias, Bild 4 übermalt

Tobias hat das Malen sichtlich Spaß gemacht und er betrachtet das entstandene Bild voller Freude. Ich hege den Verdacht, dass Tobias sicherlich Angst vor solchen Monstern hat, gleichzeitig auch von ihnen fasziniert ist und mit mir zusammen ausprobieren will, wie er diese beiden Gefühle vereinen und etwas Neues daraus kreieren kann. Diese Art des Malens scheint für Tobias eine spielerische Verarbeitungsmethode zu sein.

Tobias muss nach diesem Bild die Maltherapie leider abbrechen, da der Weg zu mir zu weit ist und die freie Zeit dafür zunehmend knapp wird. Später jedoch erzählt mir die Mutter, dass Tobias nach diesen paar Malsequenzen weniger Albträume hat und besser einschlafen kann.

2.7 Tomas: 8 Jahre; Schulverweigerung

Mein Sohn Tomas war 8 Jahre alt und ein vergnügtes Kind, das gerne in die Schule ging. Eines Morgens brach er in Tränen aus, als er in die Schule gehen sollte. Ich war überrascht und fragte ihn, was los sei. Er konnte oder wollte es nicht sagen. Unter großem Gezeter brachte ich ihn trotzdem in die Schule. Das ging einige Tage so weiter. Danach nahm ich ihn einmal mit in mein Malatelier und fragte ihn: „Wenn das mit der Schule ein Tier wäre, was wäre es dann für eines?“ Er antwortete spontan: „Ein Gepard“, und malte diesen (s. Abb. 31). Am nächsten Morgen ging er wie gewohnt zur Schule.

Ein paar Tage später wollte er erneut nicht zur Schule gehen, konnte mir dann aber sagen: „Ich möchte nicht gehen, weil ich heute Schwimmen habe.“ Er ging dann trotzdem in die Schule, und von da an war alles gut.

2.8 Salome: 8 Jahre; Schulangst

Salome war 8 Jahre alt. Sie hatte Tag für Tag Angst, in die Schule zu gehen. Sie kam zum Malen. Auf die Frage, wenn ihre Angst, in die Schule zu gehen, ein Obst wäre, was es dann wäre, malte sie konzentriert einen Apfel (s. Abb. 32).

Ich fragte sie, ob sie mir etwas über den Apfel erzählen wollte. Ihre Antwort: „Es ist Schneewittchens Apfel, die eine Hälfte ist giftig und die andere Hälfte ist gesund.“ Nach ein paar Wochen ging sie wieder zur Schule und die Situation wiederholte sich nicht mehr. Heute ist sie eine gesunde 19 Jahre junge Frau.

In diesem Fall konnte ein Bewusstwerdungsprozess zum Ausgleich durchlaufen werden, in dem gute und schlechte Aspekte der Situation erkannt werden konnten, die somit eine Lösung des Problems anboten.

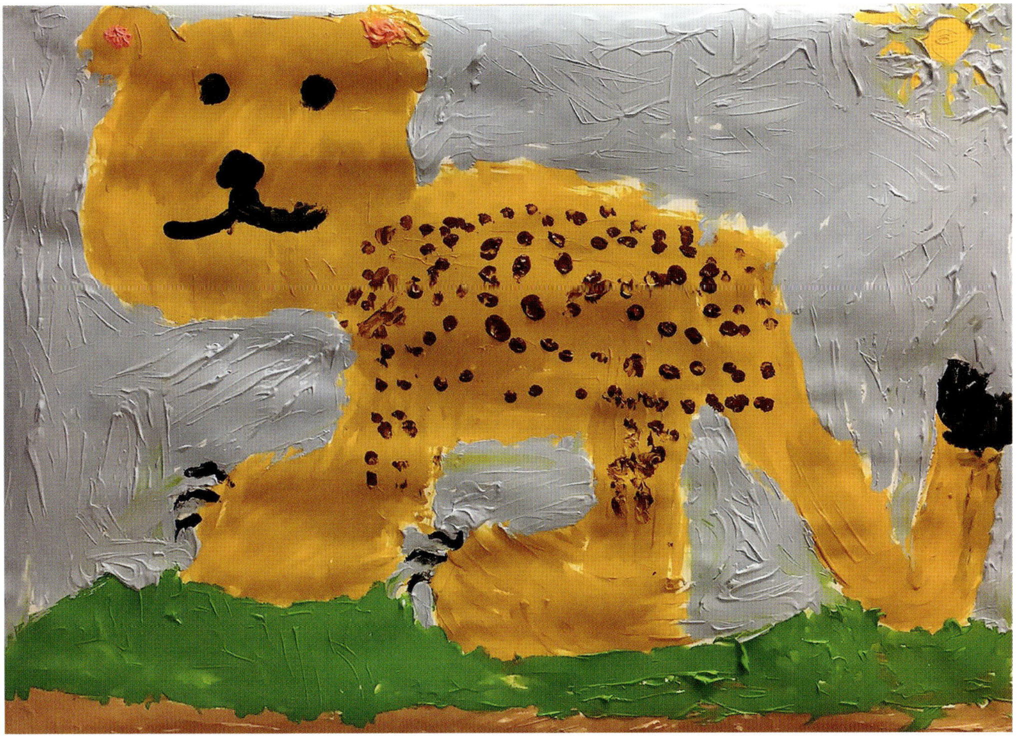

Abbildung 31: Bild von Tomas

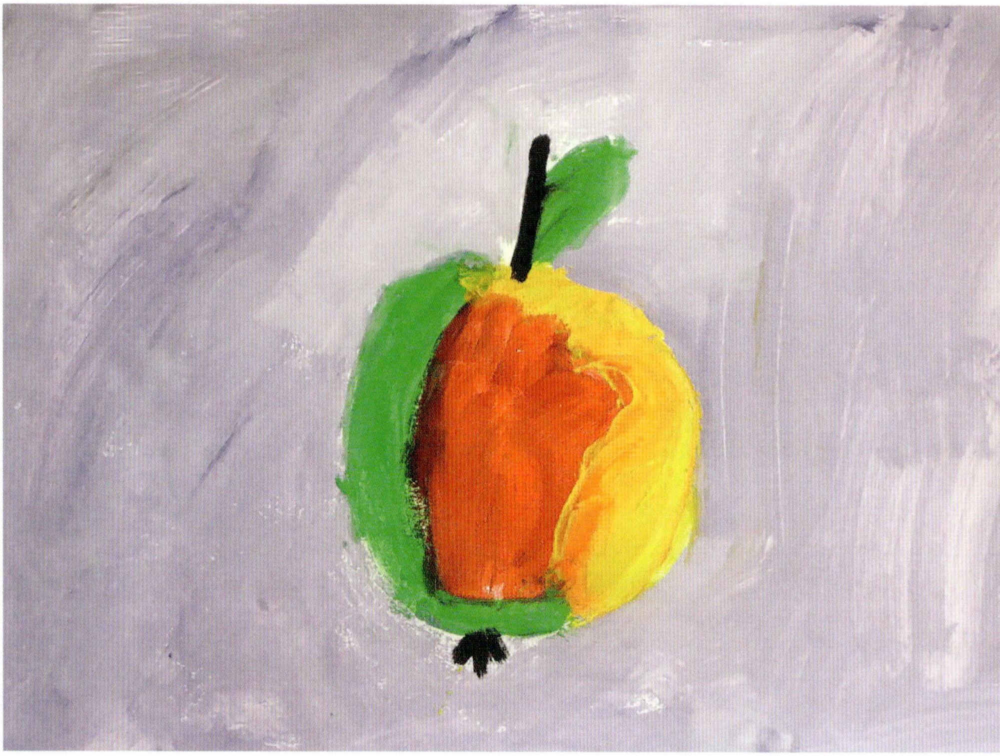

Abbildung 32: Bild von Salome

2.9 Leila: 8 Jahre; Einschlafstörungen, kann nicht allein zur Schule gehen

Leila kann nach einem Brand in der Nachbarschaft, genau gegenüber ihrem Kinderzimmer, nicht mehr allein einschlafen und nicht mehr unbegleitet in die Schule gehen.

Als Leila das erste Mal zu mir kommt, ist es mir ein Anliegen, dass wir uns kennenlernen, dass sie die Farben ausprobieren kann und sich im Malatelier wohl fühlt. Ich erzähle Leila, dass ihre Mutter mir erzählt habe, dass sie gerne malt, und frage sie, ob das stimmt. Leila nickt, deshalb bitte ich sie, mir einmal ihre Familie aufzumalen, dabei solle sie mit sich selbst beginnen. Sie wählt dafür die „Neocolor II“-Kreiden (wasserlösliche Kreiden). Nachdem Leila sich selbst gemalt hat, möchte sie noch ihre Schwester malen (s. Abb. 33). Leila sagt, dass ihre Schwester zwei Jahre jünger sei.

Ich erzähle Leila, dass sie einerseits zu mir kommt, weil sie gerne malt, aber auch, weil ich weiß, dass sie seit einiger Zeit Mühe habe einzuschlafen. Ich frage sie, ob das stimmt und ob sie mir darüber erzählen will. Leila erzählt mir von dem Brand und dass sie große Angst gehabt habe. Selbst ihre Mutter habe so erschrocken ausgesehen.

Ich erkläre Leila, dass man bei mir im Atelier alles malen kann, sogar Gefühle wie ihre Angst. Sie schaut mich erstaunt an. Ich sage: „Alles, was du dafür brauchst, ist deine Fantasie, etwa so, als wenn du zaubern könntest (s. Glossar „Zauberstab“). Stell dir vor, du könntest deine Angst ganz einfach in ein Tier verwandeln, was wäre das für eines?“

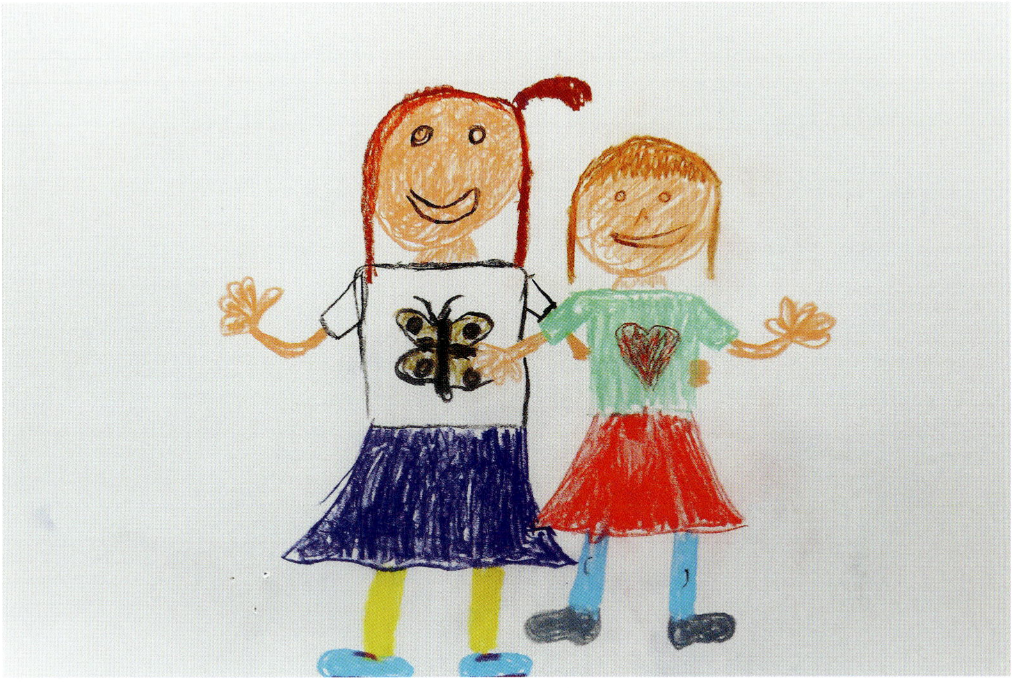

Abbildung 33: Leila, Bild 1

Leila: „Eine Fledermaus."

Ich: „Wie kommst du auf eine Fledermaus?"

Leila: „Das ist eines meiner Lieblingstiere, ich habe gerade eine Tiersendung über Fledermäuse gesehen, die haben mir so gefallen!"

Ich: „Was denkst du, hat deine Fledermaus Platz auf diesem Papier und sollen wir dafür mal die nassen Farben ausprobieren?"

Sie beginnt auf einem großen Blatt an der Wand mit Gouache-Farben (s. Abb. 34).

Leila bittet mich, das Bild umzudrehen, sie will die Fledermaus hängend weitermalen (s. Abb. 35).

Als fertiges Bild entsteht die Fledermaus namens Maxi, 8 Jahre alt (s. Abb. 36).

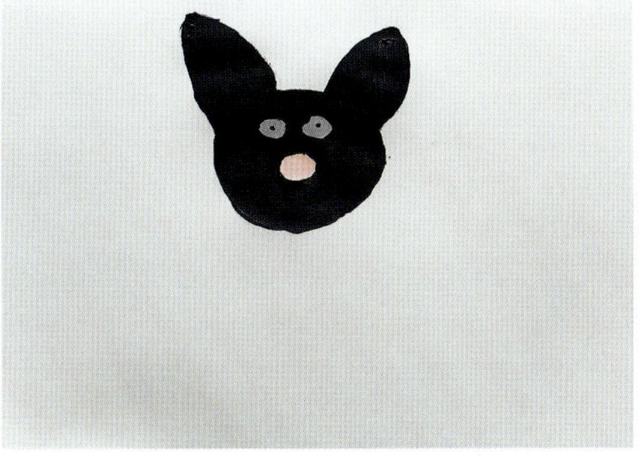

Abbildung 34: Leila, Bild 2

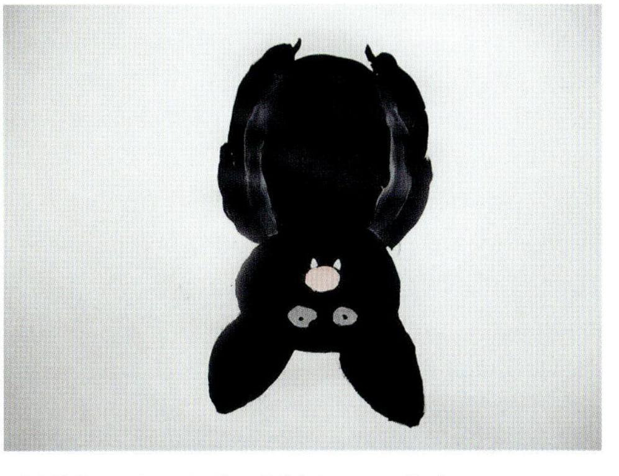

Abbildung 35: Leila, Bild 2 umgedreht

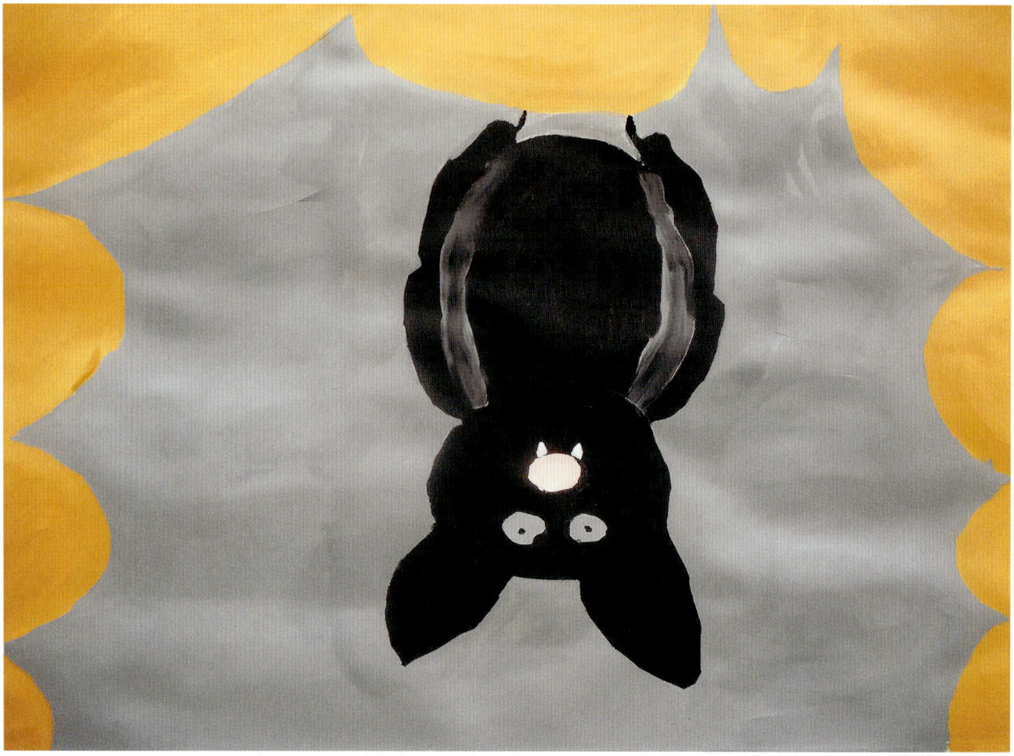

Abbildung 36: Leila, fertiges Bild 2

In der nächsten Stunde bitte ich sie, auf ihrem Familienbild weiterzumalen (s. Abb. 37). „Wer gehört denn noch zu deiner Familie?“

Ich frage Leila, ob sie heute etwas für die Mama malen möchte. Denn ich erinnere mich, dass sie mir erzählt hatte, ihre Mama habe wegen des Brandes so ein erschrockenes Gesicht gemacht. Ich frage sie: „Stell dir einmal vor, das erschrockene Gesicht deiner Mama könnte sich zu einem Spielzeug verwandeln. Was kommt dir da in den Sinn?“ Sie antwortet: „Ein rotes Feuerwehrauto!“

Die Mutter von Leila berichtet mir, dass Leila besser einschläft und sie nur noch punktuell zur Schule begleitet werden muss. Da Leilas Sommerferien beginnen, frage ich die Mutter, ob sie Zeit habe, mit Leila Maxi zu nähen, als Kuscheltierchen für ihr Bett. Leilas Oma ist Handarbeitslehrerin, sie wird diese Aufgabe übernehmen. Als ich Leila wiedersehe, zeigt sie mir stolz ihr Kuscheltierchen Maxi (s. Abb. 39), es darf die Stunde mit uns mitmachen.

Als Leila wiederkommt, möchte sie noch ein Spital malen. An diesem Bild malt Leila sehr sorgfältig mit vielen liebevollen Details und einem dunkelhäutigen Krankenwagenfahrer, den es wirklich gibt (s. Abb. 40).

Leila malt auch noch eine Unterwasserlandschaft, mit vielen Tieren und einer geheimnisvollen Höhle, deren Geheimnis nur sie kennt (s. Abb. 41).

Leila malt parallel weiter an ihrem Familienbild (s. Abb. 42 und 43), ihre Großeltern, ihre Tante (2. von links) mit Onkel, ihre kleine Cousine, ihr Pferdchen-Kuscheltierchen kommen aufs Bild. Zu diesem Zeitpunkt ist ihre Tante schwanger, was Leila aber noch nicht weiß. Es wirkt, als ob Leila den Arm der Tante extra angewinkelt gemalt hätte, sodass ihr Cousin in den Armen der Tante noch Platz findet (Abb. 43).

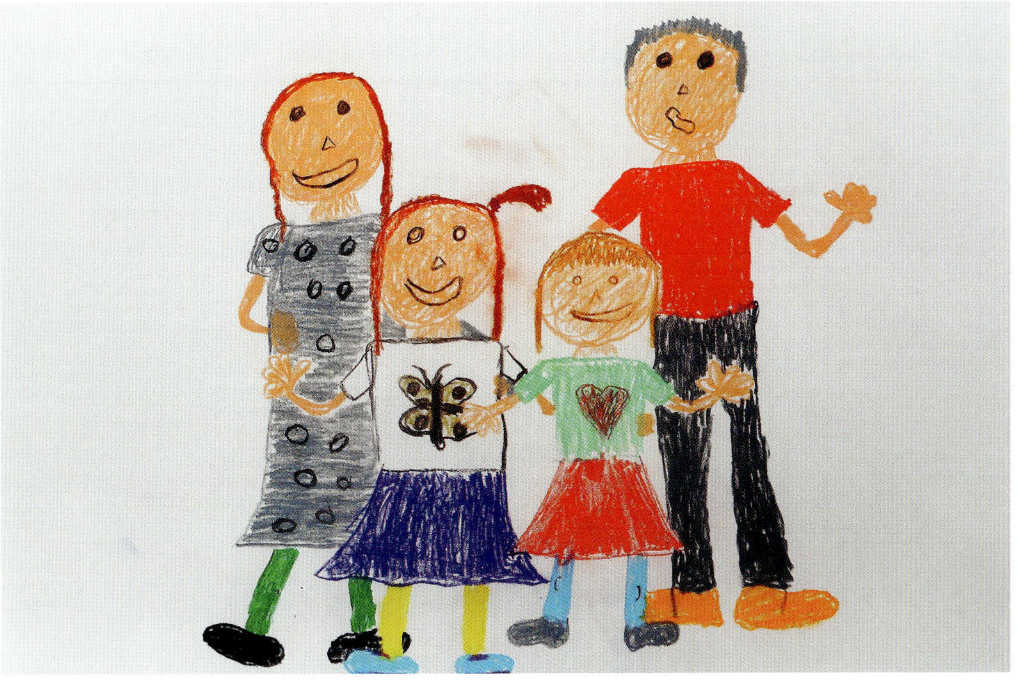

Abbildung 37: Leila, weitergemaltes Bild 1

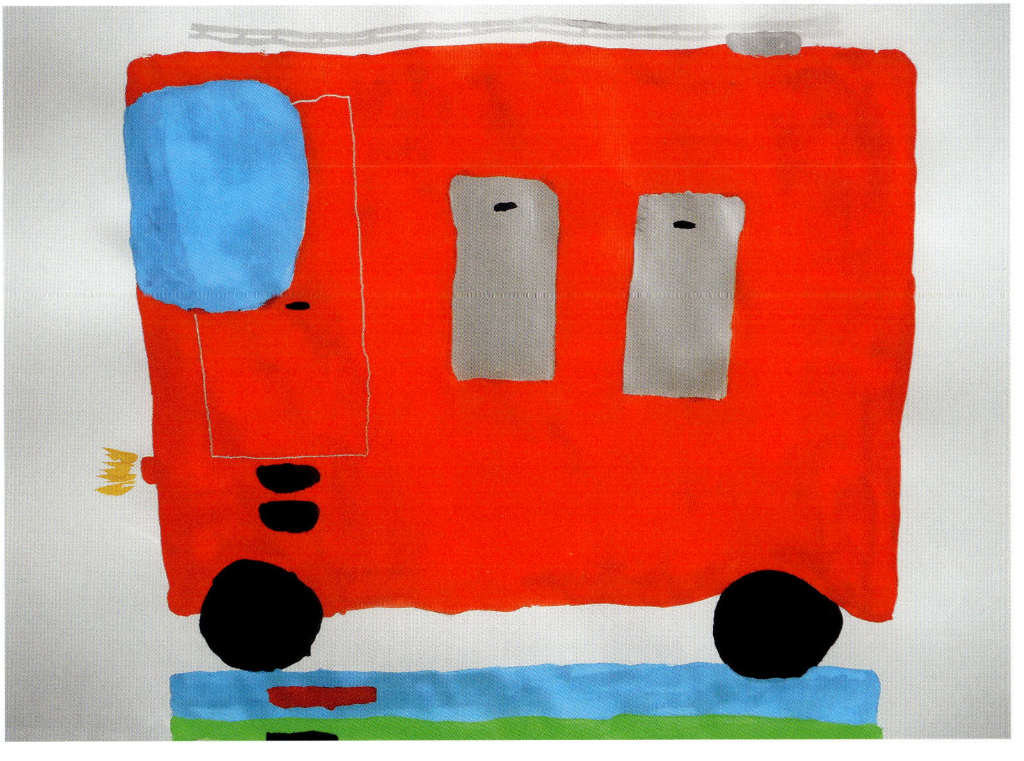

Abbildung 38: Leila, Bild 3

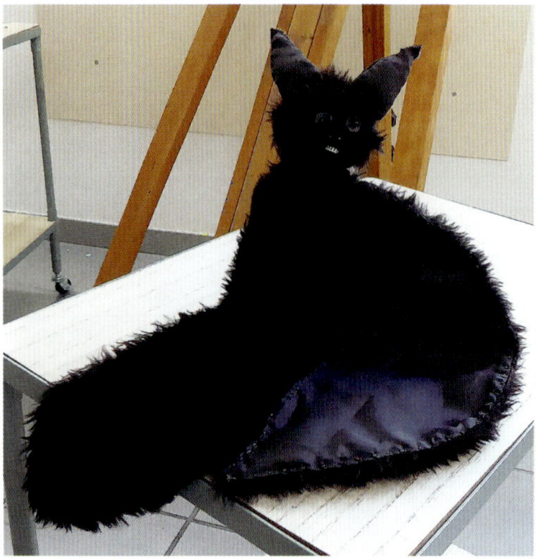

Abbildung 39: Leilas „Maxi“ von Bild 2 als Kuscheltier

Leila geht seither wieder allein in die Schule, sie kann gut einschlafen und ihr Bild von Maxi hängt über ihrem Bett. Maxi, das Kuscheltierchen, liegt bei ihr, wenn sie einschläft. Als ihre Schwester bei einem Schlittelunfall ins Spital eingewiesen wird, kann Leila gut damit umgehen. Der Brand ist kein Thema mehr.

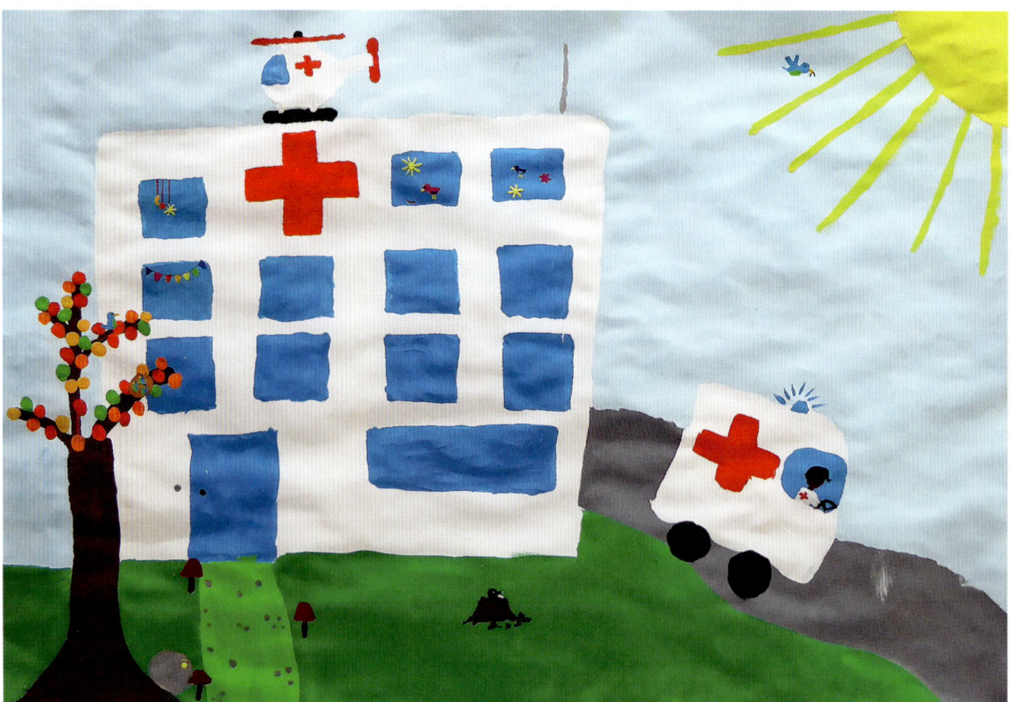

Abbildung 40: Leila, Bild 4

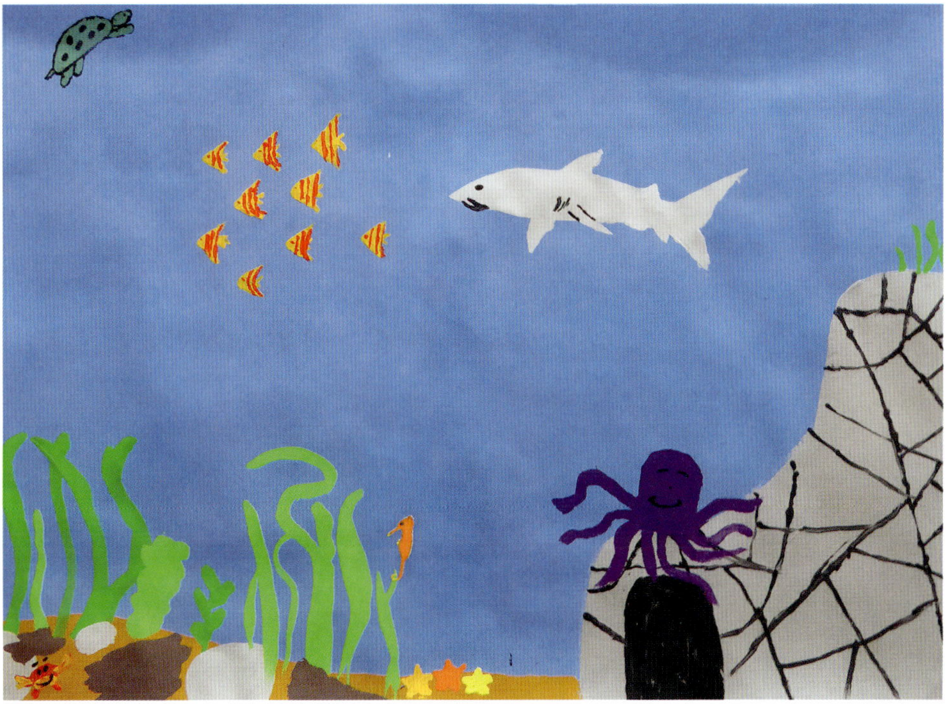

Abbildung 41: Leila, Bild 5

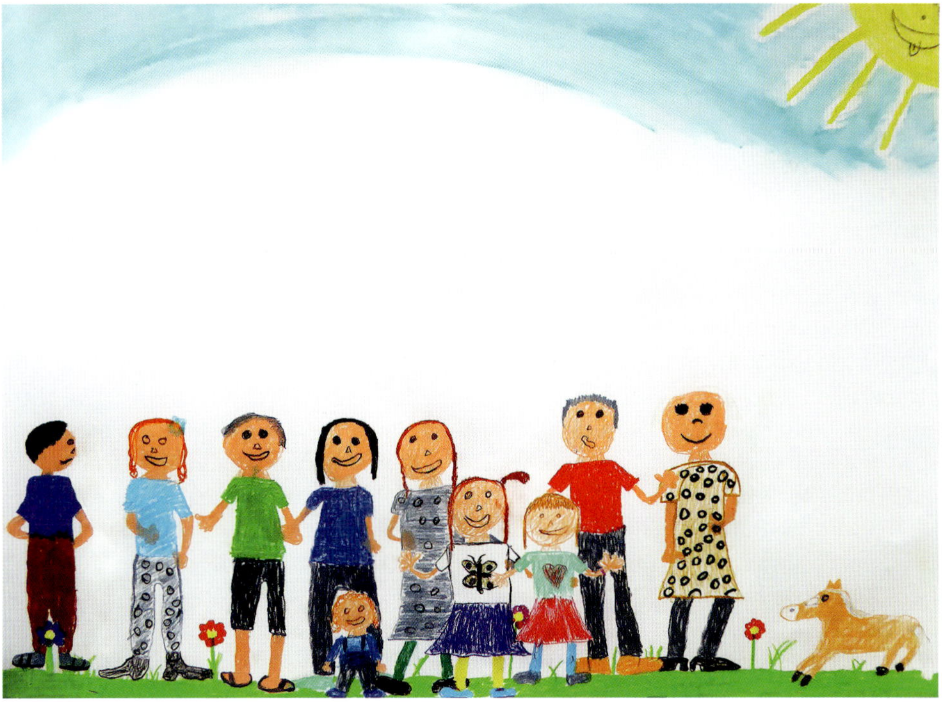

Abbildung 42: Leila, Bild 1 weitergemalt

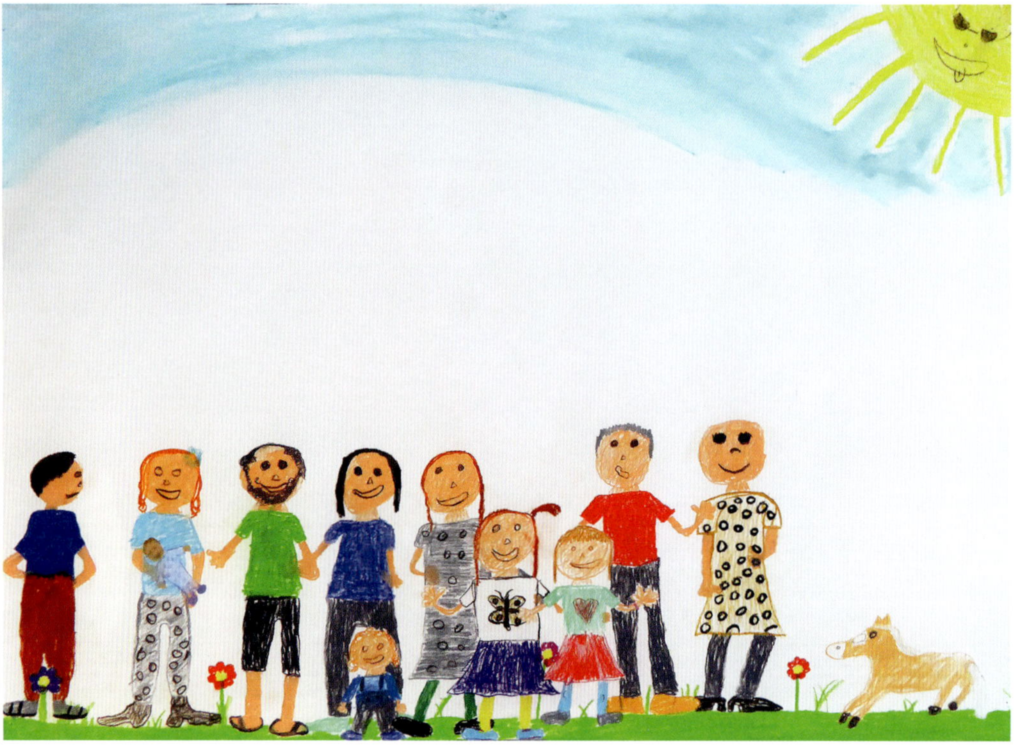

Abbildung 43: Leila, Bild 1 weitergemalt

2.10 Mia: 8 Jahre; selektiver Mutismus

Die Mutter von Mia meldet ihre Tochter via Kinderarzt zu mir ins Atelier an, weil sie sich um das Wohlergehen ihrer Tochter sorgt. Das Mädchen war schon immer sehr schüchtern, seit dem Eintritt in den Kindergarten jedoch zeigt sich ein widersprüchliches Bild: In der Familie plaudert und scherzt das Mädchen mit ihrem jüngeren Bruder und dem Rest der Familie, singt zuweilen auch Geburtstagslieder mit, in der Schule aber schweigt sie.

Mia wird logopädisch betreut und hat eine Lehrerin, die ihre schweigsame Art zu nehmen weiß. Und doch bleiben die stillen Sorgen bei der Mutter: „Geben wir Mia alles, was sie braucht für ihre Entwicklung?" Ich bitte Mutter und Kind zu mir ins Atelier. In den ersten Stunden reagiert Mia auf die Farben wachsam und interessiert, freut sich enorm am „müsterlen", doch sprechen mag sie nicht.

Im Kontakt mit der Mutter des Kindes schälen wir gemeinsam die Qualitäten von Mia heraus, Mia hört mit. Sie malt ein Bild: Mama und Mia im sardischen Meer (s. Abb. 44).

Das Team Mama und Mia ist sehr stark, sodass ich vorschlage, dass auch Mama mitmalen könne. Schließlich sei dies dann für beide etwas ganz Neues. Mias Augen blitzen und blinken – was für eine spannende Geschichte: Mama malt mit und zeigt sich nicht nur souverän dabei. Beide malen an einer separaten Wand, Mia konzentriert sich voll auf ihre Musterbilder (s. Abb. 45).

Immer wieder fragt die Mutter das Kind, welche Farbe zu ihrem Bild passen würde. Mia gibt gerne Anweisungen. Manche Bilder beginnt die Mutter und Mia malt sie fertig: Dromedar (Bild fehlt), Hase Nr. 1 (s. Abb. 46).

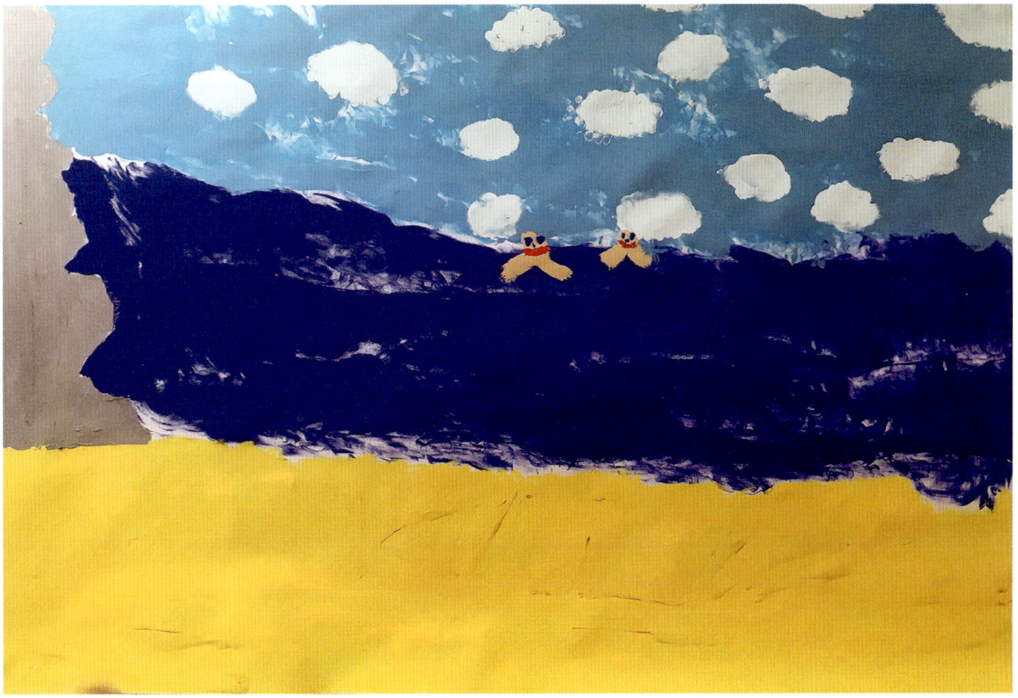

Abbildung 44: Mia, Bild 1

Manche Bilder planen sie gemeinsam: Drachenbild (s. Abb. 47).

Flankierend spreche ich mit der Mutter immer auch wieder telefonisch, ich nehme Kontakt auf mit der Logopädin. Mir scheint, dass Mia ihren Weg geht. Sie malt ihre Bilder, nimmt am Plan der Logopädie teil und macht Entwicklungsschritte in ihrem eigenen Tempo. Im Gespräch mit der Mutter zeigt sich, dass auch die

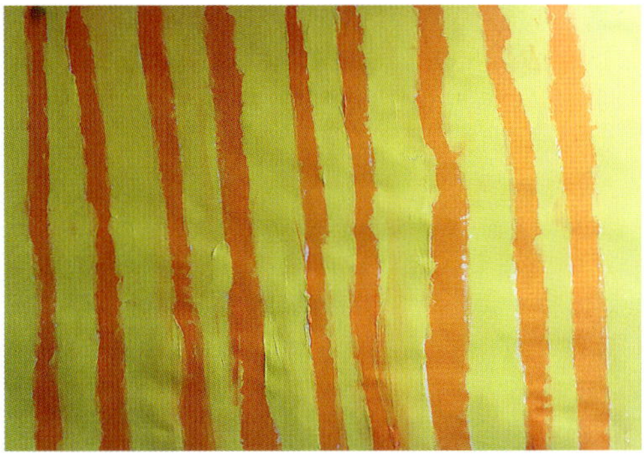

Abbildung 45: Mia, Bild 2

Mutter als Kind eher schüchtern war. Mia hört immer sehr aufmerksam zu, wenn die Mutter berichtet, wie es ihr damals so ergangen ist. Einmal berichtet die Mutter, dass Mia ihr gegenüber erwähnt habe, dass sie gerne ab und zu mit einem „neuen" Kind sprechen möchte, doch traut sie sich nicht. So frage ich Mia: „Manchmal wünschst du dir ganz frei mit einem für dich neuen Kind sprechen zu können? Mit deiner eigenen Zauberkraft, deiner Fantasie darfst du diesen Wunsch in ein Tier verwandeln. Welches Tier ist das?" Mia flüstert sofort: „Ein Hamster!" (s. Abb. 48), und ihre Augen strahlen (s. Glossar „Zauberkasten").

Nach dem Malen des Bildes frage ich Mia, was denn dieser Hamster besonders gerne mache. Sie meint: „Gemütlich sein."

Beim nächsten Mal berichtet die Mutter freudig von einer Situation auf der Eisbahn, bei der sie gerade nicht helfen konnte, Mia sei einfach losgegangen und habe ihre zu kleinen Eisschuhe gegen größere getauscht. Offensichtlich

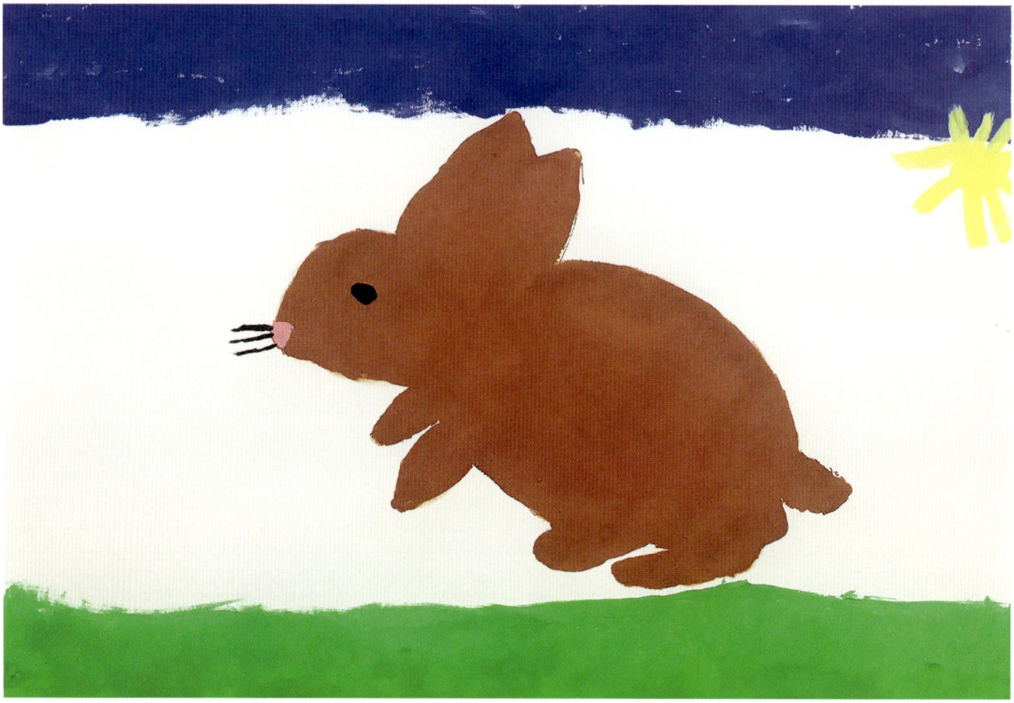

Abbildung 46: Mia, Bild 3

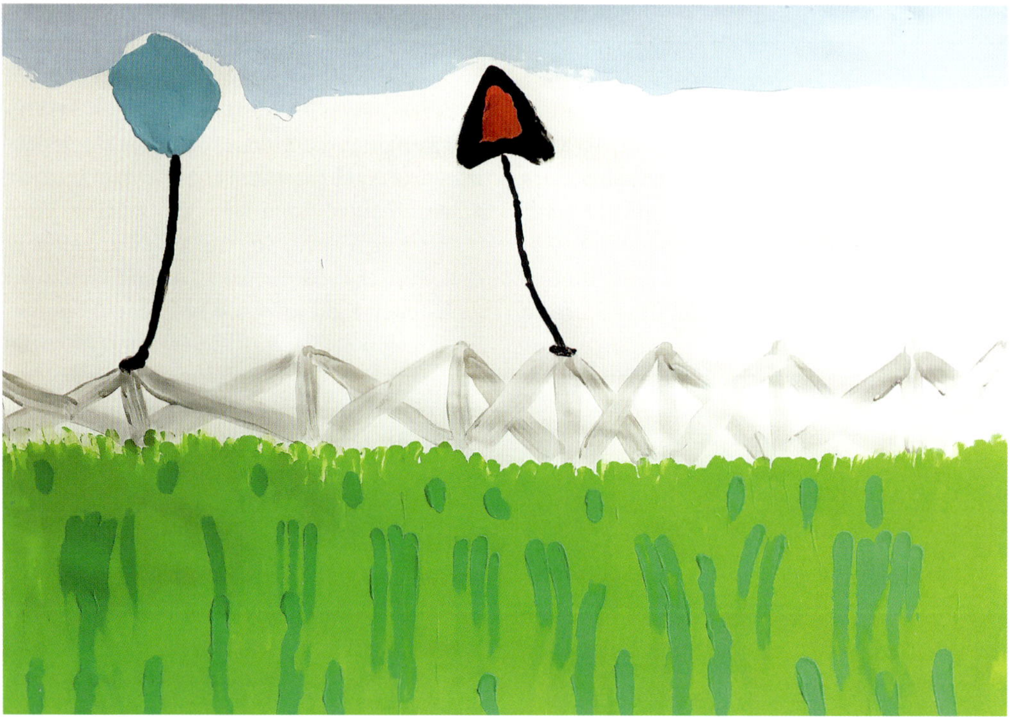

Abbildung 47: Mia, Bild 4

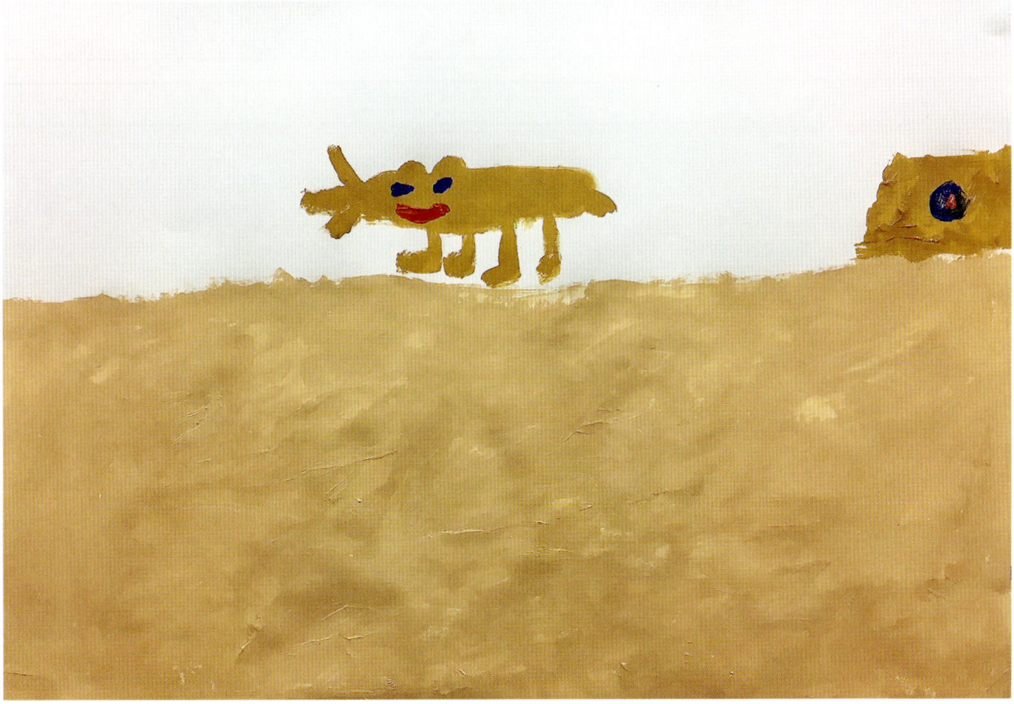

Abbildung 48: Mia, Bild 5

hat das Sprechen mit der Dame beim Verleih funktioniert.

Ich gebe dem Team Mama/Mia eine Aufgabe mit auf den Weg: „Fragt mal in der Familie und der Nachbarschaft, was Mia denn so besonders macht, auch was sie besonders gut kann." Beim nächsten Mal bringen sie voller Freude die Botschaften mit, wir schreiben sie auf und stecken sie in eine Schatzkiste, die Mia für sich selbst gestaltet hat. Etwa in dieser Zeit beginnt Mia, mit mir zu sprechen, erst leise, dann immer deutlicher.

Zeitgleich arbeite ich mit der Mutter an der Familie (s. Glossar „Systemmetapher"). „Wenn die Atmosphäre der jetzigen Kernfamilie eine Farbe wäre, welche wäre es?" Sie wählt gelbgrün. Dann frage ich: „Wenn die Tatsache, dass jeder in dieser Familie seinen ganz eigenen Weg in seinem Tempo gehen darf, ein Gemüse wäre, welches wäre es?" Sie sagt: „Eine Karotte."

Für alles, was jetzt noch fehlt und wir nicht wissen, malt sie einen roten Kreis. Dass sich dieses System in eine konstruktive Richtung entwickelt, malt sie eine Wolke, und für die Tatsache, dass es eine tolle Familie ist, die ihr Freude macht, eine Sonnenblume (s. Abb. 49). Beim Malen sagt die Mutter: „Ich war ja auch immer sehr schüchtern als Kind. Heute habe ich gelernt, offener zu sein, weil ich einfach nicht weiß, was auf mich zukommt." Mia, die im selben Raum malt, spitzt die Ohren und hört gut zu.

Nun wird die Arbeit gewürdigt. Mia malt eine Torte (Würdigungsmetapher, s. Abb. 50).

Die Mutter malt noch einen Wunsch, den sie an Mia hat: ein Eis am Stiel (s. Abb. 51).

Schon ist ein halbes Jahr vergangen. An Ostern malt Mia ihre eigene Hasenversion (s. Abb. 52).

Langsam wäre es förderlich, wenn Mia ohne die Mutter zu mir kommen könnte. Wir planen ein gemeinsames Bildergespräch und dann würde Mia abwechselnd allein und dann mit der Mutter kommen. Das probieren wir aus.

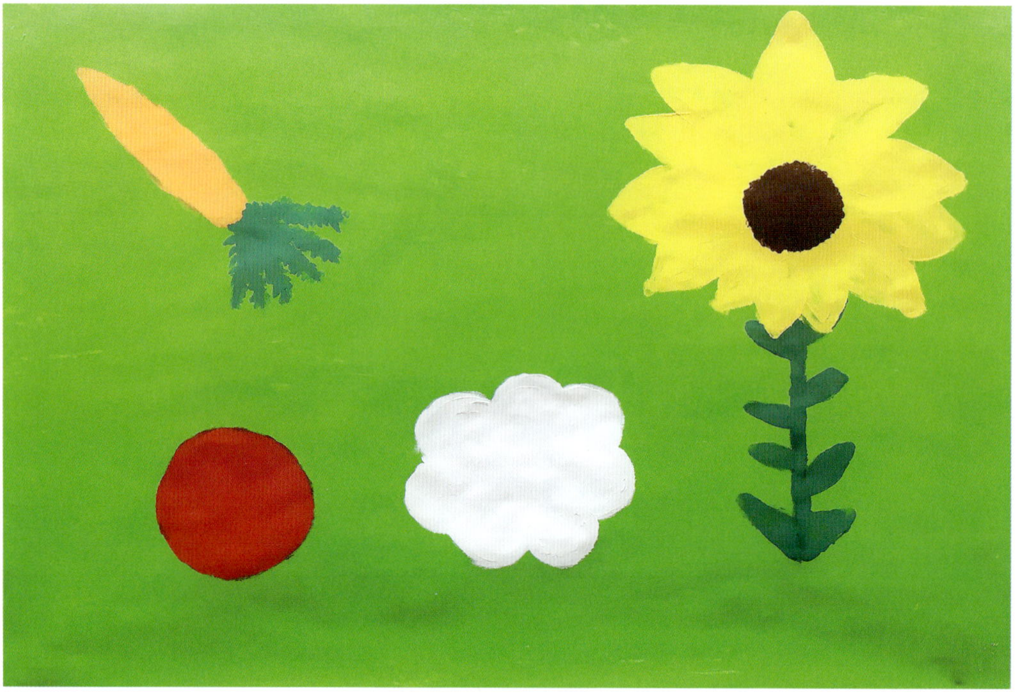

Abbildung 49: Mia, Bild 6

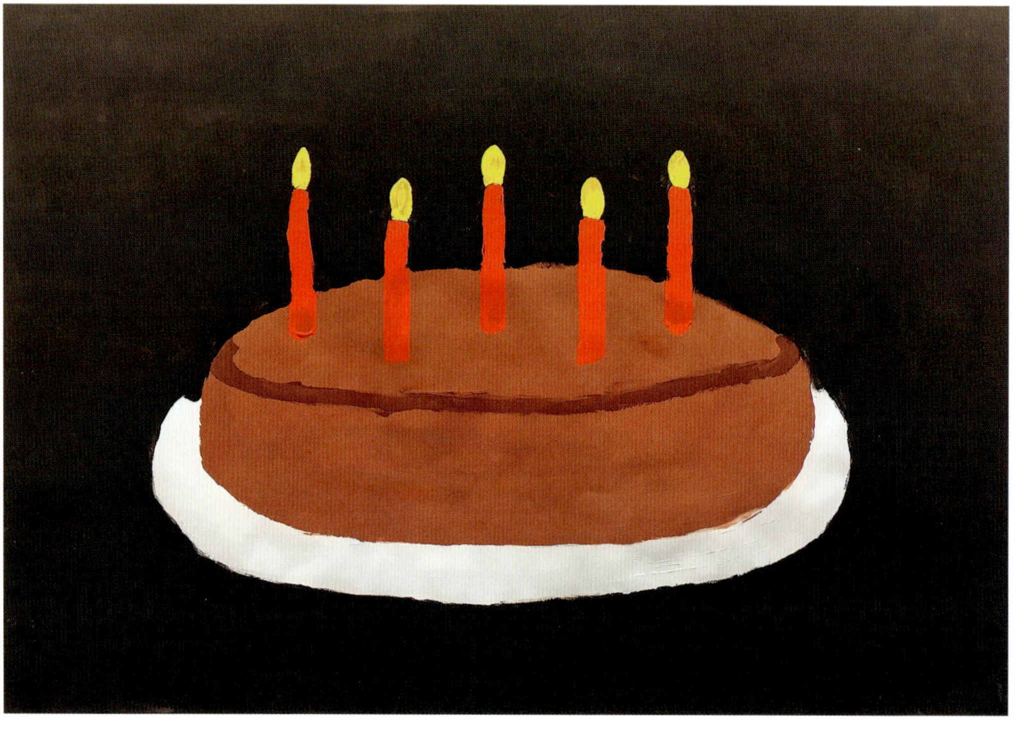

Abbildung 50: Mia, Bild 7

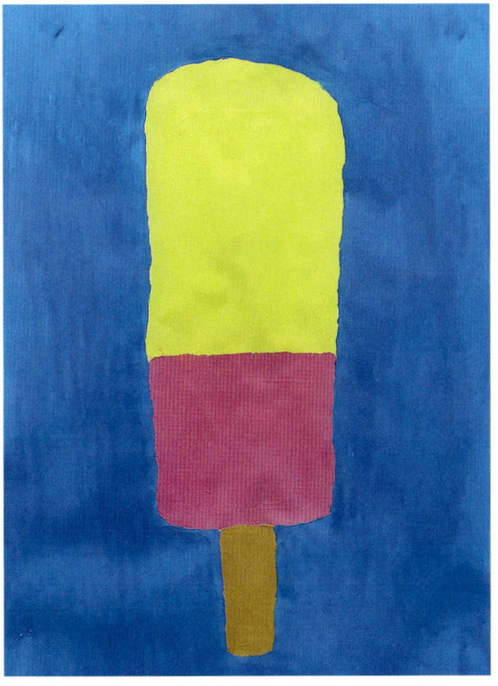

Abbildung 51: Bild von Mias Mutter

Nach dem intensiven Bildergespräch bin ich nicht sicher, ob Mia wirklich den Mut fasst und selbst kommt. Doch natürlich macht sie es, es wird ein voller Erfolg. Beim nächsten Telefonat meint die Mutter, dass Mia sowieso nur noch allein zu mir kommen möchte, das sei viel cooler, höchstens ihren kleineren Bruder nehme sie mal mit, weil der sich dies so stark wünsche. Mia belohnt sich mit einem Schmetterling (s. Abb. 53).

Beim Schlussmalen vor den großen Ferien kommt Mia strahlend zu mir ins Atelier und sagt laut und deutlich: „Ich bin die Schnellste in meinem Dorf geworden!“ Sie berichtet mir vom Wechsel in die 3. Klasse und dass ein Junge besonders viele Fragen an den neuen Lehrer gestellt habe, sie hat wie immer gut zugehört und alles Nötige mitgekriegt. Heute und jetzt ist aber erst angesagt, dass ihre beiden neuen Haustiere, die Hasen Hopsi und Stupsi, gut in der Familie ankommen. Hopsi möge bis jetzt nämlich weder Rüebli noch Äpfel, doch sie gebe

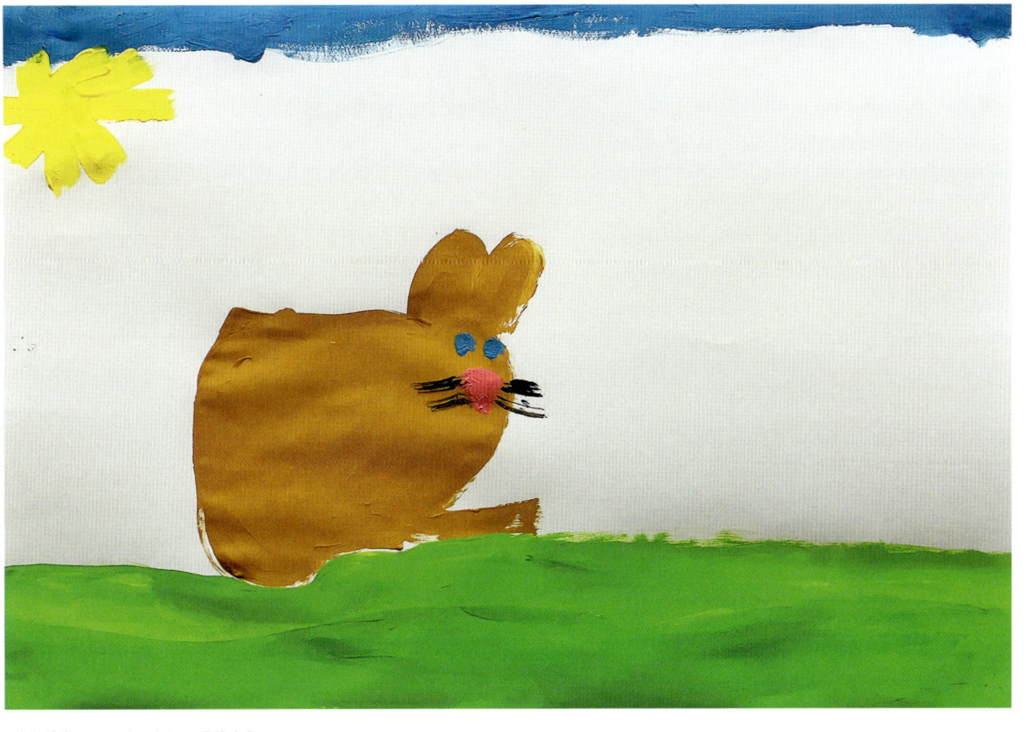

Abbildung 52: Mia, Bild 8

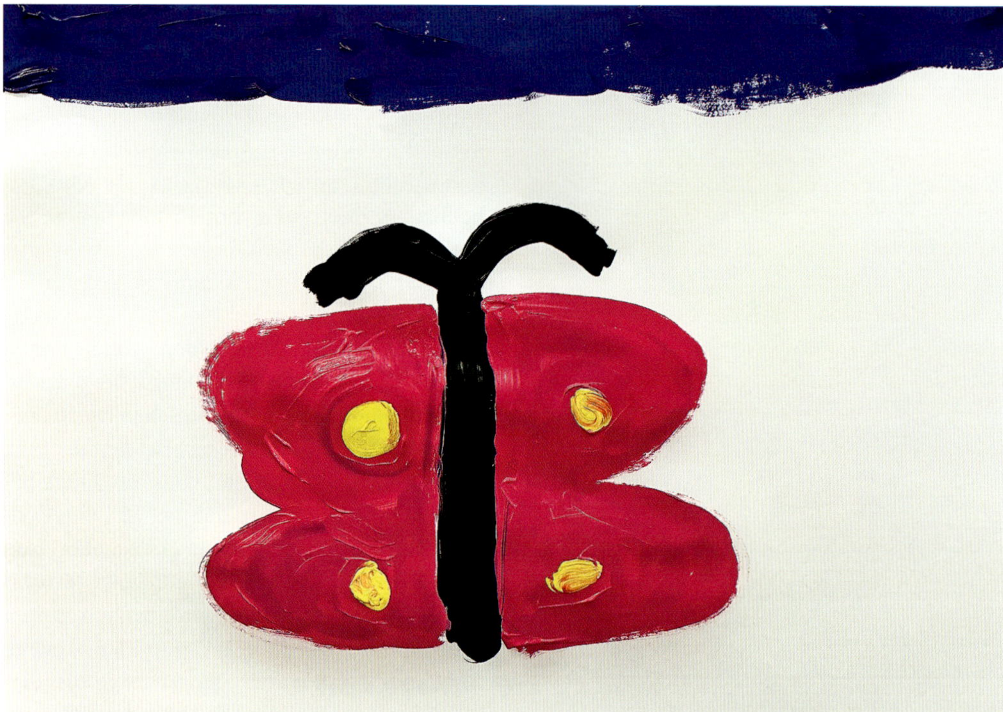

Abbildung 53: Mia, Bild 9

nicht auf, das werde schon. Sie malt Hopsi und Stupsi einen Hasenstall (s. Abb. 54).

Sechs Monate später äußert die Mutter in einem Gespräch, dass die Tochter einmal mehr geäußert habe, dass sie gerne mit neuen Kindern sprechen können möchte. Bei unserer nächsten Maleinheit spreche ich Mia darauf an und wir probieren Folgendes aus: „Mia, stell dir deine große Zauberkraft vor, mit der du viele Dinge in etwas anderes verwandeln kannst." Ich zeichne ihr den Zauberkasten (s. Abb. 58). „Schau, oben kannst du deinen Wunsch reintun, in der Mitte kommt deine Zauberkraft zum Zug und unten kommt etwas Verwandeltes raus (s. Abb. 55).

Nun verwandle deinen Wunsch mal in einen Schmetterling, welcher kommt raus?" Mia: „So ein schwarz-gelber wie kürzlich auf den Rüebli im Garten!" Mia malt den Schmetterling mithilfe eines Fotos von meinem Mobiltelefon (s. Abb. 56).

2.11 Benjamin: 9 Jahre; Prüfungsangst

Benjamin kam mit 4 Jahren das erste Mal in den Malraum und malte jeweils mit viel Kreativität und Experimentierfreude an seinen Bildern (s. Abb. 57). Innerhalb der Kindermalgruppe entstanden in dieser Zeit verschiedene Bilder, in denen er sich und seine Umwelt „bemalte." Er war ein offener und fröhlicher Junge, der großes Interesse an seinem Umfeld und seinen Mitmenschen zeigte. Seine Mutter beschrieb ihn als sensibel und oft überfordert in unvorhersehbaren Situationen. Als Reaktion auf Überforderung warf er sich auf den Boden und war für bis zu 30 Minuten nicht mehr ansprechbar. Im Malraum geschah dies jedoch nie. Hier war er immer sehr konzentriert an seinem Bild und teilte sich und seine Ideen gerne mit. Nach zwei Jahren beendete er das Kindermalen.

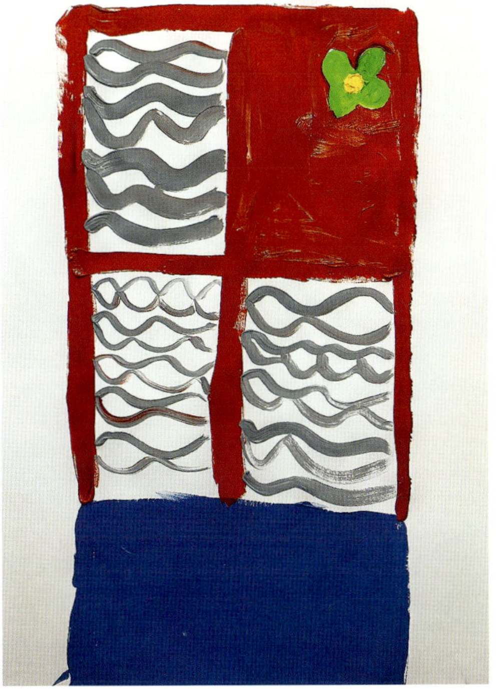

Abbildung 54: Mia, Bild 10

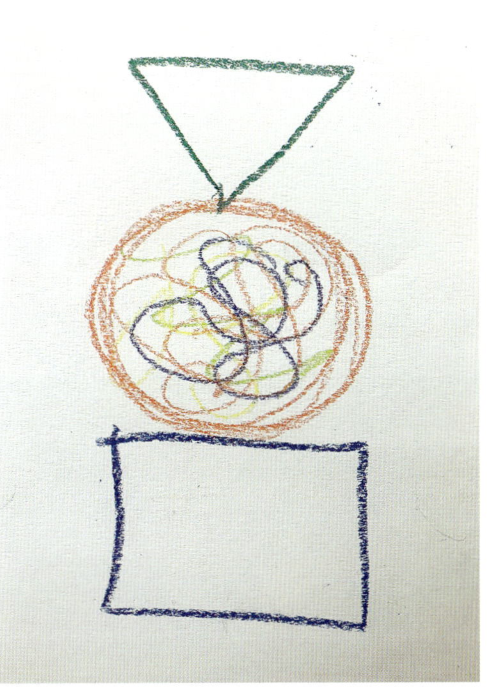

Abbildung 55: Mia, Bild 11

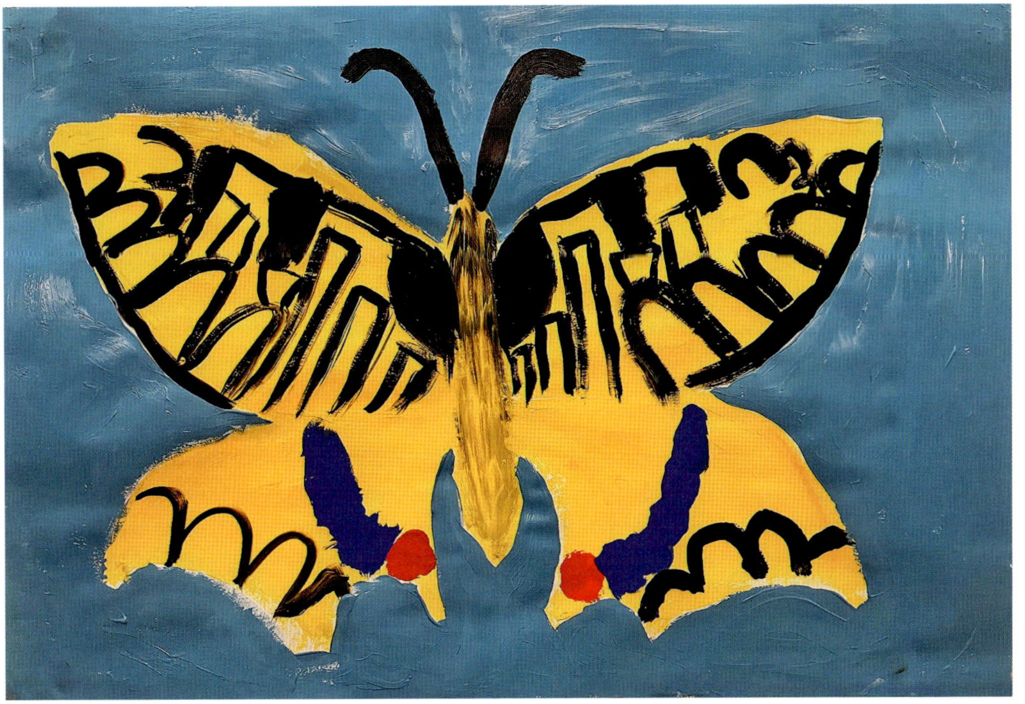

Abbildung 56: Mia, Bild 12

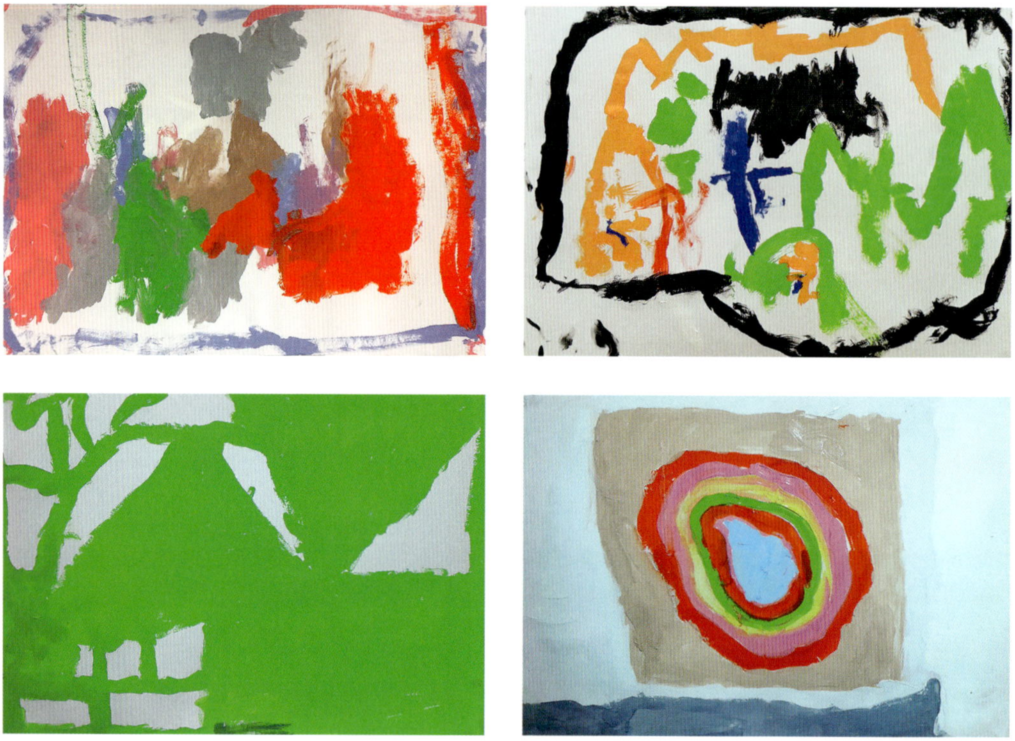

Abbildung 57: Benjamin, Bilder von vor fünf Jahren

Drei Jahre später kam Benjamin wieder in den Malraum. Dieses Mal mit einem konkreten Anliegen. Zusammen mit seiner Mutter erzählte er, wie es ihm in der Schule geht: Er hat seit dem Kindergarten einen besten Freund, der mit ihm die dritte Klasse besucht. Seine Klasse und seine Lehrerin, die ihn seit fast einem Jahr unterrichtet, hat er sehr gern. Aber in letzter Zeit wurde für ihn der Druck bei Prüfungen immer stärker. Es kam so weit, dass er Blackouts hatte, vor dem Prüfungspapier saß und nichts schreiben konnte. Vor einer Prüfung war er tagelang nervös, lernte immer wieder und las seine Notizen mehrere Male durch. Obwohl er den Prüfungsinhalt sehr gut beherrschte, hatte er das Bedürfnis, immer und immer wieder zu lernen. Bei der Prüfung selbst konnte er dann aber die Inhalte nicht abrufen, war abgelenkt von den Geräuschen anderer und verstand in seiner Nervosität die gestellten Aufgaben nicht.

Seine Lehrerin suchte das Gespräch mit den Eltern und schlug verschiedene Maßnahmen vor. So durfte Benjamin von nun an auch während der Prüfung eine Frage an die Lehrerin stellen. Dies nahm ihm etwas Druck. Er bekam Kopfhörer, um die Geräusche auszuschalten. Und seine Mutter gab ihm einen Stift mit Lavendelduft, der ihn beim Riechen auch beruhigte. Trotzdem wurde der Stress nicht weniger. Im Gespräch erklärte ich ihm das Lösungsorientierte Malen (s. Glossar „Metapher“) und fragte ihn: „Wenn die Angst vor der Prüfung eine Form wäre, was wäre es für eine?“ „Ein Dreieck“, meinte er. Dieses malte er dann rot und nahm dazu einen dicken Pinsel (s. Abb. 58). Wie besprochen malte er langsam und gab sich auch mit dem Hintergrund große Mühe. Am Schluss meinte er, dass ihm das Bild sehr gefalle.

Drei Wochen später berichtete mir Benjamin, dass er bei den zwei letzten Prüfungen

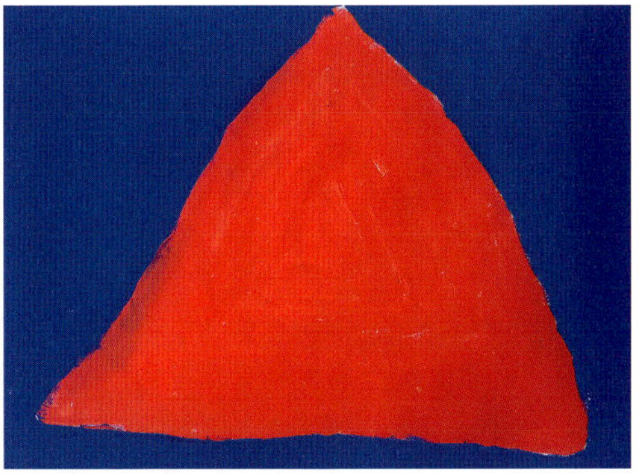

Abbildung 58: Benjamin, Bild 1

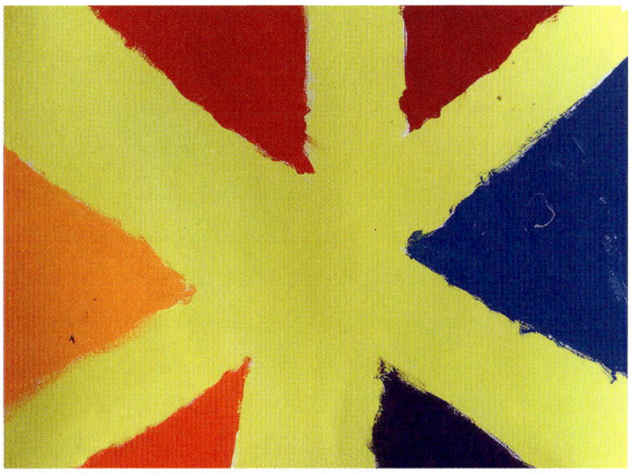

Abbildung 59: Benjamin, Bild 2

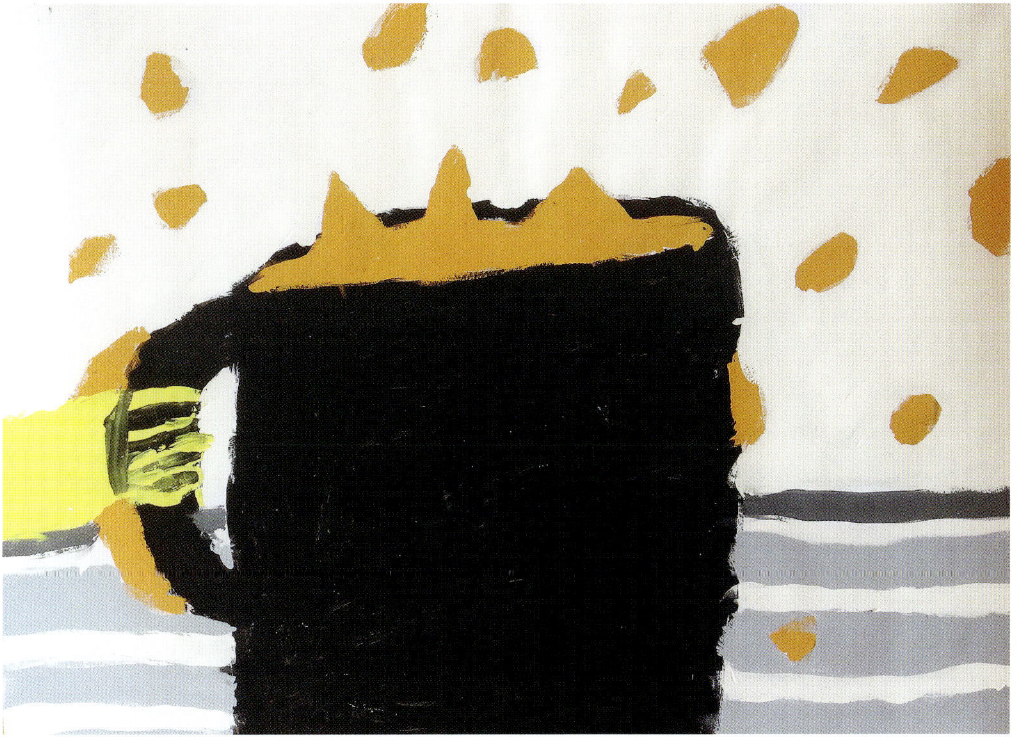

Abbildung 60: Benjamin, Bild 3

zwar vor der Prüfung nervös gewesen sei, während der Prüfung dann aber überhaupt nicht mehr. Das Dreieck sei ihm in den Sinn gekommen und er habe den Mathetest ohne Probleme schreiben können. Diese Freude und das Erfolgserlebnis würdigte er mit einem gelben Kreuz (s. Abb. 59). Dazwischen malte er verschiedene Farben, die ihm sehr gut gefielen.

Als er das dritte Mal in den Malraum kam, meinte er, dass das Thema für ihn erledigt sei. Er müsse auch nicht mehr stundenlang seine Notizen anschauen vor der Prüfung, er wisse ja, dass er es eigentlich könne.

Für das letzte Bild hatte er schon eine Idee. Er wolle eine Kaffeetasse malen. Etwas erstaunt fragte ich ihn nach dem Grund. Er wisse es auch nicht so recht, aber er hätte einfach Lust dazu. So änderte ich spontan die Frage für die Zukunftsmetapher: „Wenn du daran denkst, dass es auch in Zukunft so weitergeht und du dein Wissen ohne Probleme und Nervosität in der Prüfung anwenden kannst, was wäre es dann für ein Getränk?“ Er lachte und malte die Kaffeetasse. Voller Energie, Freude und Ausdauer. Die Tasse musste dann von einer Hand gehalten werden und auf dem ganzen Bild verteilten sich Kaffeespritzer (s. Abb. 60).

Seine Mutter berichtete mir eineinhalb Jahre später, dass die Prüfungsangst kein Thema mehr sei und Benjamin auch im Allgemeinen ausgeglichener sei. Zusammen hätten sie einen guten Umgang mit seinen überschwappenden Emotionen und für ihn schwierigen Situationen wie Veränderungen und Reizüberflutung gelernt. Benjamin besuche nun die fünfte Klasse und sei mit seiner offenen Art in der Klasse gut integriert. Seine Prüfungen schreibe er fast immer mit einer 5.5 oder 6.

2.12 Luis: 9 Jahre; massive Wutanfälle, Schulprobleme

Luis war ein Junge im Alter von 9 Jahren mit aggressivem Verhalten. Er hatte immer wieder Probleme in der Schule, nichts schien zu helfen. Er kam eines Tages ins Malatelier, der Vater begleitete ihn. Auf die Frage, was in der Schule passiert sei, antwortet er, dass er oft wütend sei und sich immer wieder mit den Klassenkameraden schlage. Auf die Frage, welche Farbe und Form seine Wut hätte, antwortet er rot und kreisförmig. Er fing an, einen roten Kreis zu malen. Er arbeitete sehr konzentriert und umsichtig. Nach etwas länger als einer Stunde war das Bild fertig und er schien entlastet zu sein (s. Abb. 61). Auf die Frage, wie es ihm gehe, antwortete er: „Mir geht es jetzt besser, die Wut ist dort [auf das Bild zeigend], nicht mehr in mir.“

Abbildung 61: Bild von Luis

Die Wut hatte einen Platz außerhalb von Luis bekommen und damit wurde ein Raum zwischen der Wut und ihm geschaffen. Er und die Wut waren zwei verschiedene Dinge geworden. Luis konnte jetzt frei entscheiden, ob er auf die Wut reagiert oder nicht.

2.13 Milot: 9 Jahre; Angst vor gewalttätigem Vater

Milot besucht das schulinterne Malatelier in einer bunten, kleinen Kindergruppe. Er kann beim Malen verweilen und nimmt sich dabei viele Pausen. Manchmal braucht er einen Input, damit er mit dem Malen beginnen kann. Zurzeit lebt er mit seinem älteren Bruder und seiner Mama zusammen. Seine Familie stammt aus dem Kosovo.

Schon seit einer Weile malt Milot im Malatelier. Die Gruppe ist kleiner geworden, sodass jedes Kind mehr Raum erhält. Dies genießt Milot. Heute möchte Milot ein Porträt malen (s. Glossar „Porträt"). Eine für ihn und mich überraschende Idee. Er weiß nicht, wen er malen möchte, und startet dennoch den Kopf in Hautfarbe zu malen. Ab und zu braucht er einen kleinen Impuls, um weiterzumalen. Währenddessen erzählt er von einem Erlebnis als Kleinkind. Milot erzählt, dass er mit seinem Vater zu Hause verweilte, als seine Mutter den Bruder aus dem Kindergarten abholte. Er habe seinen Vater etwas gefragt und dieser sei sofort wütend geworden. Milot meint, er habe nur etwas gefragt und es gut gemeint.

Als die Mama und der Bruder zurückkamen, sei die Situation eskaliert. Der Vater sei tätlich geworden. Die Polizei sei gekommen, die Mama sei mit den Kindern ins Frauenhaus gezogen. Der Vater dürfe sich der Familie nicht mehr nähern. Milot spricht von der Angst, dass sein Vater sich wieder nähern könnte. Auf dem Bild entsteht eine ältere Frau. Milot weiß, dass es seine verstorbene Urgroßmutter ist, die er sehr gerne hatte. Die Urgroßmama sei eine nette Frau gewesen. Der Malraum ist erfüllt mit der Ausstrahlung ihrer Stärke und der Vertrautheit zu ihr. Milot ist sehr berührt, betroffen und gestärkt von seinem Bild. Seine Augen leuchten zufrieden. Er ist wachsam und aktiv. Als Dank für ihre Liebe malt Milot der Urgroßmutter rote Blumen auf die Brust (s. Abb. 62).

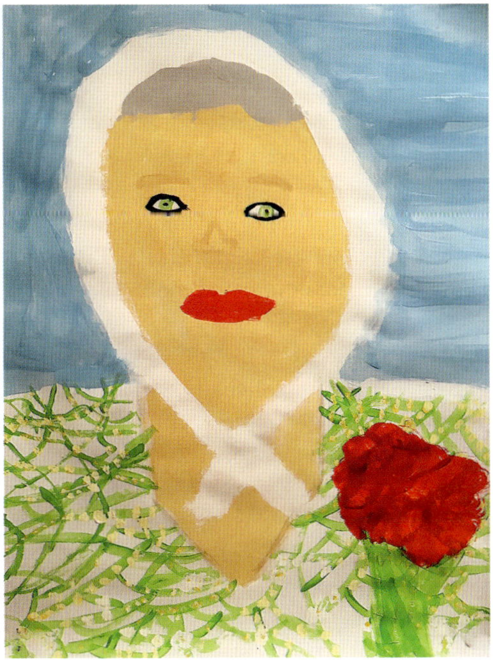

Abbildung 62: Bild von Milot

Milot hat viel gewagt, um ein Porträt zu malen. Etwas wurde frei in ihm. Seine Impulse sind spürbarer, er ist präsenter, interessierter und offener.

2.14 Natalie: 9 Jahre; vermisst Vater, aggressiv zu neuem Freund der Mutter, Einschlafstörungen

Die Mutter von Natalie fragte mich um Hilfe an. Sie hatte sich zwei Jahre zuvor von ihrem Partner, dem Vater von Natalie getrennt. Der Kontakt zwischen Tochter und Vater war in den vergangenen Jahren sehr unregelmäßig und wenig zuverlässig gewesen. Eineinhalb Jahre ist der Vater vollkommen aus dem Kontakt gegangen; er kam einfach nicht mehr, auch wenn es verabredet war. Natalie litt sehr darunter.

Nun war jedoch eine neue Situation entstanden. Die Mutter fand einen neuen Freund (G.), der Vater heiratete eine andere Frau und sie erwarteten ein Baby. Natalie wollte das alles nicht und begann, obwohl sie G. mochte, auf ihn beim Spielen aggressiv mit Hauen und Beißen zu reagieren. Natalie hat zu der Zeit ihre Mutter kaum mehr allein gelassen und sich jederzeit vergewissert, dass sie in der Nähe ist oder sicher wiederkommt. Auch konnte sie nicht mehr allein einschlafen und weinte abends lange im Bett.

Die Belastung bei der Werteabfrage „Wie schlimm ist es jetzt für dich?" war zu Beginn unserer Arbeit sehr hoch. Auf einer Skala von 0 bis 10 lag sie bei 10 (maximale Belastung). Sie wählte als positiven Satz, den sie gerne denken und fühlen möchte „Ich bin glück-

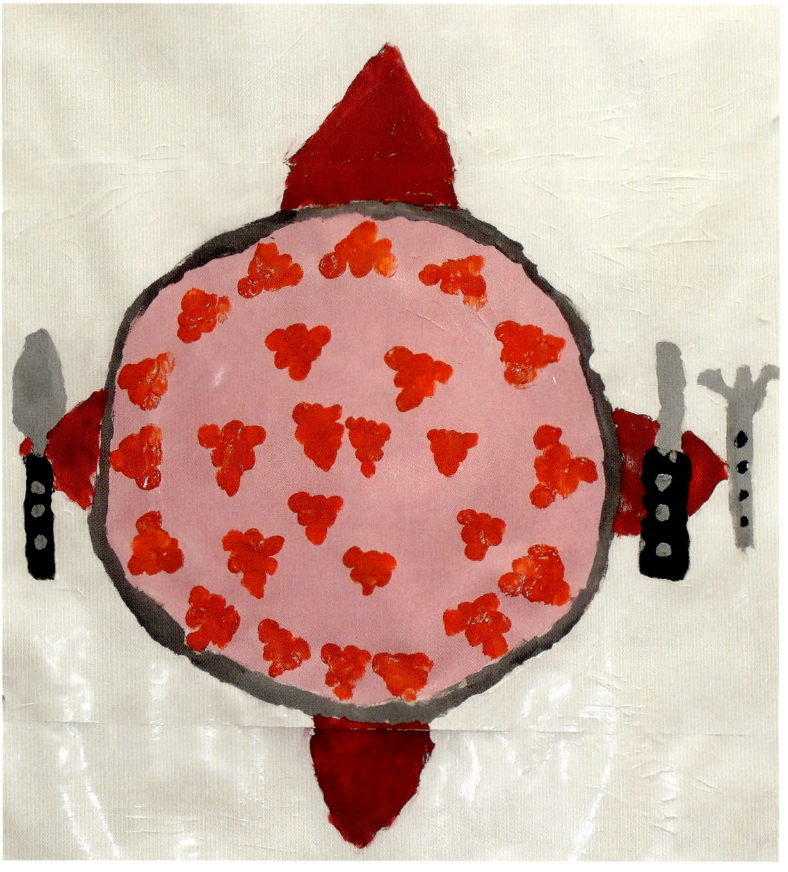

Abbildung 63:
Natalie, Bild 1

lich.“ Auf der Skala von 1 bis 7 lag er bei 1 (stimmt gar nicht), als wir begannen (s. Glossar „positive Kognition“).

Als Einleitung zum ersten Bild fragte ich: „Wenn die Traurigkeit, dass Papa nicht da ist, etwas zu essen wäre, was wäre es dann?“ Natalie wählte eine Himbeersahnetorte (s. Abb. 63). Das war in der Familie die traditionelle Geburtstagstorte.

Natalie hatte große Freude beim Malen, und die Werte waren, als das Bild fertig gemalt war, erheblich verbessert. Die Belastung lag nur noch bei 5, der positive Satz stimmte maximal mit 7 und sie war sehr zufrieden und berührt von ihrem Bild.

Natalie erinnerte sich daran, dass es auch schöne Sachen mit dem Papa gab, und wollte gerne ein Erinnerungsbild malen, als es besonders schön war (s. Abb. 64). Sie war mit ihm im Tierpark bei den Erdmännchen.

Diese Situation kannte sie von einem Foto. Das war ihr sehr wichtig und hing in ihrem Zimmer. Hier waren die Werte, als das Bild fertig war, fast im Maximum, und die Belastung war auf 1 gesunken.

Wir laden vor dem Malprozess immer dazu ein, sich etwas auszudenken, was man schon lange machen oder haben will und was immer nicht geht. Es soll nichts mit dem belastenden Thema zu tun haben, Freude machen und ausführbar sein. Wir nennen dies „Ersetzen durch“ = „Mach es mal anders als bisher“. Natalie wünschte sich sehr, ein „Kladdkaka“ zu essen. Das ist ein spezielles Eis, was es nur in Schweden gibt. Das haben Natalie, ihre Mutter und ihr neuer Freund dann tatsächlich gemacht

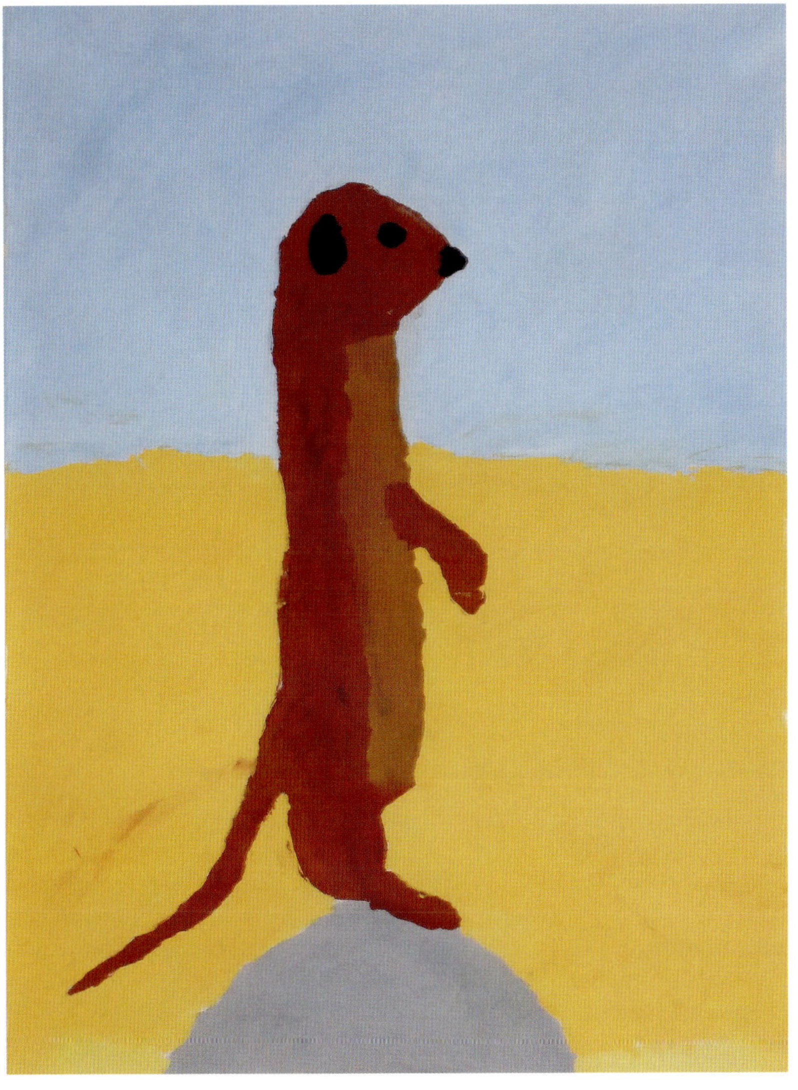

Abbildung 64:
Natalie, Bild 2

und sind mit der Fähre an einem Tag nach Schweden hin- und zurückgefahren, um dieses Eis zu essen. Wie großartig!

Zu der Frage „Wenn das, was du alles gebraucht hast, um Kladdkaka essen zu können, ein Gebäude wäre?" entstand ein Schloss (s. Abb. 65).

Die Werte wurden trotzdem wieder ein bisschen schlechter. Natalie geriet immer wieder in Konflikt mit dem neuen Freund der Mutter. Immer dann, wenn es richtig lustig und schön mit ihm war, fehlte ihr ihr Papa besonders doll, und sie wurde aggressiv und traurig.

Wir fanden den Satz „Mein Papa ist immer mein lieber Papa. G. und ich können gute Freunde sein" und die nächste Bildaufgabe wurde eine bunte Zaubertulpe (s. Abb. 66).

Die Werte waren, als das Bild gemalt war, maximal. Die Belastung war bei 0 und auch „Ich bin glücklich" stimmte mit 7 total.

Trotzdem blieb bei Natalie noch ein kleiner Rest des Gefühls, dass G. ihr die Mama ein biss-

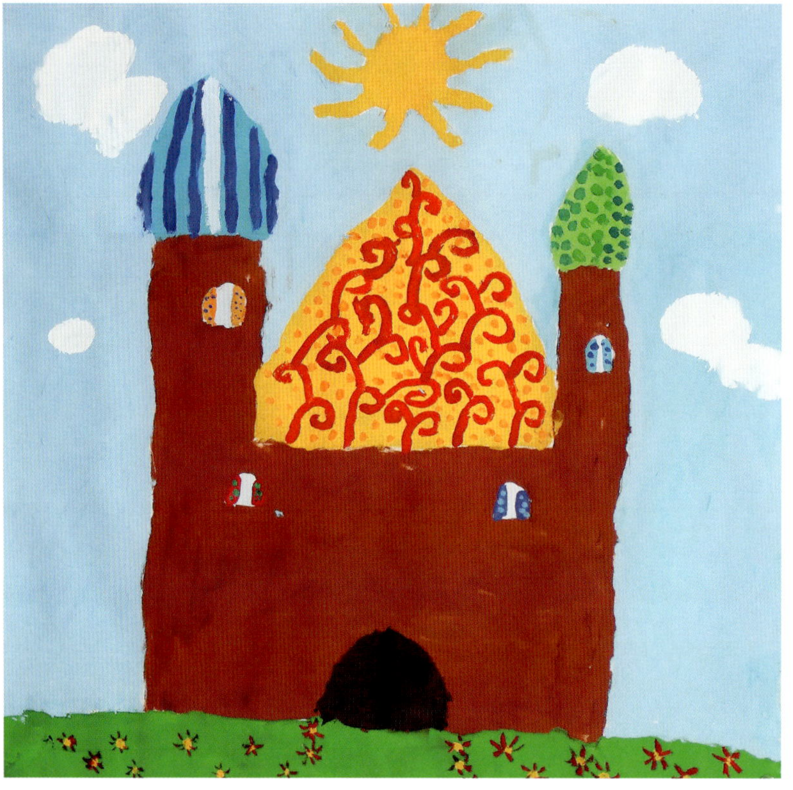

Abbildung 65:
Natalie, Bild 3

chen wegnimmt. Dies wurde zu einem bemalten Schrank (s. Abb. 67).

Die Werte waren wieder maximal.

Auch das Gefühl, dass Papa sie nicht liebhat und sich um sie genauso kümmern soll wie um den kleinen Halbbruder, der jetzt schon geboren war, musste noch abgeholt werden. Immer wenn sie daran dachte, wurde sie sehr traurig und musste abends wieder weinen. Es wurde zur roten Tasche (s. Abb. 68).

Obwohl sie Freude am Bild und am Malen hatte, stieg die Belastung wieder auf 5 und der positive Satz verlor einen Punkt.

Als nächstes würdigten wir, dass sie es so gut geschafft hat, obwohl der Papa nicht da war. Es wurde ein Schmetterling (s. Abb. 69).

Als das Bild gemalt war, fehlte bei dem positiven Satz noch ein Punkt. Der Schmetterling bekam eine Fliege als Freund (s. Abb. 79). Danach waren die Werte alle wieder im Maximum.

Obwohl die Werte im Laufe des Prozesses, je nach Thema, immer wieder schwankten, konnte Natalie unterdessen wieder ganz normal einschlafen und wieder selbständig, ohne die Mutter unbedingt in ihrer Nähe haben zu müssen, ihrer Wege gehen. Auch ihr Verhältnis zu G. war mittlerweile freundlich und zugewandt gestimmt und es gab G. gegenüber keine aggressiven Handlungen mehr. Sie war gerne mit Mama und G. zusammen. Natalie war wieder glücklicher. Dank der Vermittlungen der Mutter konnte Natalie auch wieder Kontakt zum Vater und dem kleinen Babybruder aufnehmen und genoss es sogar ein Stück weit. Die Mutter hat den Prozess sehr liebevoll, achtsam und auch gut im Austausch mit mir begleitet, wiewohl immer Natalie die Auftraggeberin war. Also beschlossen wir, das letzte Bild zu malen und alles wirken zu lassen.

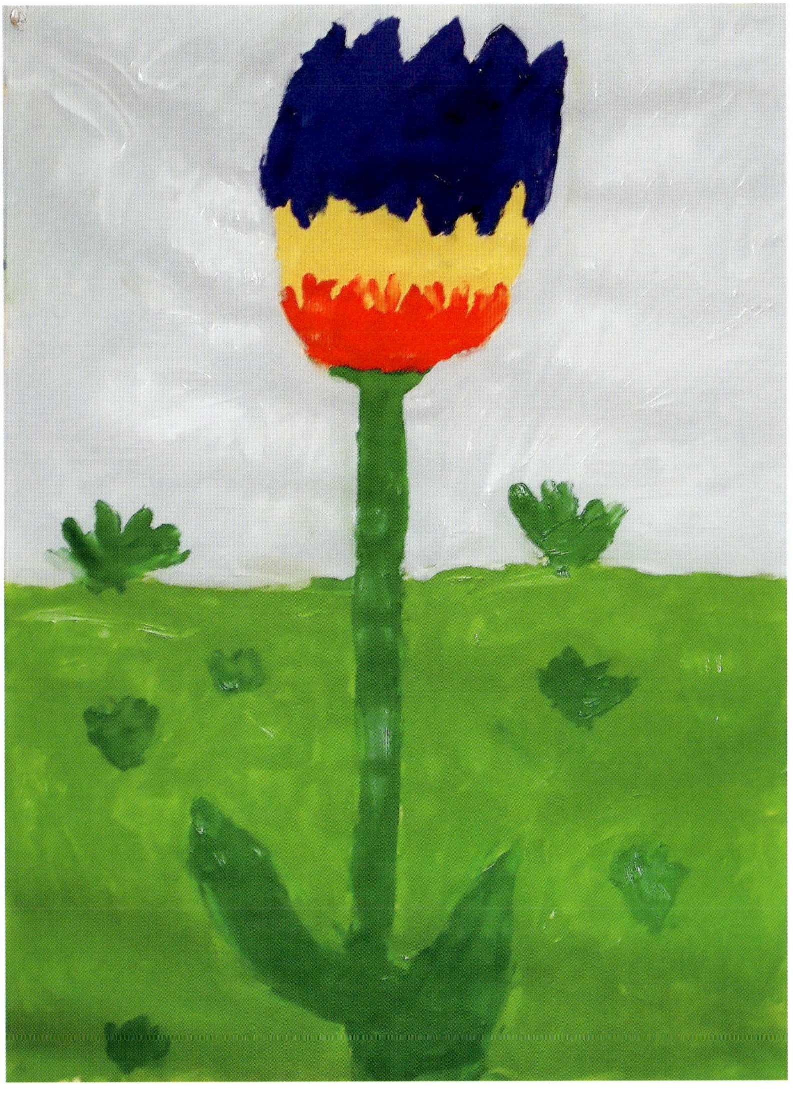

Abbildung 66:
Natalie, Bild 4

Nun hatte Natalie bereits viele Bilder gemalt und vieles hatte sich verändert und verbessert. Mit der Frage „Wenn das, was jetzt alles schon so gut geworden ist, noch weiter besser wird und zu einer Frucht reift, was ist es für eine Frucht?" wurde die nächste Bildaufgabe eine Kirsche (s. Abb. 71).

Die Werte blieben wieder maximal.

Natalie hatte durchgängig viel Freude beim Malen. Sie konnte seitdem mit ihrer Situation besser umgehen.

Seit dem Malprozess sind nunmehr ungefähr sechs Jahre vergangen und die Mutter schrieb mir jetzt, dass Natalie in Folge selbstbewusst ihren Weg gegangen ist.

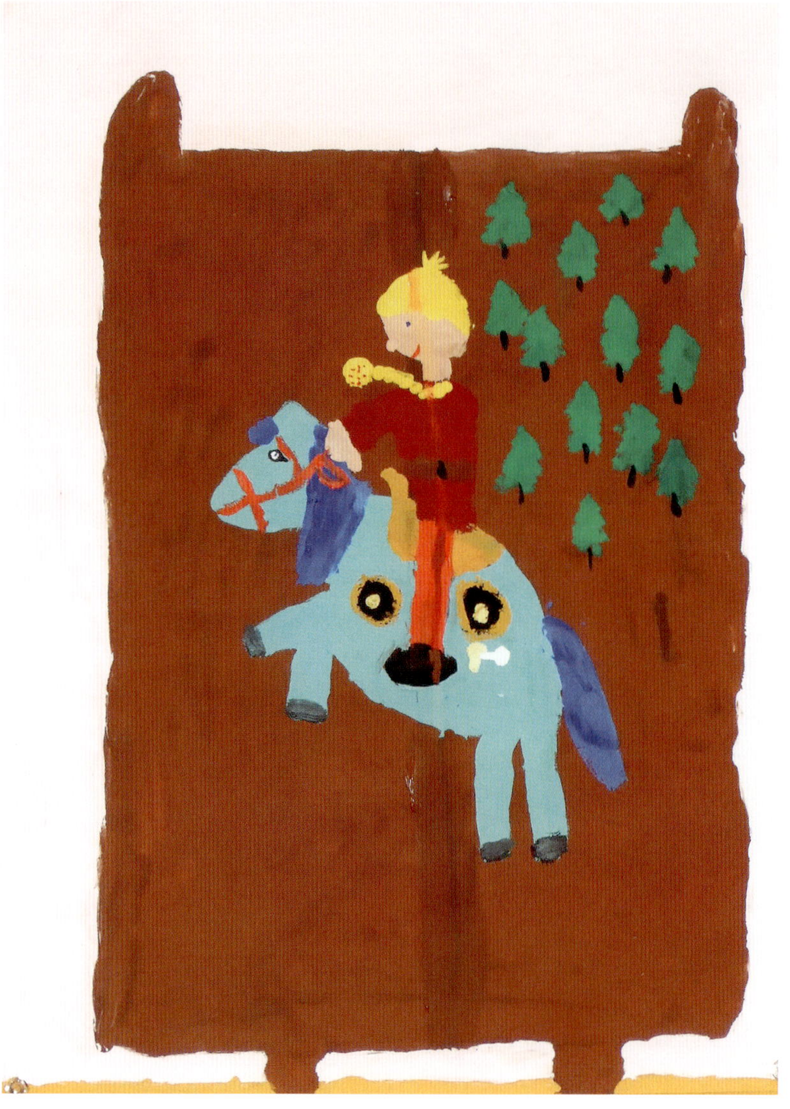

Abbildung 67:
Natalie, Bild 5

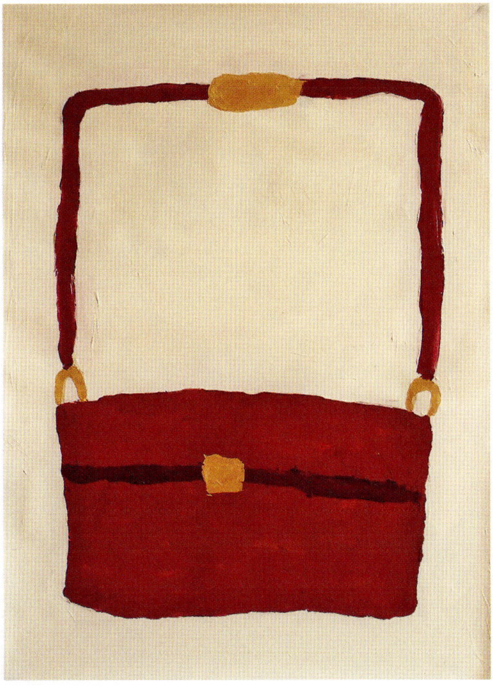

Abbildung 68: Natalie, Bild 6

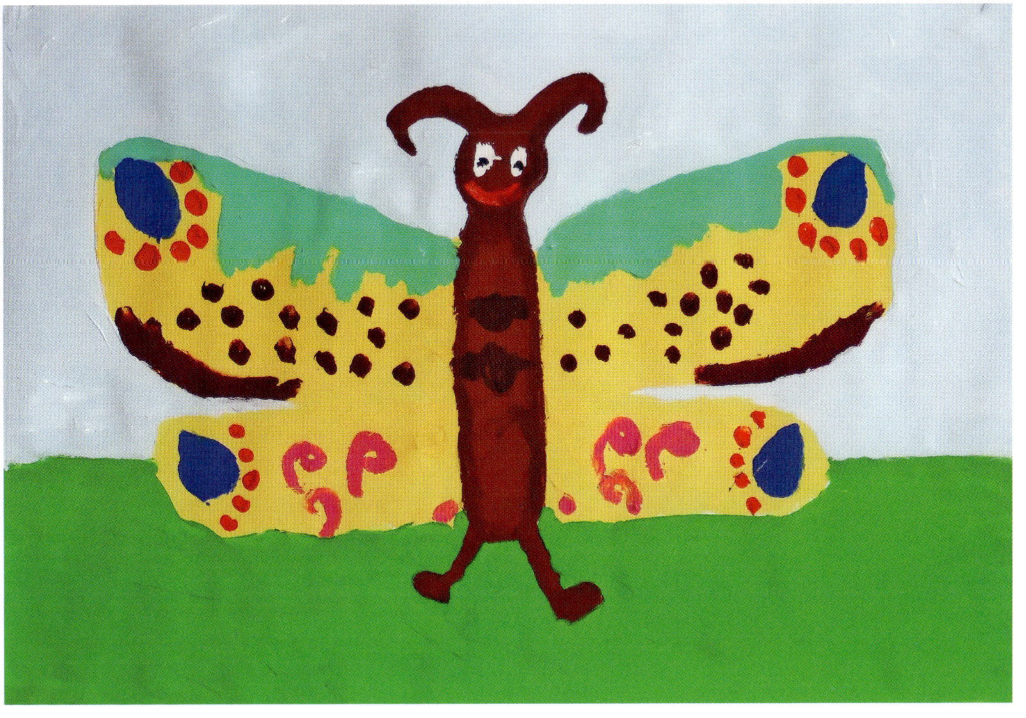

Abbildung 69: Natalie, Bild 7

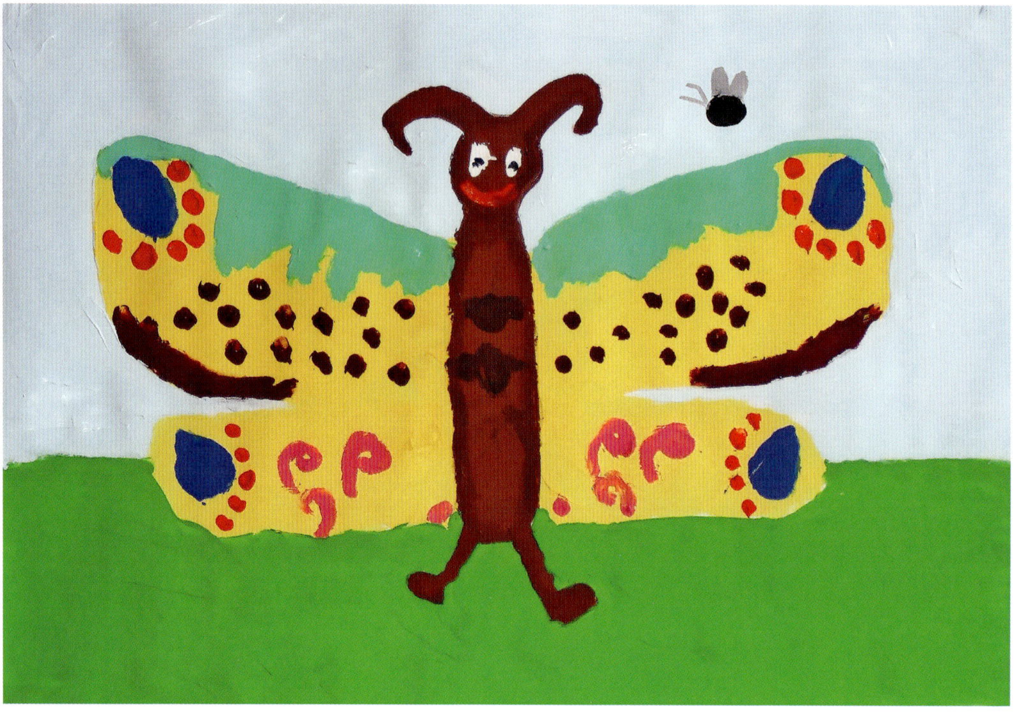

Abbildung 70: Natalie, Bild 7 weitergemalt

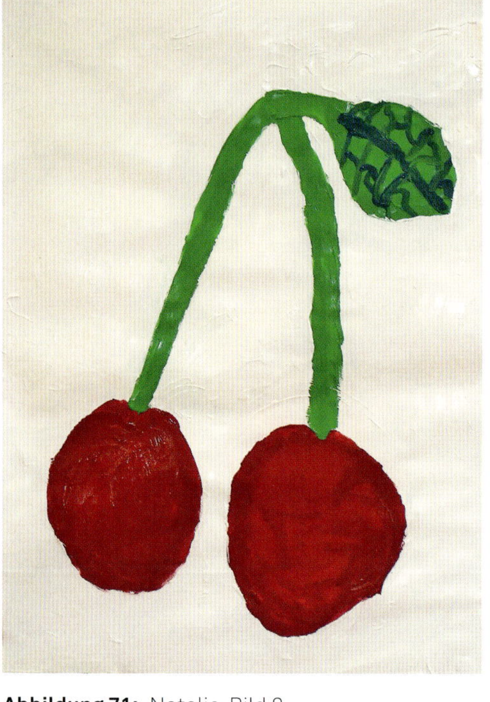

Abbildung 71: Natalie, Bild 8

2.15 Jana: 10 Jahre; Angst vor großen Hunden

(Anmerkung der Herausgebenden: In diesem Fall wird wie bei Liana ein sowohl im LOM wie auch im EMDR® übliches Erhebungsprotokoll erstellt. Dieses ist hier in der Kurzfassung wiedergegeben.)

Jana hat Angst vor großen Hunden, vor allem wenn diese bellen. Sie erzählt: „Bei einem Adventsfenster-Anlass war ein großer Hund. Als ich ihn gesehen habe, bin ich vor Angst weggerannt und der Hund hinterher, bis mein Vater gerufen hat, dass ich stehen bleiben soll. Dann hat der Hund auch gestoppt und ist umgedreht. Wenn ich mit dem Velo in die Schule fahre, kommt mir manchmal eine Frau mit vielen Hunden entgegen. Ich steige dann immer vom Fahrrad ab und verstecke mich hinter meiner Schwester."

Tabelle 2 fasst das Anliegen, die auftretenden Gefühle und Gedanken zusammen.

Tabelle 2: Kurzfassung des Anliegens, der auftretenden Gefühle und Gedanken

Was ist dein Anliegen?	Angst vor großen Hunden.
Wann treten die Symptome auf?	Sobald ich einen großen Hund sehe.
Woran kannst du Änderungen erkennen?	Wenn ich mit dem Fahrrad an einem Hund vorbeifahren kann.
Was spürst du im Körper?	Kribbeln im Bauch, mir wird schlecht.
Welche Gefühle hast du?	Angst.
Was denkst du über dich? (s. Glossar „negative Kognition")	Ich muss fliehen.
Was möchtest du über dich denken? (s. Glossar „positive Kognition")	Ich kann das (einen großen Hund streicheln).

Tabelle 3: Einschätzung der Belastung und Stimmigkeit der positiven Kognition vor und nach dem Malen

Einschätzung der	vor dem Malen	nach dem Malen
Belastung (0–10)	8	2
Stimmigkeit (1–7)	4	7

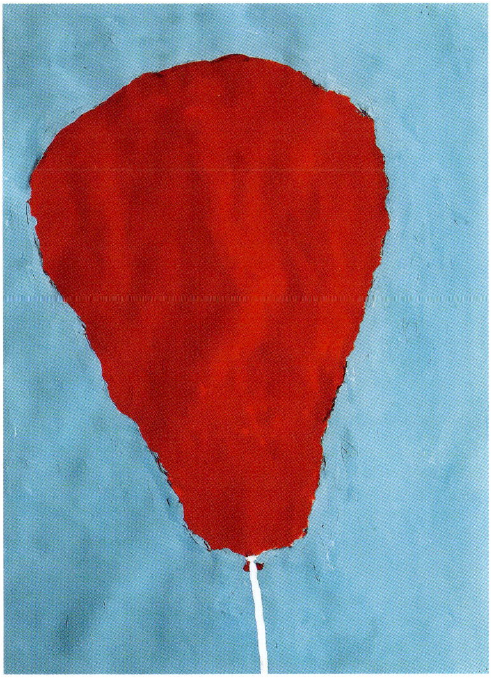

Abbildung 72: Jana, Bild 1

Wir bereiten nun eine Metapher vor.

Ich frage: „Wenn deine Angst vor großen Hunden ein Luftballon wäre, welche Farbe hätte er?"

Jana antwortet: „Rot." Sie malt einen roten Ballon vor blauem Hintergrund (s. Abb. 72).

Belastung durch die Angst und Stimmigkeit der positiven Kognition „Ich kann das" wurden vor und nach dem Malen erhoben (s. Tab. 3).

Jana erzählt mir ein halbes Jahr später, wie ihre nächsten Begegnungen mit einem Hund verlaufen sind: „Ich bin so froh, dass ich bei Begegnungen mit Hunden wieder die Kontrolle habe!" Ihre Mutter ergänzt: „Die panische Angst vor großen Hunden ist weg. Es hat sich vor Kurzem auf der Schulreise wieder gezeigt, dass meine Tochter zwar noch großen Respekt vor Hunden hat, aber sie bleibt ansprechbar und verfällt nicht mehr in panische Angst. Vor dem Malen war das ganz anders."

2.16 Dieter: 10 Jahre; Kleinwuchs, ADHS, Aggressionen

Das erste Bild in meinem Malatelier ist meistens „Meine Familie“ (s. Abb. 73).

Dieter ist 10 Jahre alt, intelligent und aufgeweckt, aber in der Schule sehr ablenkbar und er kann sich schlecht konzentrieren.

Er leidet unter seiner kleinen Körpergröße. Seit seinem Schulbeginn ist er immer der Kleinste seiner Klasse und wird deswegen belästigt und ausgelacht. Sein zwei Jahre jüngerer Bruder hat ihn zurzeit um ein paar Zentimeter überholt. Um seine Gefühle „Ich bin nicht wie die andern“ oder „Ich möchte kein Zwerg sein“ auszudrücken, baut er sich Ziele zur Aufwertung: Beim Rennen will er als Erster durchs Ziel, mit dem Fahrrad fährt er über die höchsten Hindernisse, beim Treppenstufen-Springen gilt sein Moto „Je höher, desto mutiger“. Seine Mutter spricht von Verletzungsgefahr und macht sich Sorgen um ihren Sohn.

In der Schulstunde möchte er auch der Erste (Schnellste) sein, der die Mathematikaufgaben gelöst oder den Aufsatz beendet hat. Dieses Vorgehen führt zu vielen Flüchtigkeitsfehlern oder zum Übersehen von Angaben. Die Folgen dieses Verhaltens sind schlechtere Noten.

Ich versuche, das Gefühl von Mut und Schnelligkeit mit einer Metapher (s. Glossar) abzuholen, und frage: „Was würdest du für deinen Mut und deine Schnelligkeit als Werkzeug nehmen?“ Er wählt den Hammer (s. Abb. 74).

Dieter malt hastig einen sehr speziellen Hammer. Beim Betrachten des Hammers gefällt ihm das Bild nicht. Er ist enttäuscht, sogar traurig, und sagt: „Ich kann das besser.“ Ich entscheide mich, seinen Satz „Ich kann besser sein“ abzuholen. Ich frage ihn: „Wenn der Satz ‚Ich kann besser sein‘ ein Fahrzeug wäre, welches wäre es?“ Er antwortet: „Ein Traktor“ (s. Abb. 75)

Dieter malt wieder schnell und findet das Malen mit den Fingern cool. In der Schule ist

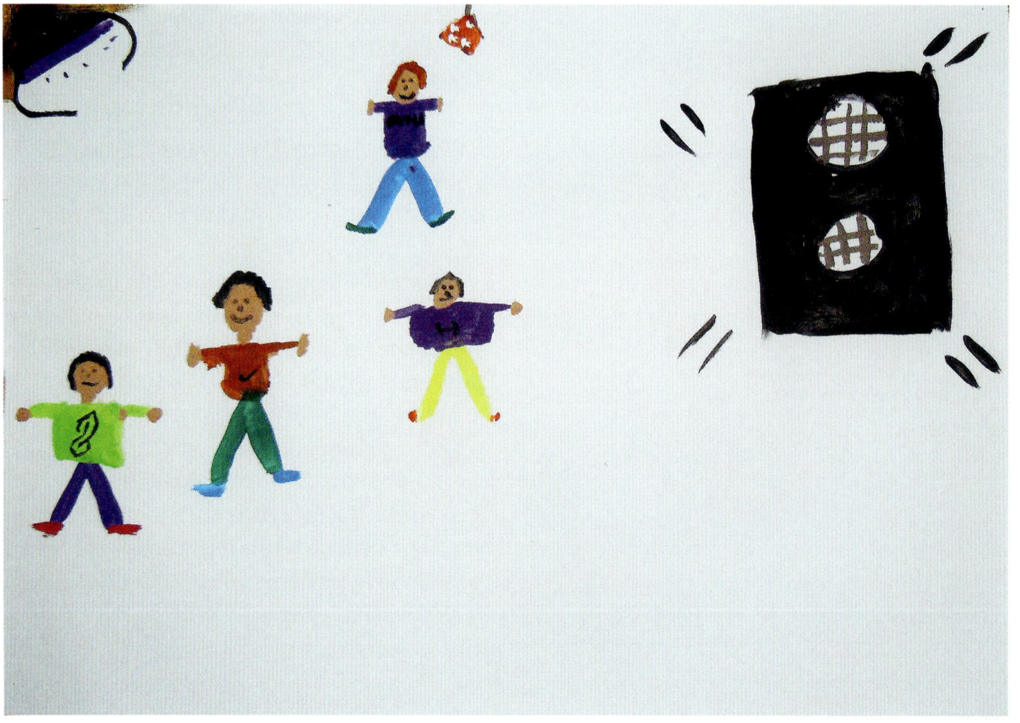

Abbildung 73: Dieter, Bild 1

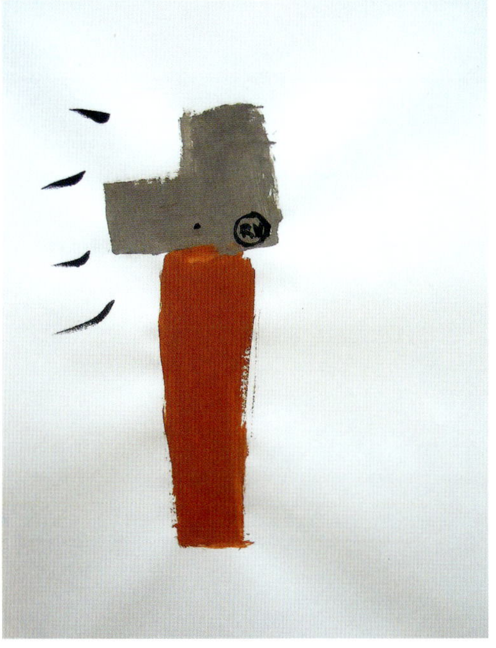

Abbildung 74: Dieter, Bild 2

das verboten. Beim ersten, schnellen Anlauf gleicht der Traktor einer Lokomotive. Ich versuche, ihn zu motivieren, am Bild zu bleiben und zu spüren, dass sich sein Einsatz lohnt.

Er ist auch bereit, langsamer vorzugehen, und es wird ihm bewusst, dass Präzision mehr Beachtung und Behutsamkeit braucht. Als Therapeutin möchte ich Dieter das langsame Arbeiten schmackhaft machen und dass er sich von seiner Hast löst und eine gewisse Ruhe als Behaglichkeit empfindet.

Dann folgt ein Gespräch über Schnelligkeit im Allgemeinen. „Welche Vorteile bieten mehr Langsamkeit im täglichen Leben?“ Dieter hat viele Ideen: „Man sieht mehr Details, hat Zeit zu träumen, das Herz schlägt langsamer, es ist gesünder, langsam zu essen, man verdaut besser und lebt länger.“

Schließlich frage ich Dieter: „In welcher Situation bist du bewusst langsam?“ Seine Ant-

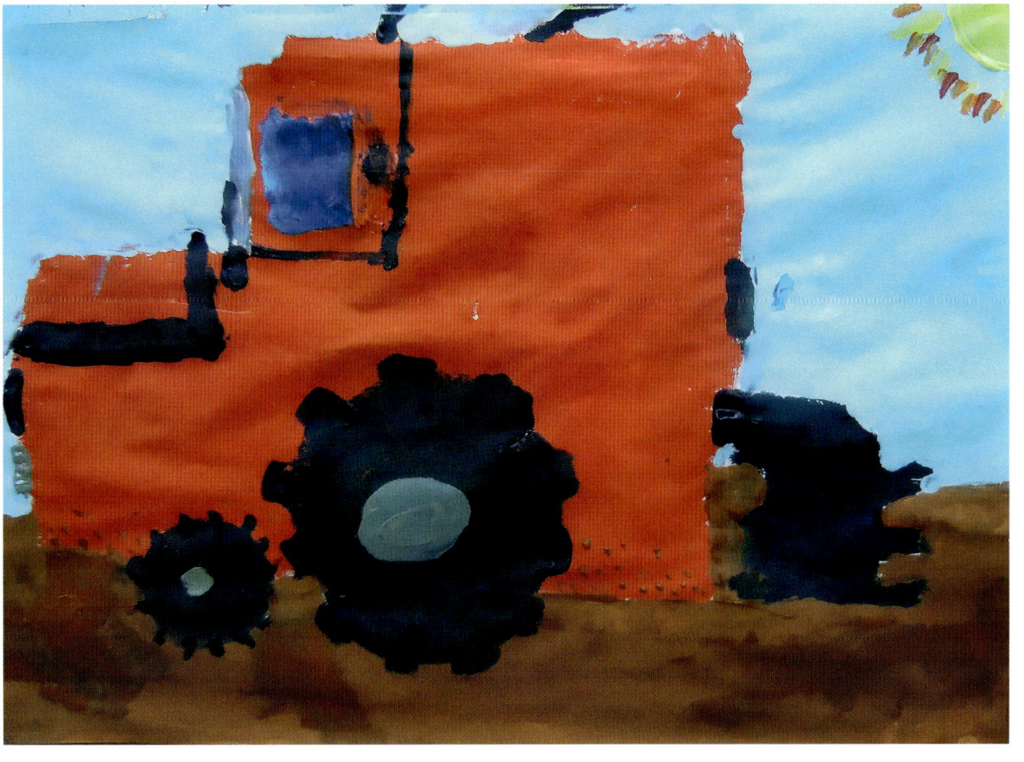

Abbildung 75: Dieter, Bild 3

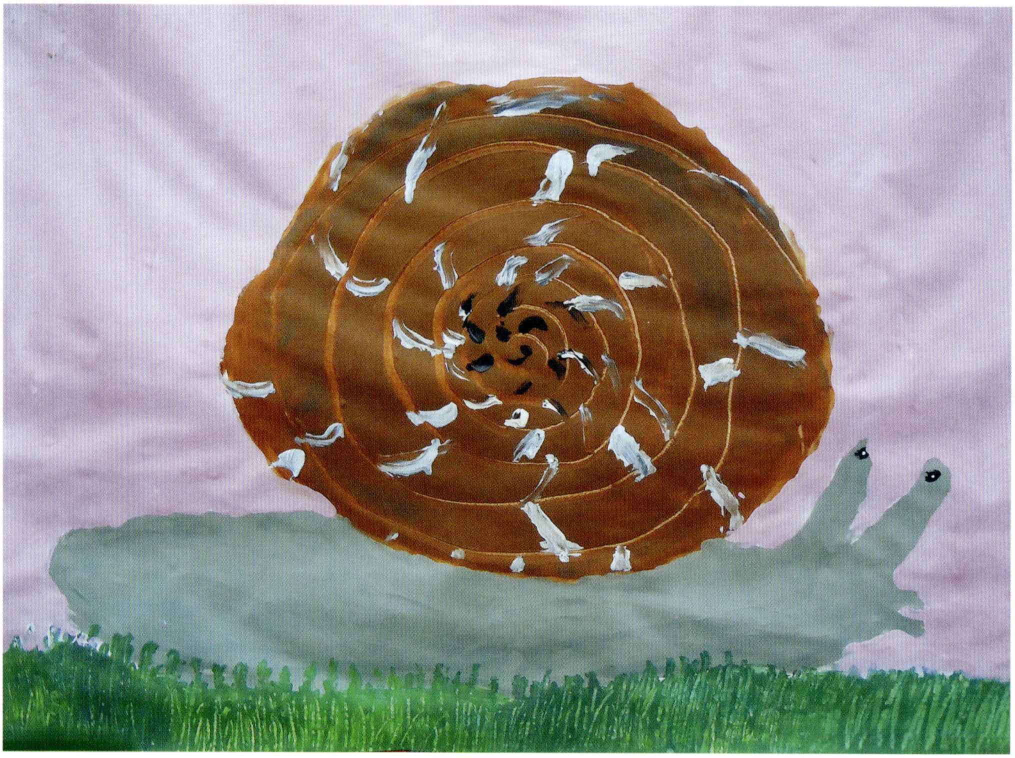

Abbildung 76: Dieter, Bild 4

wort kommt sofort: „Beim Ins-Bett-Gehen." Ich frage: „Was hast du dann für ein Gefühl?" Dieter sagt: „Ich gewinne Zeit, es ist mir wohl." Dafür malt er eine Schnecke (s. Abb. 76).

Ich rate ihm, mit der ungewohnten Hand zu malen, was das Malen automatisch verlangsamt. Dieter ist einverstanden und malt, obwohl mit der ungewohnten Hand, wieder sehr schnell und ungenau. Ich zeige ihm ein echtes Schneckenhaus, und Dieter ist sofort einverstanden, die Spirale in Ordnung zu bringen. Er ist erstaunt und stolz auf sein Bild. Er mag seine Schnecke.

In der folgenden Woche kommt er lächelnd und fröhlich ins Atelier. Er freut sich riesig über seine bevorstehenden Ferien in Südamerika, wo er die Familie seines Vaters wiedersehen wird.

Ich entscheide mich, auf etwas Positives einzugehen, und hole diese Vorfreude ab. Dieter beschreibt das Gefühl: „Ich freue mich, ich bin glücklich." Ich frage: „Wenn dieses Gefühl ein Instrument wäre, welches wäre es?" So entsteht das Schlagzeug (s. Abb. 77).

Es scheint mir, dass Dieter das Schlagzeug bewusst langsamer und mit vielen Details malt. Zurück von den langen Ferien erzählt Dieter von seinen schönen und lustigen Erlebnissen. Ich frage ihn: „Gab es auch negative Momente?" Er: „Ja, wenn ich als einziger Französischaufgaben machen musste. Das hat mich belästigt und ich war wütend." Ich frage weiter: „Und wenn deine Wut ein Behälter wäre?" Seine Antwort: „Ein Benzinfass" (s. Abb. 78).

Dieter malt ruhiger, er geht öfters einen Schritt zurück, um sein Fass zu betrachten. Es fehlt noch etwas: ein Verschluss.

Auf meine Frage, was er mit einem Zauberstab (s. Glossar) in seinem Leben ändern würde, kommt ein riesiges Lächeln. „Erstens, keine

Hausaufgaben mehr. Zweitens, mehr Gymnastik und Zeichnen. Drittens, am Abend länger draußen bleiben. Viertens, durch eine Tür gehen und in Südamerika landen.“ Dieter wählt als Wunsch „Nummer 4“. „Wenn dieser Wunsch eine Frucht wäre, welche Frucht wäre es?“ Er antwortet: „Eine Mango“ (s. Abb. 79)

Dieter malt mit Freude und *nicht* zu schnell. Ich sehe, dass er sich Mühe gibt und dass er sich dabei wohl fühlt.

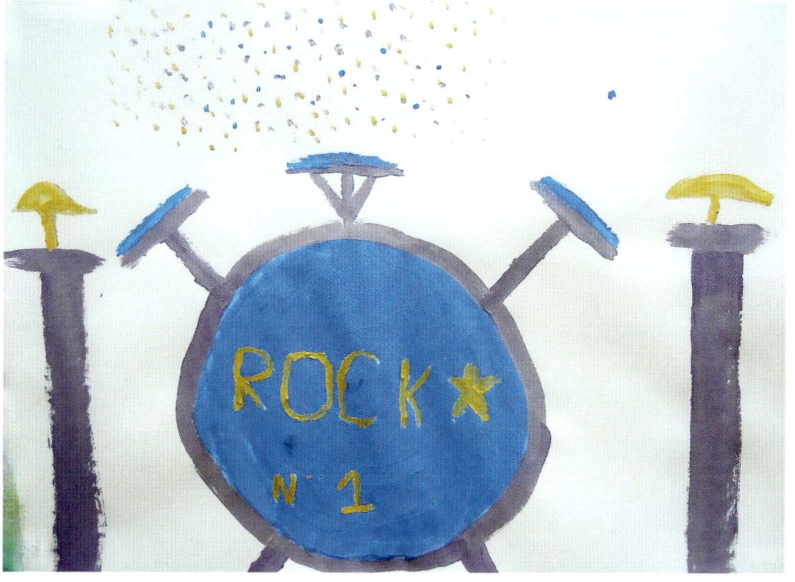

Abbildung 77: Dieter, Bild 5

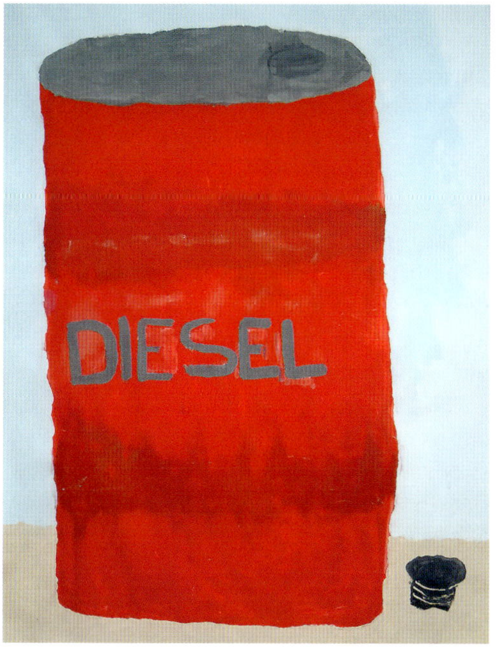

Abbildung 78: Dieter, Bild 6

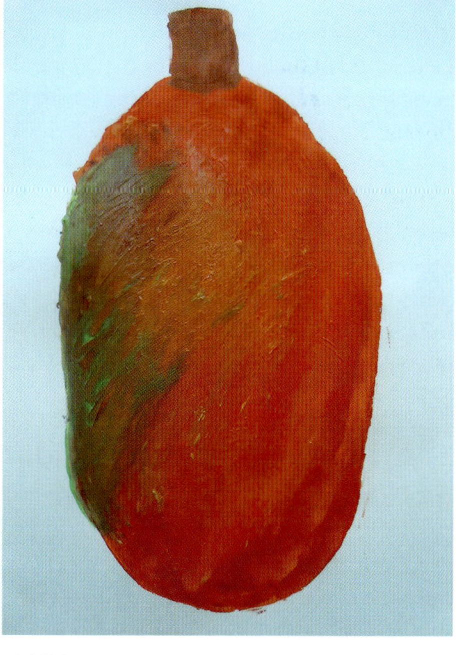

Abbildung 79: Dieter, Bild 7

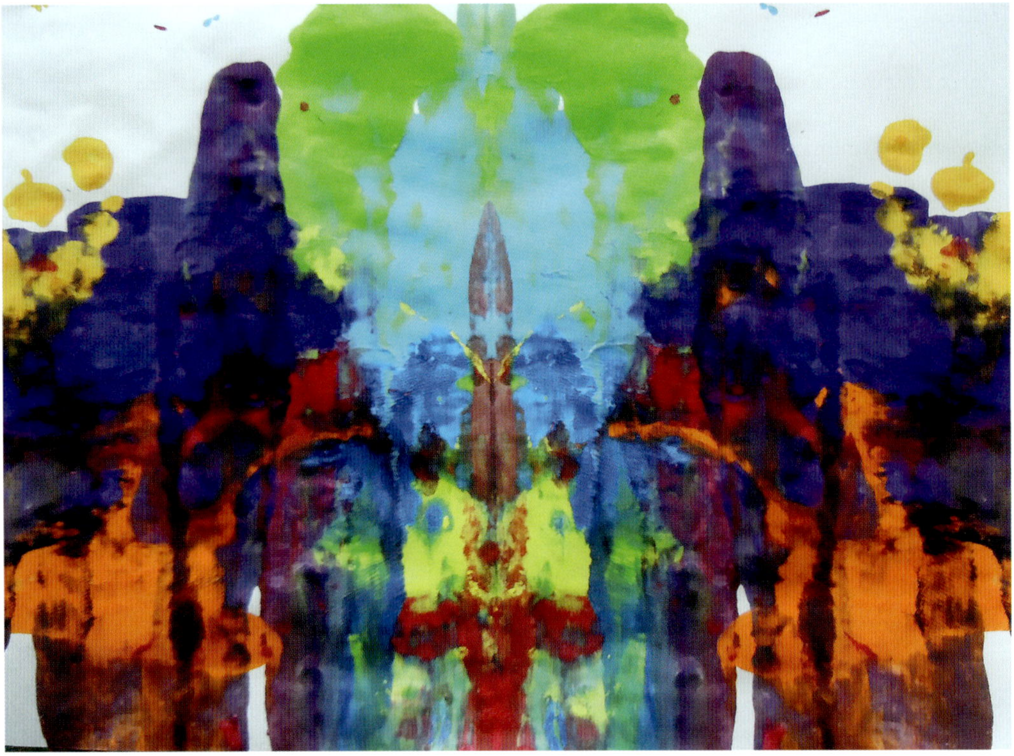

Abbildung 80: Dieter, Bild 8

Zum Abschluss schlage ich ihm vor, eine Landschaft zu malen. Das möchte Dieter nicht, er bevorzugt, ein „Kleksogramm“ zu machen (s. Abb. 80), die schnellste Art, ein super Bild zu fabrizieren.

Seine Mutter sagte bei einem späteren Treffen, dass Dieter durch seine Arbeit in meinem Atelier überlegter vorgehe und zum Bewusstsein kam, besinnlicher und langsamer an seine Aufgaben und Ziele ranzugehen – mit mehr Erfolg am Ende.

2.17 Ronja: 10 Jahre; Scheidung der Eltern, „Papatraurigkeit“

Die Eltern von Ronja hatten sich schon früh getrennt, sodass sie allein mit ihrer Mutter aufwuchs. Ronja entwickelte im Alter von ungefähr 10 Jahren zunehmend Sehnsucht nach ihrem Vater und empfand häufig eine Traurigkeit darüber, dass Papa nur so selten bei ihr war. Der Vater wohnte weiter weg und kam nur unregelmäßig zu Besuch. Oft wenn eine Situation besonders schön oder besonders schwer war und manchmal auch einfach so, wurde Ronja sehr traurig. Besonders schwer fiel ihr der Abschied, wenn Papa nach einem der sowieso seltenen Besuche wieder losfuhr. Es war immer so schön, wenn er da war. Sie fühlte sich dann sehr allein und einfach nur verlassen in der Welt. Ronja wollte das gerne verändern und kam zum Malen ins Atelier.

Sie erzählte, dass sie in den Momenten, wo sie sich so allein gelassen fühlte und tieftraurig wurde, nachdem ihr Papa wieder losgefahren war, das Gefühl hatte, es nicht wert zu sein, geliebt zu werden. Kann ja nicht anders sein, sonst würde der Papa nicht einfach weggehen. Als den Satz, den sie sich wünschte, auch in diesen Mo-

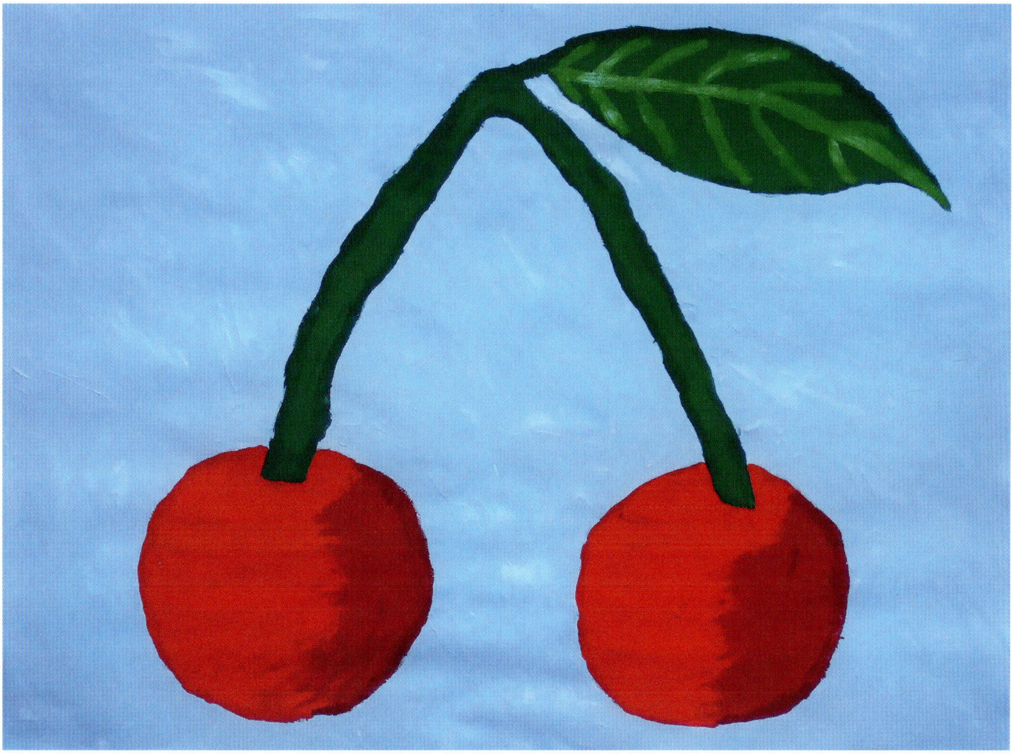

Abbildung 81: Ronja, Bild 1

menten denken zu können, fanden wir „Ich bin liebenswert“, und wir starteten die Bildarbeit mit der Traurigkeit (s. Glossar „Metapher“).

„Wenn das Gefühl von Traurigkeit, ein Obst wäre?“, wurde zu Kirschen (s. Abb. 81).

Obwohl Ronja große Freude am Malen der Kirschen hatte, verbesserten sich die Belastungswerte nur um 2 Punkte, und auch der positive Gedanke (s. Glossar „positive Kognition“) war nicht denkbar.

Ich entschloss mich, ein „Ersetzen durch“ anzuschließen („Ersetzen durch“ bedeutet: Wenn das Belastende nicht mehr belastet, dann gibt es Platz für anderes; s. Glossar). Ronja wünschte sich sehr, eine Woche im Gebirge zu klettern, mit Anseilen und allem, was dazu gehört. Die Mutter hat ihr das in einer geführten Kinderklettergruppe zeitnah ermöglicht.

„Wenn all das, was du brauchst, um klettern zu gehen, ein Gemüse wäre?“, wurde zur Tomate (s. Abb. 82). Auch hier brachte das fertig gemalte Bild trotz der Freude beim Malen keine weiteren Entlastungen oder Verbesserungen. Die Werte veränderten sich nicht im Vergleich zum vorherigen Bild.

Wir kamen nicht weiter, bis wir auf die Idee kamen, ein Porträt von Papa zu malen, damit sie ihn ein bisschen bei sich hat, wenn er schon so viel weg ist (s. Glossar „Porträt“). Das fand Ronja wunderbar, begann auch damit, nur wurde es ihr beim Malen ein bisschen zu anstrengend. So ein Porträt ist nicht einfach zu malen. Sie wollte erst einmal zwischendurch ein freies Bild ohne Bildaufgabe malen (s. Abb. 83).

Als das Planetenbild fertig gemalt war, hatte Ronja wieder Freude daran, ihren Papa zu malen (s. Abb. 84) und ihn einfach zu sich zu holen.

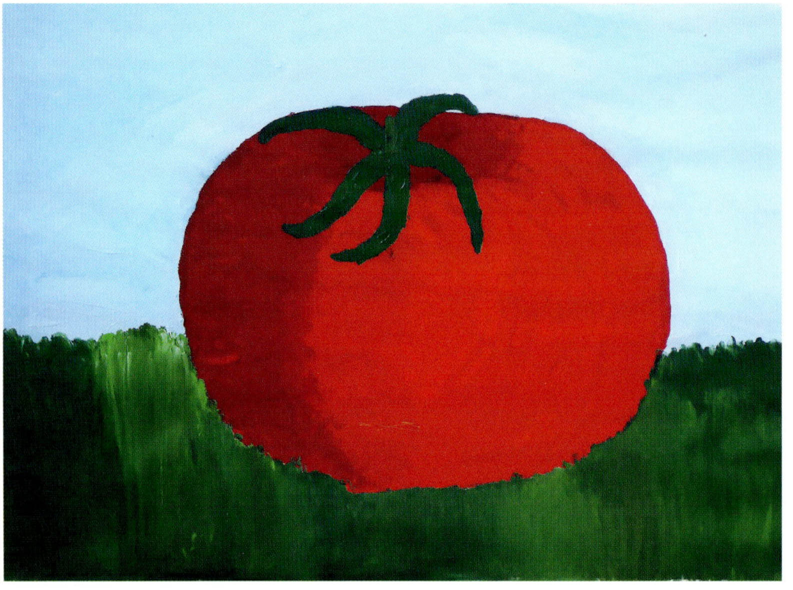

Abbildung 82: Ronja, Bild 2

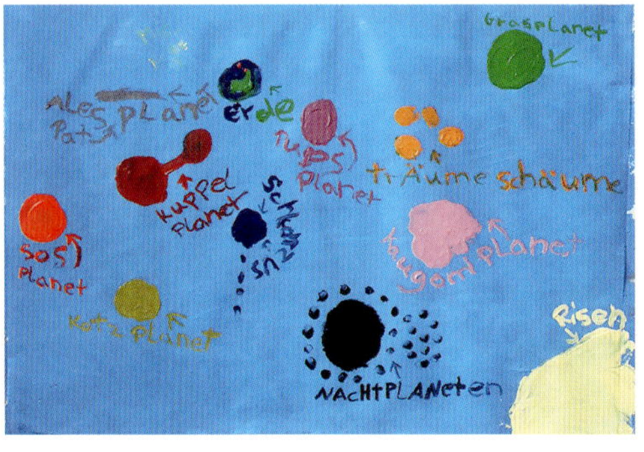

Abbildung 83: Ronja, Bild 3

Das war die Lösung. Die Werte waren maximal und wir beendeten den Prozess.

Auch bei einer Nachkontrolle zwei Jahre später waren alle Werte gleich gut geblieben. Es gab keine gefühlte Belastung zu dem Thema mehr und Ronja fühlte sich wieder geliebt und gut aufgehoben. Heute ist der Prozess ungefähr acht Jahre her, und Ronja ist eine lebenslustige, fröhliche junge Frau.

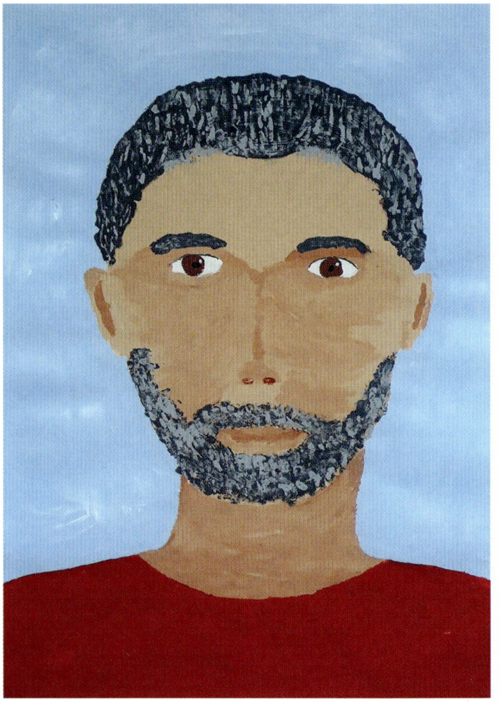

Abbildung 84: Ronja, Bild 4

2.18 Mirjam: 10 Jahre; Angst nach Einbruch ins Haus

Die ganze Familie, die Eltern mit den beiden Kindern, Mirjam (10) und ihr Bruder (13), gingen im Februar 2010 nach ihren Winterferien an einem Abend zusammen Pizza essen. Beim Heimkommen entdeckten sie die eingebrochene Haustüre. Die Polizei kam. Jemand ist in ihr Haus eingebrochen, hat aber nichts mitgenommen. Die Mutter meinte, sie hätten wohl den oder die Täter bei ihrem Einbruch überrascht. Sie beschädigten nur die Haustüre. Schafften es nicht, ins Haus zu gelangen. Der Bruder fand das Ganze aufregend und spannend.

Für Mirjam aber war der Anblick dieser Türe und das Wissen, dass da jemand eingebrochen war, ein Schock (s. Glossar „störende Bilder“).

Ab diesem Abend hatte sie Angst, allein im Haus zu sein, auch nur für einen kurzen Moment. Sie hatte Angst, allein und ohne Licht im Zimmer zu schlafen. Das war alles vor diesem Einbruch kein Problem für Mirjam. Die Eltern probierten Verschiedenes aus. Homöopathie und Ähnliches brachte keine Veränderung. Da Mirjam verbal nicht ausdrücken konnte, was los war mit ihr, halfen auch die Gespräche bei einem Arzt nichts.

In dieser Zeit besuchte die Mutter von Mirjam einen Vortrag über die LOM-Methode. Sie war beeindruckt und dachte sich, da Mirjam einen guten Zugang zum Malen hatte, dass diese Maltherapie-Methode ihrer Tochter helfen könnte. So suchte sie eine Maltherapeutin auf, die mit dieser Methode arbeitete.

In den Sommerferien hatte Mirjam die Möglichkeit, drei Tage pro Woche in die Maltherapie zu gehen und so in einen intensiven Malprozess zu kommen.

Abbildung 85: Mirjam, Bild 1

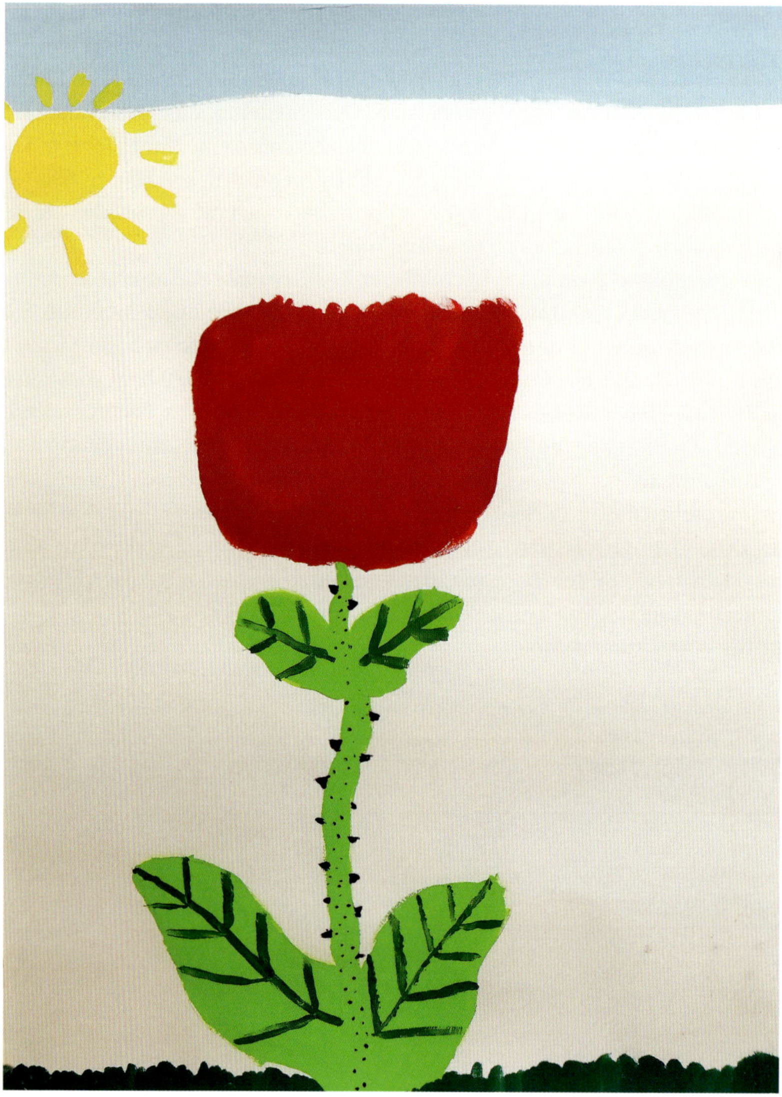

Abbildung 86: Mirjam, Bild 2

Erster Tag: Wir erheben das Anliegen. Zur Frage „Wenn das Trauma weg ist, wofür gibt es dann Platz?“ wünscht sie sich einen I-Pod. Die Mutter ist einverstanden mit diesem Wunsch. Mirjam malt die kaputte Türe. Das Malen fällt ihr zunehmend schwerer. Sie erzählt genau, wie es war, als sie von der Pizzeria zurückkamen. Da es sehr schwierig für sie ist, an dieser Türe weiterzumalen, beginnt sie ein „Muster mit Gold“ (s. letztes Bild, Abb. 90) als Würdigung dafür, dass sie die Situation durchgestanden hat, dass es vorbei ist.

Zweiter Tag: Mirjam malt weiter an der Türe. Sie beginnt zu weinen. Diese Gefühle holt sie mit einer Farbfläche ab (s. Glossar „Erregung, Metapher“; s. Abb. 85). Dadurch wird sie ruhiger.

Sie malt eine Rose für ihre große Angst vor dem Schlafen allein im Dunkeln (s. Abb. 86).

Zwei Wochen später: Mirjam hat in dieser Zeit besser geschlafen und malt jetzt die Türe

Abbildung 87:
Mirjam, Bild 3

in Ordnung, indem sie diese auf dem gemalten Bild in den geflickten Zustand malt (s. Glossar „Bild in Ordnung bringen“; s. Abb. 87).

Die Belastung der Angst ist fast weg. Sie hat aber noch Angst, die Angst könnte wiederkommen. Für diese Angst malt sie einen Löwen (s. Abb. 88).

Weitere zwei Wochen später: Sie erzählt, dass sie jetzt wirklich wieder richtig gut schlafen könne. Sie brauche auch kein Lämpchen mehr, das die ganze Nacht brennt. Sie malt den Löwen fertig. Sie ist stolz auf dieses Bild. Traute sich das vorher nicht zu. Danach malt sie eine geometrische Form für „Ersetzen durch“ (s. oben bzw. Glossar; s. Abb. 89).

Dann malt sie die Würdigung, die sie in der ersten Stunde begonnen hat, fertig (s. Abb. 90).

Ihre Mutter bestätigte mir etwas später, dass ihre Tochter jetzt tatsächlich wieder problemlos schlafen könne. Und dass sie ihr den I-Pod geschenkt habe.

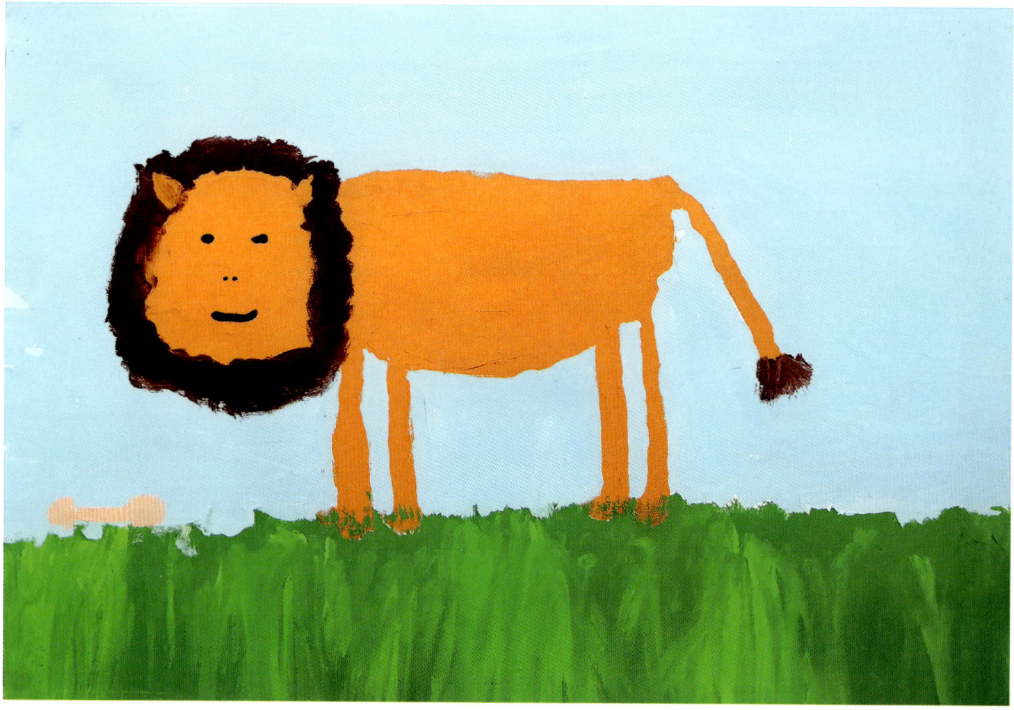

Abbildung 88: Mirjam, Bild 4

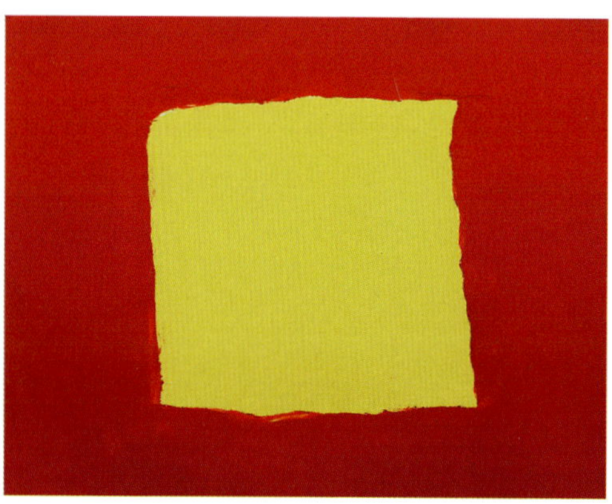

Abbildung 89: Mirjam, Bild 5

Zwölf Jahre später: Mirjam ist jetzt eine junge Frau. Sie bringt mir die Bilder, damit ich sie fotografieren kann, und sagt, dass ihr diese Bilder immer wichtig waren und sie sie deshalb auch nicht entsorgen wollte. „Sie taten mir einfach gut! Und es war das, was mir damals wirklich half, wieder ruhig, ohne Angst, schlafen zu können.“

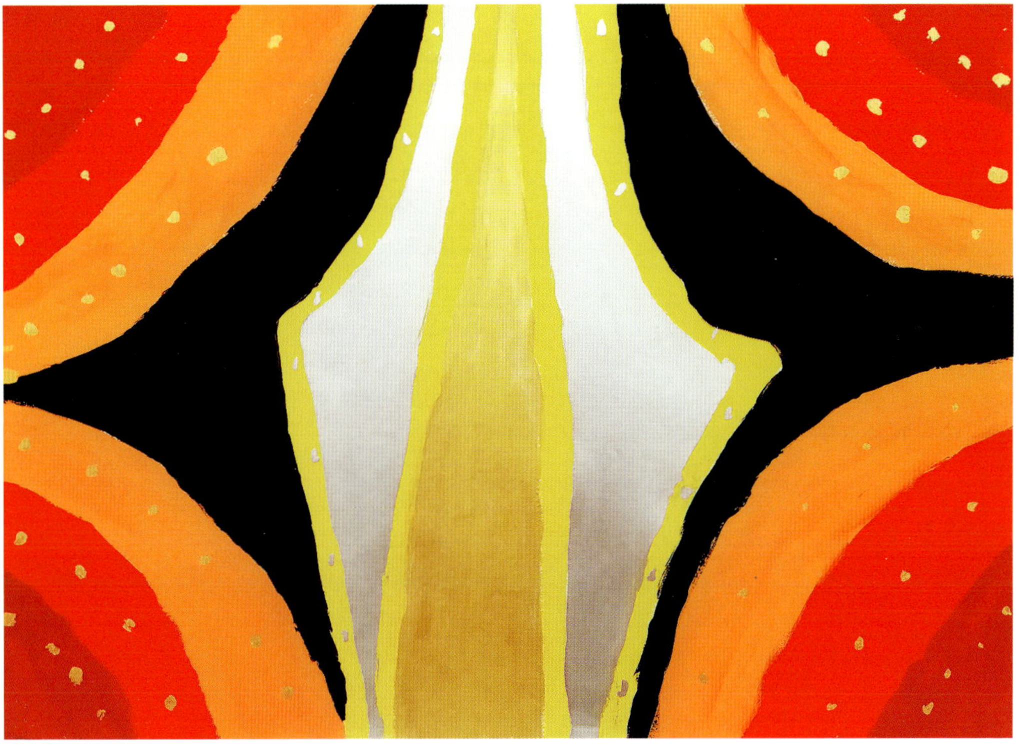

Abbildung 90: Mirjam, Bild 6

2.19 Liana: 11 Jahre; in der Plachen-Röhre stecken geblieben, Panik und Angst, wenn es eng wird

(Anmerkung der Herausgebenden: In diesem Fall wird ein sowohl im LOM wie auch im EMDR® übliches Erhebungsprotokoll erstellt. Dieses ist hier in der Kurzfassung wiedergegeben.)

Liana berichtet: „In der Jubla (Jungwacht Blauring Schweiz) bin ich in einer Plachen-Röhre steckengeblieben. Meine Haare haben sich verfangen und ich konnte weder vorwärts noch rückwärts. Ich habe Panik bekommen und seither überkommt mich ein ähnliches panikartiges Gefühl, wenn es eng wird. Ich habe eine Platzangst entwickelt.“

„Als ich das letzte Mal in der Jubla war, überkam mich das Gefühl, als ich im Zelt in den Schlafsack kroch. Ich musste den Reißverschluss öffnen, damit ich schlafen konnte.“

Wir bereiten nun eine Metapher vor: Ich frage: „Wenn das Ereignis, das dich so in Panik versetzt hat, ein Spielzeug wäre, was wäre es für eins?“ Liana antwortet: „Ein Teddybär.“

Liana malt einen Teddybären (s. Abb. 91).

Belastung durch die Angst und Stimmigkeit der positiven Kognition „Ich schaff das schon“ werden vor und nach dem Malen und bei der Nachkontrolle erhoben.

In der Nachkontrolle frage ich Liana: „Gibt es noch Momente, wo das Trauma wieder aufflackert, wenn es z. B. irgendwo eng wird (Lift, Menschenmenge, Schlafsack, Umarmungen)?“ Liana: „Nein, überhaupt nicht. Ich konnte sogar wieder im Schlafsack schlafen und den Reißverschluss schließen.“

Tabelle 4: Kurzfassung des Anliegens, der auftretenden Gefühle und Gedanken

Was ist dein Anliegen?	Mit den Haaren in der Plachen-Röhre hängengeblieben.
Wann treten die Symptome auf?	Sobald es eng wird, wie in einem Schlafsack.
Woran kannst du Änderungen erkennen?	Wenn ich wieder im Schlafsack mit geschlossenem Reißverschluss schlafen kann.
Was spürst du im Körper?	Flaues Gefühl im Magen, Schweißausbruch.
Welche Gefühle hast du?	Panik, Angst.
Was denkst du über dich? (s. Glossar „negative Kognition“)	Ich bleibe für immer da drin!
Was möchtest du über dich denken? (s. Glossar „positive Kognition“)	Ich schaff das schon!

Tabelle 5: Einschätzung der Belastung und Stimmigkeit der positiven Kognition vor und nach dem Malen

Einschätzung der ...	vor dem Malen	nach dem Malen	Nachkontrolle
Belastung (0–10)	6	4	1
Stimmigkeit (1–7)	4	7	7

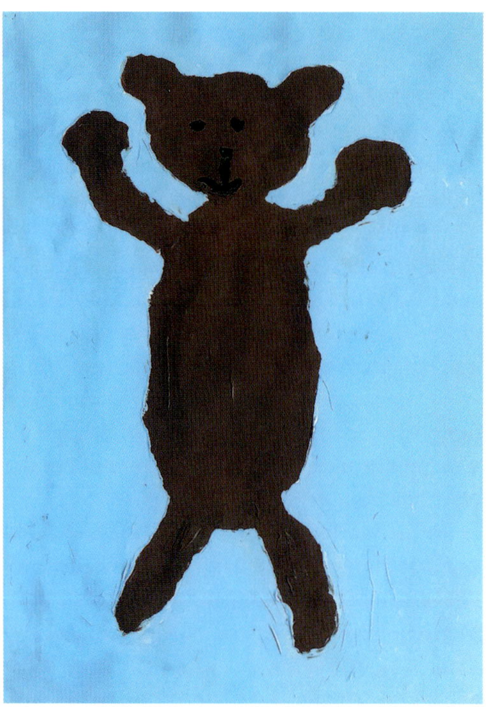

Abbildung 91: Liana, Bild 1

2.20 Alice: 11 Jahre; Cybermobbing

Die 11-jährige Alice kommt zusammen mit ihrer Mutter zu mir, um Unterstützung zu erfahren in Zusammenhang mit bösartigen WhatsApp-Nachrichten einer Mitschülerin. Diese Mitschülerin war ursprünglich eine Freundin von Alice, zumindest in der Schule. In der Freizeit jedoch erhielt Alice wiederholt bösartige Nachrichten, die sie weder verstehen noch einordnen konnte. Auch das Nachfragen bei der Freundin brachten sie nicht weiter. Alice entwickelte Ängste und so, wie sie es nannte, „kleine Panikattacken“. Nachdem ich zusammen mit der Mutter bespreche, was sie (die Eltern) zum Schutz von Alice tun können, widme ich mich in den nächsten Therapiesitzungen Alice und ihren Ängsten, die sie aufgrund der Vorkommnisse entwickelt hat.

Alice kann mir genau beschreiben, was auf der Körperebene geschieht, wenn die „kleinen

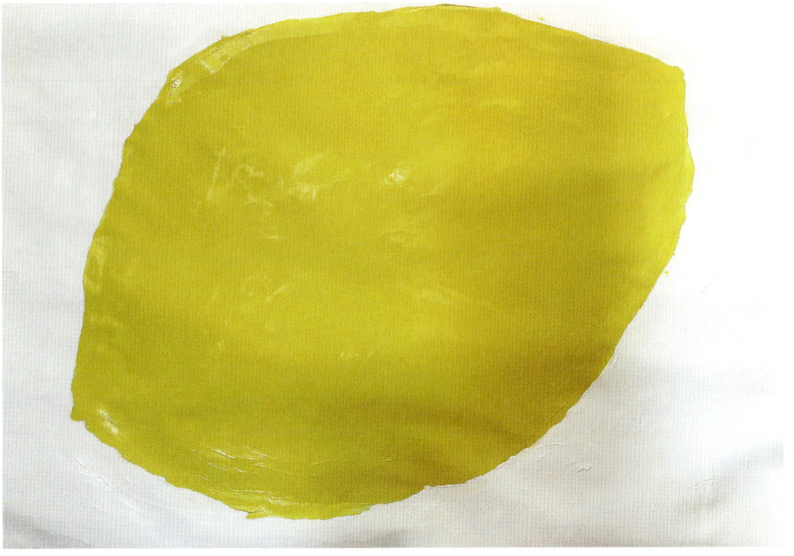

Abbildung 92: Alice, Bild 1

Panikattacken“ kommen, und macht intuitiv eine ganz bestimme Handbewegung dazu. Ich entscheide mich, diese körperlichen Empfindungen als Metapher malen zu lassen. Die Frage, die ich Alice stelle, ist: „Wenn die körperlichen Empfindungen, die du mir gerade beschrieben und gezeigt hast, eine Frucht wären, welche Frucht wäre es?“ Alice wählt eine Zitrone (s. Abb. 92).

Den Druck im Bauch malt sie ebenfalls als Metapher, ein Zylinder (s. Abb. 93).

Nun erzählt mir Alice von einem Bild, das vor ihrem inneren Auge immer wieder auftaucht:

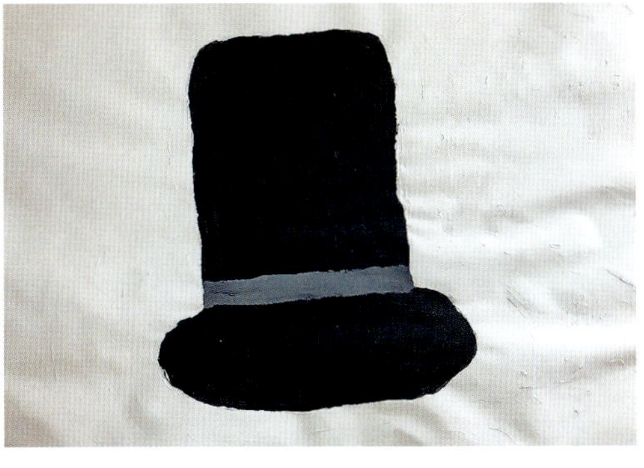

Abbildung 93: Alice, Bild 2

Das Bild einer ganz bestimmten WhatsApp-Nachricht, das sie überhaupt nicht einordnen konnte und das mit einem unguten Gefühl verbunden war. Ich bitte Alice, ihr Handy mitsamt der Nachricht „I can’t believe you what the hell“ zu malen (s. Abb. 94).

In einem nächsten Schritt und im Zusammenhang damit, was ich bereits mit Alice besprochen hatte, nämlich, was zu tun ist, wenn verstörende Nachrichten kommen, bitte ich sie, diese Nachricht zu löschen, indem sie den Schriftzug übermalt (s. Abb. 95; s. auch Glossar „Bild in Ordnung bringen“).

Nun stellt sich Entspannung ein, die Atmung wird freier, Alice fühlt sich befreit und auch bereit, weiteren „Angriffen“ gestärkt gegenüberzutreten. Ich entscheide mich, diesen Zustand mithilfe einer Metapher zu verankern und zu verstärken: „Wenn das, was du jetzt empfindest und spürst, eine Frucht wäre, welche Frucht wäre es?“ Alice wählt einen Apfel (s. Abb. 96).

Die Belastung durch das erlebte Mobbing ist rasch gesunken, die Ängste haben ebenfalls abgenommen. Die belastenden Nachrichten haben gleichzeitig mit unseren Therapiesitzungen gänzlich aufgehört.

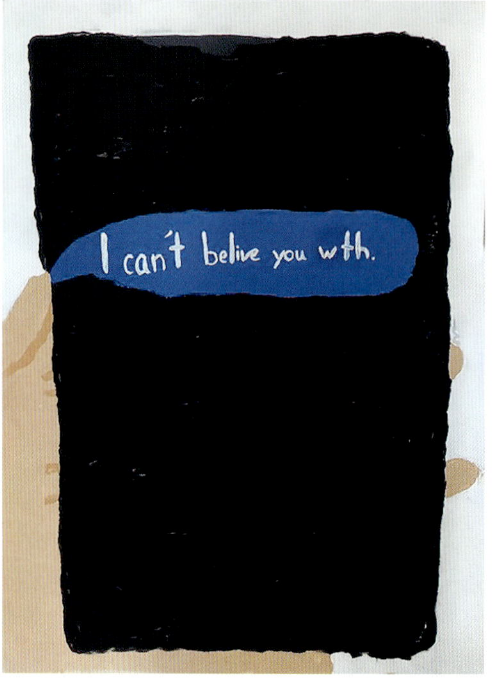

Abbildung 94: Alice, Bild 3

Abbildung 95: Alice, Bild 4

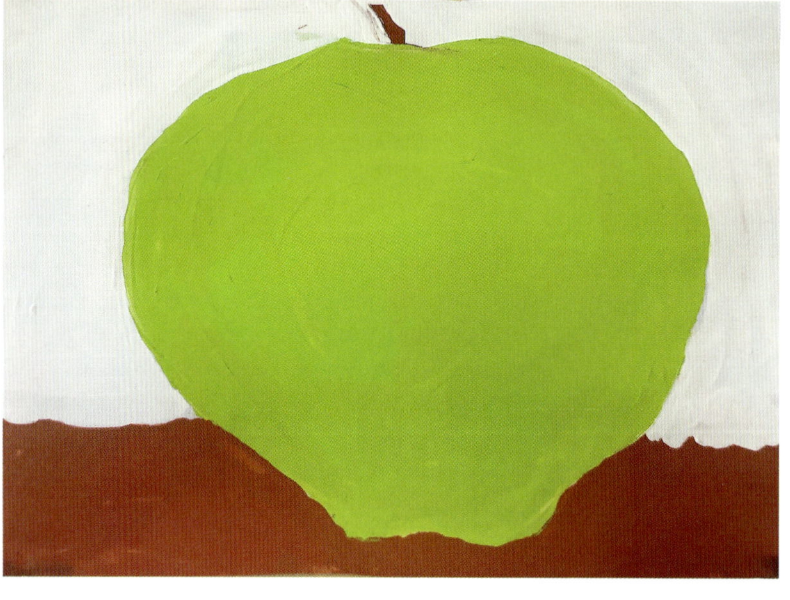

Abbildung 96: Alice, Bild 5

2.21 Malia: 12 Jahre; Skiunfall einer Freundin

Malia kommt schon seit einem halben Jahr einmal im Monat zu mir in die Maltherapie, in einer Stunde erzählt sie mir aufgebracht von dem Skiunfall ihrer Freundin im wöchentlichen Skiclub.

Malia ist 12 Jahre alt. Beim letzten gemeinsamen Training sei ihre Freundin beim Schanzenspringen verunfallt. Das sei alles schlimm gewesen. Sie habe so Angst um ihre Freundin gehabt, es war alles voller Blut und sie musste mit der Rega ins Spital geflogen werden. Malia beschreibt, wie sie sich in der Situation ohnmächtig und in großer Angst gefühlt hat.

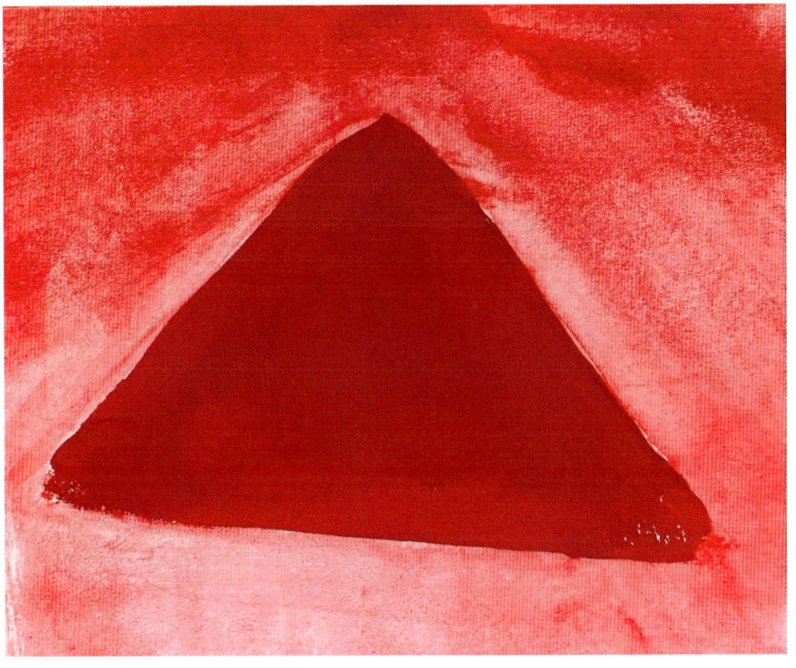

Abbildung 97: Malia, Bild 1

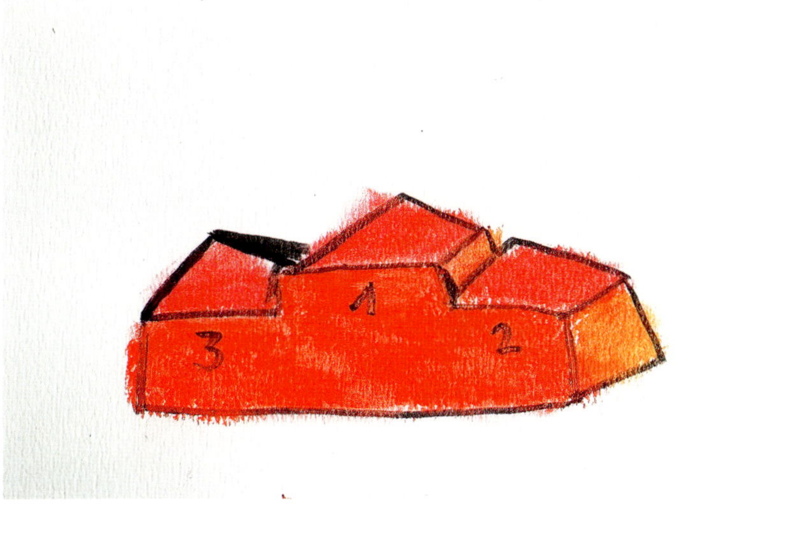

Abbildung 98: Malia, Bild 2

Ich schlage Malia vor, dass wir hier im Malen ihre gesehenen Bilder von Beginn an bis zum „guten Ende“ malen können, damit es ihr besser geht, und mit einem ersten Bild zu beginnen, wo es der Freundin noch gut ging (s. Glossar „störende Bilder“).

Bild 1 (s. Abb. 97) zeigt „ihren Ärger“, denn sie ist mit ihrem Bruder in eine Gruppe gekommen und nicht mit ihrer Freundin Ladina. Sie hätte sich gewünscht, mit ihr zusammen Skilift zu fahren, das holen wir als geometrische Form ab: rotes Dreieck mit pinkem Hintergrund.

Bild 2 (s. Abb. 98) zeigt Rangtreppchen: Mit ihrem Bruder konnte sie den 1. Platz holen.

Bild 3 (s. Abb. 99): Auf einmal sieht sie den fliegenden Ski von Ladina.

Bild 4 (s. Abb. 100): Sie sieht einen Mitkollegen, der stehen geblieben ist, und sein rotes Gesicht und seinen Skihelm.

Bild 5 (s. Abb. 101): „Ich höre Ladina schreien: Ich kriege keine Luft.“ Das holen wir als Metapher ab, ihr fällt bei dem Schrei nur ein „Ohr“ ein!

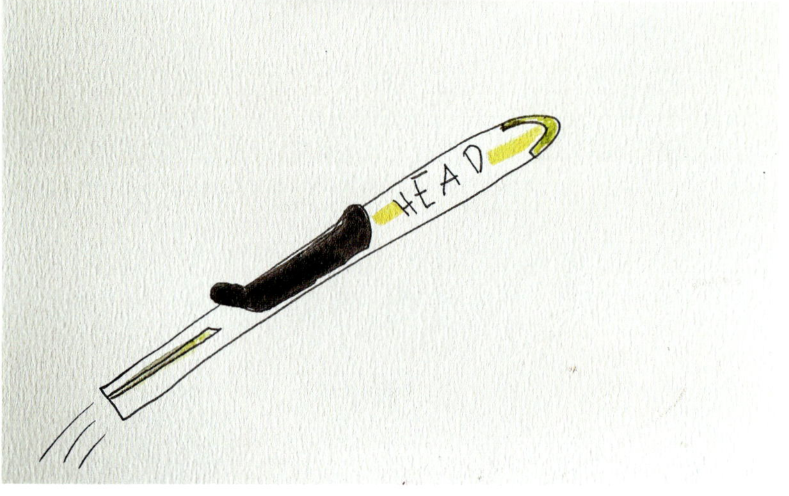

Abbildung 99:
Malia, Bild 3

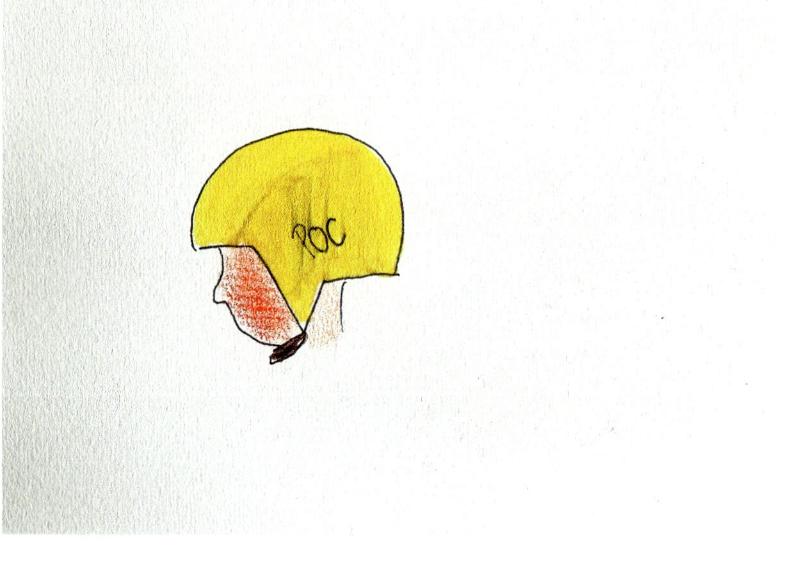

Abbildung 100:
Malia, Bild 4

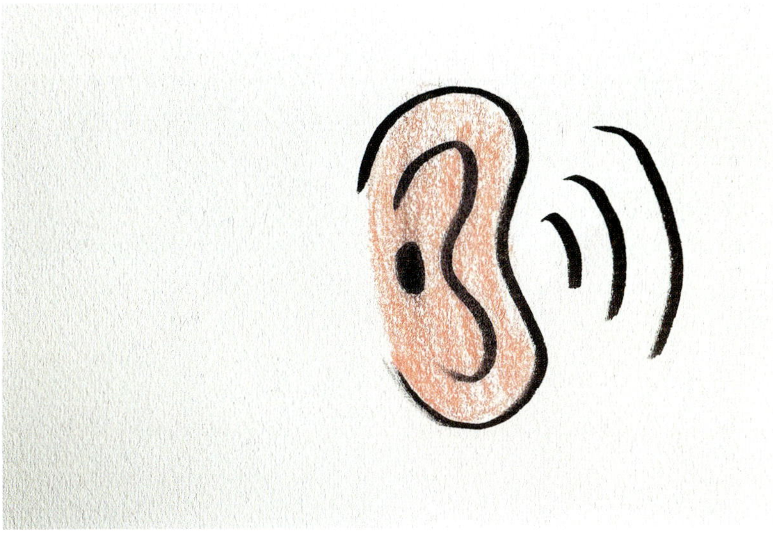

Abbildung 101:
Malia, Bild 5

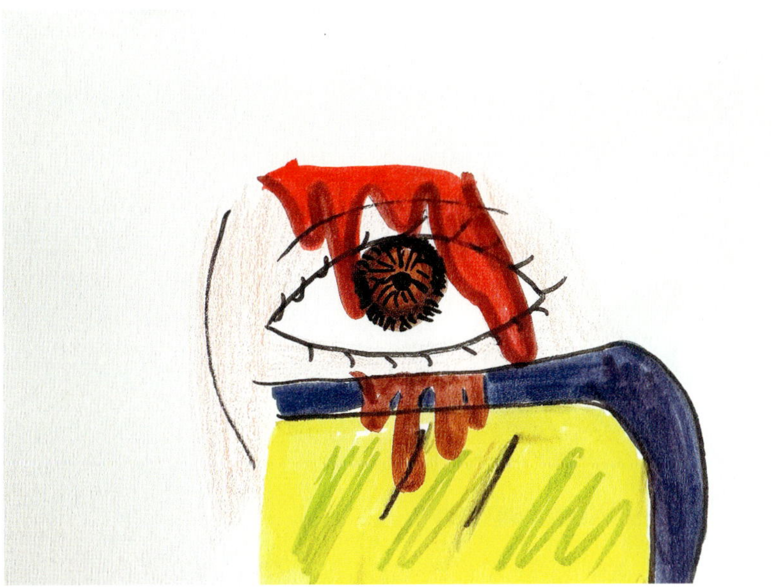

Abbildung 102:
Malia, Bild 6

Bild 6 (s. Abb. 102): Sie sieht ihre Freundin, am Auge und an der Skibrille ist Blut.

Bild 7 (s. Abb. 103): Der Schreck, den Malia hatte, als Süßigkeit: „saure Zunge".

Bild 8 (s. Abb. 104): Die Zeit schien für Malia stillzustehen: Wie im falschen Film! Sie malt einen Fernseher mit Stoppuhr.

Bild 9 (s. Abb. 105): Der Rettungsschlitten.

Bild 10 (s. Abb. 106): Die Rangverkündigung, der Skilehrer hat die Kinder aufgefordert, weiterzufahren. „Ich denke an Ladina!"

Bild 11 (s. Abb. 107): „Von Weitem sehe ich das Hinterteil der Rega und einen Mann, der das Ganze mit seinem kleinen Sohn filmt, das ärgert mich."

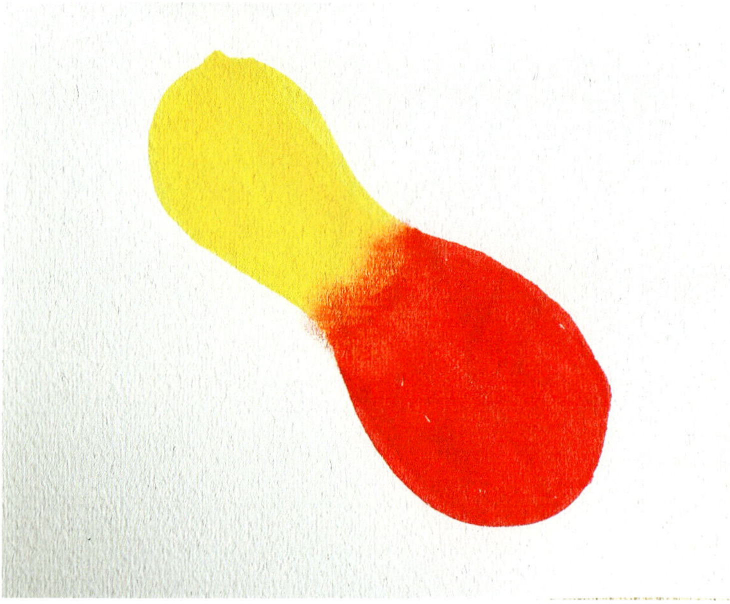

Abbildung 103:
Malia, Bild 7

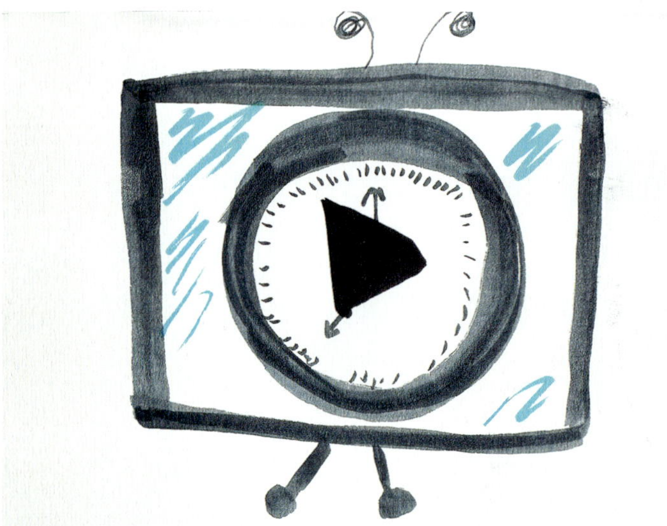

Abbildung 104:
Malia, Bild 8

Ich frage Malia: „Deine große Sorge und deine Angst um Ladina brauchen einen Ort, wo du es ablegen kannst. Wenn das ein Gefäß wäre, welches wäre das?“ Sie antwortet: „Ein Marmeladenglas“ (s. Abb. 108).

Auf meine Frage: „Gibt es noch etwas, woran du denkst, was dich noch belastet?“, antwortet sie, dass sie sich verwirrt gefühlt habe, unsicher, was sie machen soll, und folglich nicht gehandelt habe. Ich frage: „Wenn das, was dich jetzt noch belastet, eine Kopfbedeckung wäre, was wäre das für eine?“ Ihr Antwort ist „Ein ‚Shäppel‘ Käppi!“ (s. Abb. 109).

Bild 14 (s. Abb. 110): Alles in Ordnung, ihrer Freundin geht es wieder gut. Sie trifft ihre Familie ein paar Tage später im Restaurant, und dort malen sie lustige Dinge, ein paar davon malt sie mir auf.

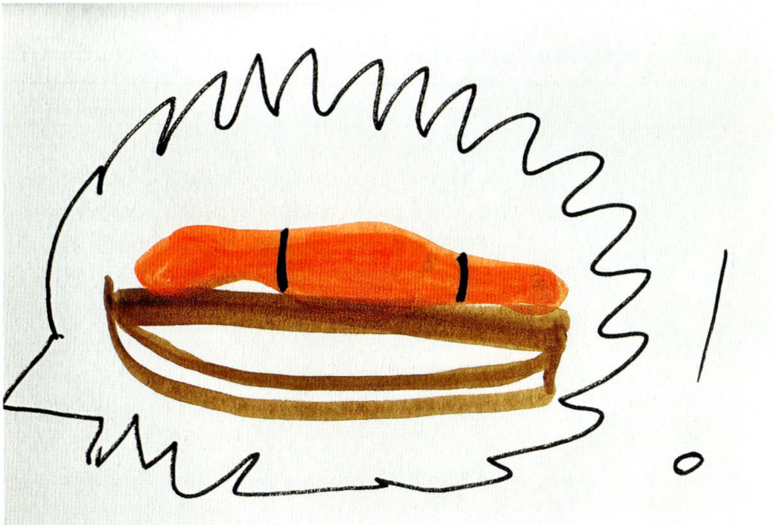

Abbildung 105: Malia, Bild 9

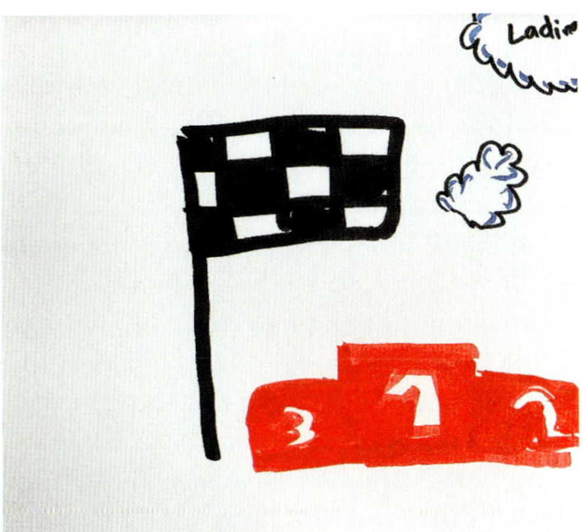

Abbildung 106: Malia, Bild 10

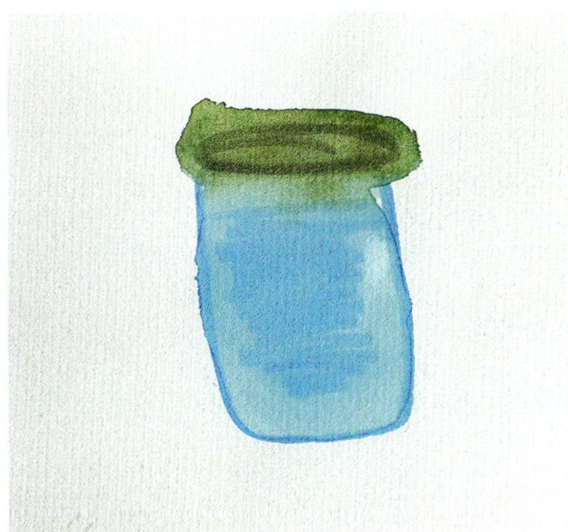

Abbildung 108: Malia, Bild 12

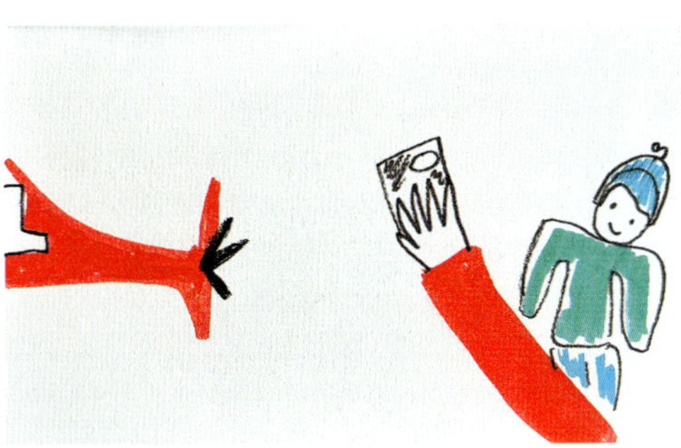

Abbildung 107: Malia, Bild 11

Nachdem ich Malia ein paar Wochen später wiedersehe, sagt sie, sie habe gar nicht mehr daran gedacht. Als Malia ein paar Monate später mit ihrem Bruder eine Radtour macht und der einen Unfall hat, kann Malia handeln, und laut ihrer Mutter ist alles gut gegangen.

Anmerkung der Autorin: Alle Bilder sind auf ca. Postkartengröße gemalt, manchmal rechteckig, manchmal quadratisch. Farbmaterialien waren Gouache und Filzstifte.

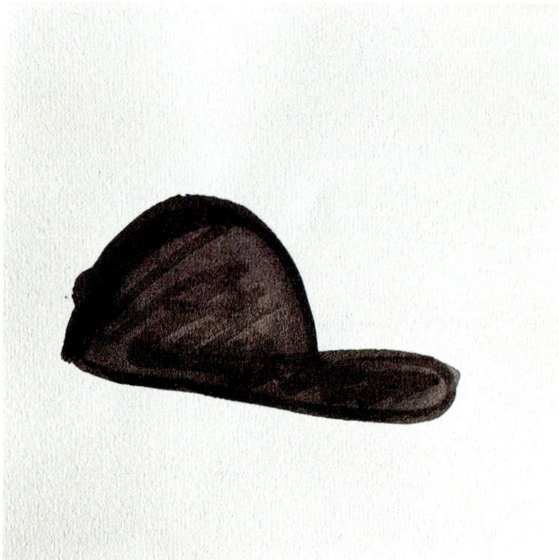

Abbildung 109: Malia, Bild 13

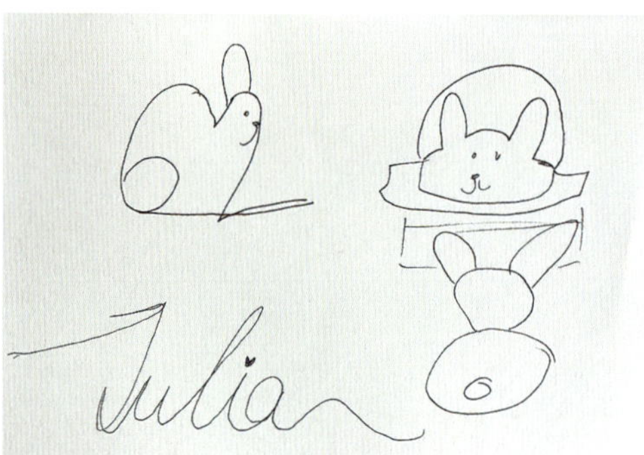

Abbildung 110: Malia, Bild 14

2.22 Lea, 12 Jahre, und Vera, 15 Jahre; belastet durch die neue Situation der Scheidung der Eltern

Bis circa vor einem Jahr lebten die beiden Schwestern Vera und Lea im Paradies. Auch wenn Mama und Papa schon länger immer stritten und sich nicht verstanden, war es nicht so wichtig, weil sie das ganze Dorf als „Elternhaus" erlebten. Sie lebten mit ihren Eltern in einem „Gemeinschaftsdorf", in W., mit Großmutter, Tanten, Onkeln, Cousinen und Cousins, Freundesfamilien, Tieren und viel Freiheit. Es gab viele Türen, die offenstanden, wenn es mal brannte. Dann ist an Sylvester die Mutter von Vera und Lea völlig unerwartet und unangekündigt einfach weggefahren. So haben es die Kinder erlebt. Sie war zu ihrem neuen Freund F. gefahren. In Folge trennten sich die Eltern endgültig und die Mutter zog in das weiter entfernte Haus von F. Natürlich wollte die Mutter ihre Töchter gerne mitnehmen oder zumindest temporär im Wechselmodell bei sich haben. Die Mädchen weigerten sich. Schließlich wurde ein zweiwöchentlicher Wechselrhythmus, gegen den Willen der Mädchen, ausgehandelt und gelebt. So begann ein sehr schwieriges Leben für Vera und Lea. Beide litten auf ihre Weise. Das neue Haus war für sie fremd, und es gab nichts rundherum, so wie in ihrem Heimatdorf, voller Leben. Der neue Freund der Mutter war auch noch der Klassenlehrer von Lea. Eine konfliktbeladene Voraussetzung. Ein Schulwechsel wurde erwogen, jedoch wieder verworfen.

Vera, die Größere der beiden, hatte es ein bisschen leichter, weil sie auch schon oft ihre eigenen Teenagerwege ging. Trotzdem strengten sie die Wechsel an und sie war überhaupt nicht glücklich mit der Situation. Lea hingegen kam zunehmend schlechter zurande. Sie wurde immer trauriger und verschlossener. Sie kam nirgends mehr an. Wenn sie an dem einen Ort nach einer Woche gelandet war, hieß es für sie schon wieder innerlich Abschied nehmen. Sie wollte gar nicht mehr wechseln und wieder in ihrem Heimatdorf, dann eben ohne Mama leben. „Warum soll ich Mama hinterherziehen? Immerhin ist sie weggegangen! Ich will nicht aus W. weg!" Ihre ursprüngliche Kuschelnähe zur Mama konnte sie nicht mehr aushalten, weil Mama nach F. roch. Das Haus gefiel ihr nicht. Es wurden viele Gespräche geführt. Nichts half.

Die Mutter fragte mich um Hilfe für ihre Töchter und wir begannen zu malen. Vera und Lea malten – mit zwei Ausnahmen von Einzelterminen – gleichzeitig im Atelier.

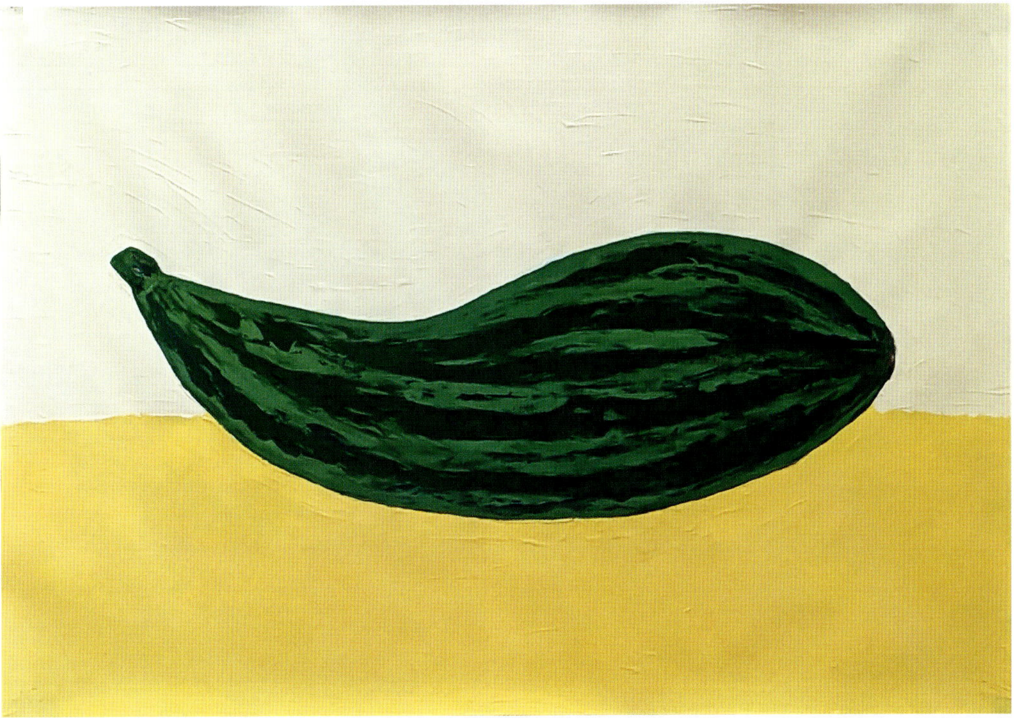

Abbildung 111: Vera, Bild 1 (Alles für nix)

Ich werde in Folge nur den einen Bildprozess von Lea im Detail dokumentieren. Weil sie jedoch unmittelbar miteinander zu tun haben, vorab an dieser Stelle ein paar Worte zu Veras Prozess:

Was Vera am meisten belastete, war, dass sie alles (ihr bisheriges glückliches und freies Leben in W.) für nichts hergeben muss. Wir arbeiteten also genau dazu: „Alles für Nichts". Bis auf an einem Tag, an dem Vera sehr traurig war und zu einem anderen Thema und ein freies Bild malte, folgten wir den üblichen Bildabfolgen von Symptom, Würdigung, Ersetzen durch und Zukunft (s. Glossar „LOM-Verlauf"). Die Werte besserten sich von Bild zu Bild (s. Abb. 111–115) und kamen schnell ans Maximum. Vera arrangierte sich zunehmend mit der Situation, wiewohl es natürlich auch weiterhin nicht ihre Lieblingsvariante des Seins ist. Sie fand Lösungen für sich, ihre Wege zu gehen, und die Belastung schwand.

Ganz anders war der Weg ihrer Schwester. Für Lea war das Schlimmste „Mama ist einfach weggefahren", worüber wir dann auch arbeiteten. Das war eine tiefe Verletzung und sie konnte und wollte es der Mama nicht verzeihen. Die Ausgangssituation habe ich oben geschildert. Lea wollte so nicht mehr weiter: „Keiner hört darauf, was ich will." Ihr Satz, zu dem sie kommen wollte, war: „Ich bin da, wo ich bin, richtig. Ich bin sicher." Also begannen wir mit dem ersten Bild. Ihr Satz „Mama ist einfach weggefahren" wurde zu einem Schnürstiefel (s. Abb. 116). Lea war beim Malen glücklich und mit großer Freude dabei. Die alte lustige, starke Lea war zu sehen und zu spüren. Kaum war die Malzeit zu Ende verschwand diese und es stand wieder eine Lea vor mir und ihrem Bild, die eingequetscht und eingeschlossen in ihrer Not war. Dieses Wechselspiel wiederholte sich bei jedem Bild und in jeder Maleinheit bis zum Schluss.

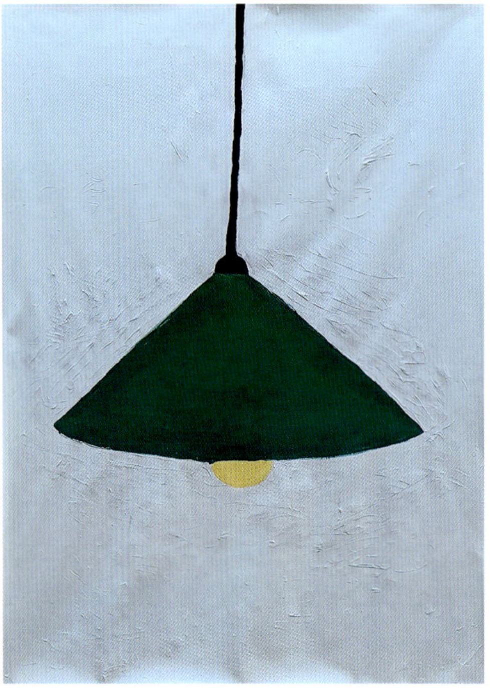

Abbildung 112: Vera, Bild 2 (Würdigung)

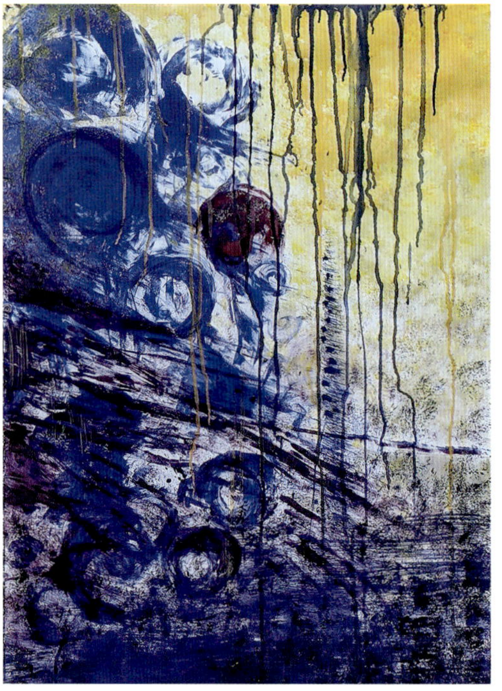

Abbildung 113: Vera, Bild 3 (freies Bild)

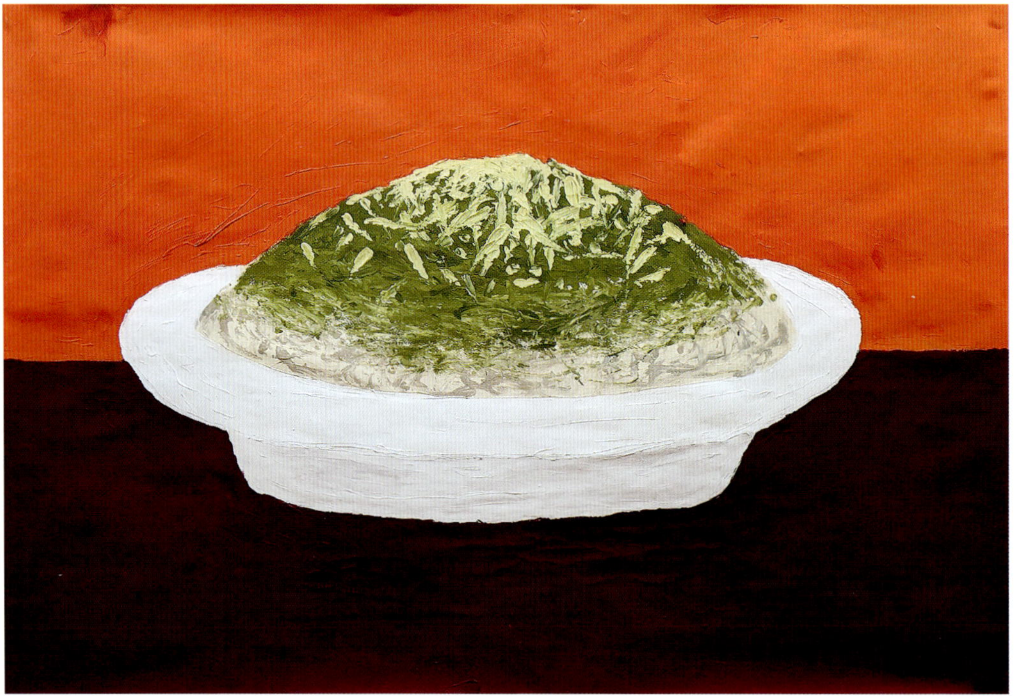

Abbildung 114: Vera, Bild 4 (Ersetzen durch)

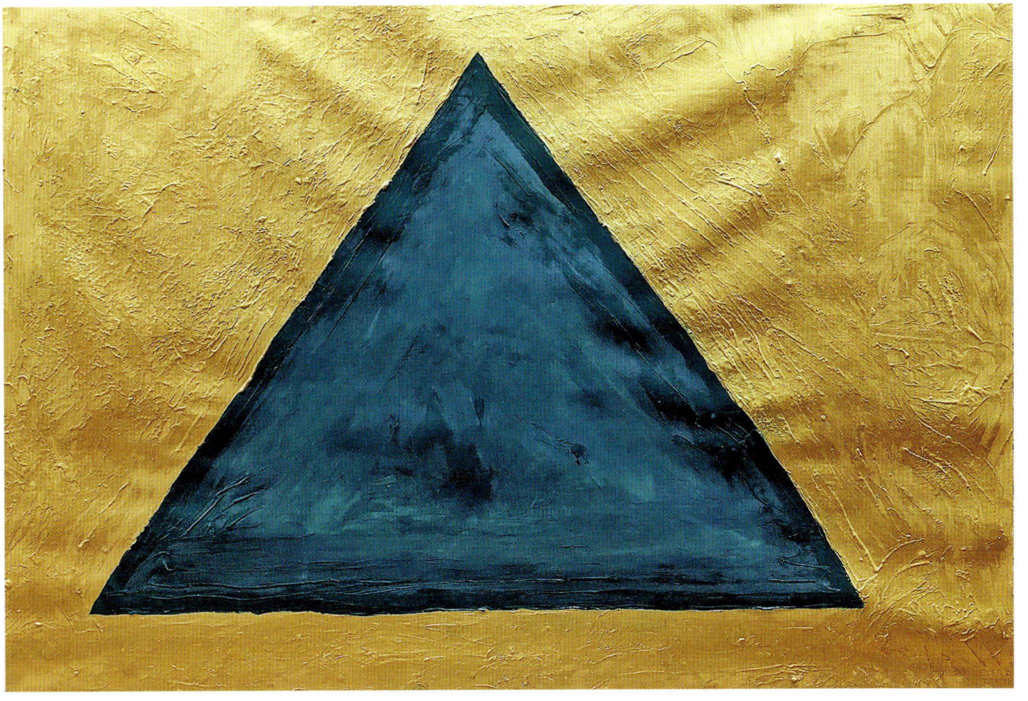

Abbildung 115: Vera, Bild 5 (Zukunftsperspektive)

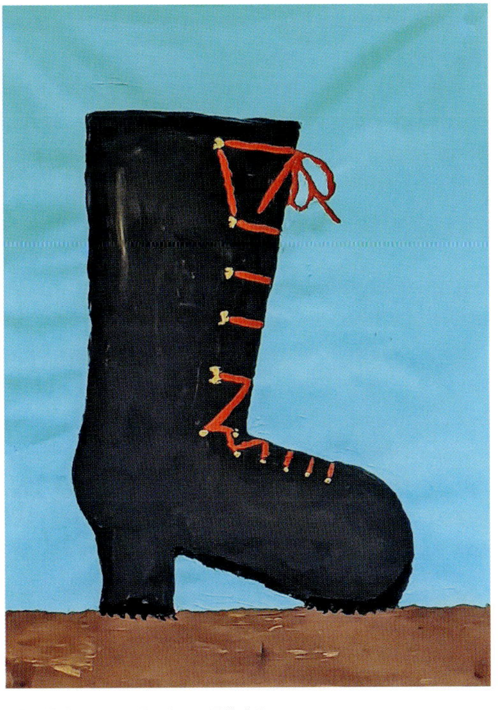

Abbildung 116: Lea, Bild 1

Die Werte hatten sich etwas gebessert. Die Berührung vom Bild war sogar beim Maximum. Sie war damit sehr zufrieden und einverstanden, und doch stand da eine verzweifelte Lea.

Wir würdigten als Nächstes, dass sie das alles ausgehalten hat und immer noch aushält. Es wurde eine Melone (s. Abb. 117).

Die Werte wurden wieder deutlich schlechter und das oben beschriebene Phänomen

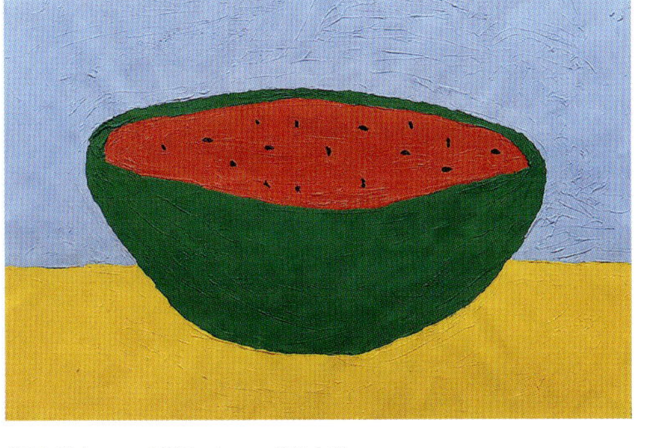

Abbildung 117: Lea, Bild 2

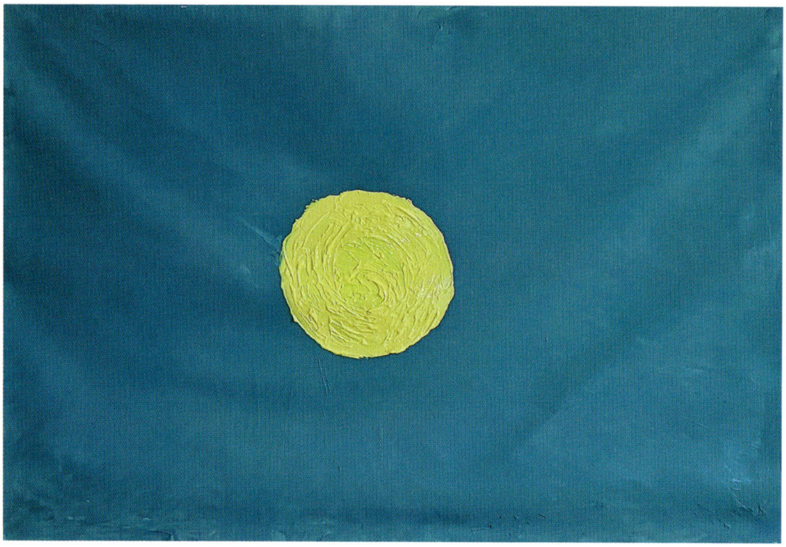

Abbildung 118:
Lea, Bild 3

blieb: eine verzweifelte Lea nach fröhlichem Malen.

Ungefähr zu dieser Zeit hat die Mutter einen eigenen LOM-Prozess parallel und unabhängig von dem ihrer Töchter mit mir begonnen. Auch ihre Eltern hatten sich getrennt, als sie in einem ähnlichen Alter war wie ihre Töchter jetzt. Dies war ein bisher nicht beachtetes und unbewältigtes Thema für sie selbst. Es galt, ein Transgenerationsthema zu durchbrechen. Dem Prozess der Töchter tat das sehr gut, dass sie wussten: „Auch Mama macht was. Nicht nur wir."

Die Situation für Lea hatte sich im Alltagsleben nicht verbessert, eher verschlechtert. Es war alles nur noch schwer und Lea war nirgends mehr zu Hause. Verschiedene Lösungen wurden in der Familie und mit mir abgewogen: Nestmodell, wie folgt die Mutter dem Kind? Wechselmodell, und wenn ja, wie? Es wurden praktische Machbarkeiten angeschaut. Es gab nächtelange Gespräche zwischen Mutter und Tochter, ohne dass sich gefühlt für Lea etwas änderte. Sie hatte keine Kraft mehr.

Wir beschlossen, dass sie sich an diesem Tag einfach eine Farbe auswählen möge, auf die sie Lust hat, und dass sie drauflos malt, und wir schauen, was entstehen will. Lea wählte ein Türkis und begann mit tiefer Freude den ganzen Raum des Blattes mit großen, sehr achtsamen Bewegungen auszufüllen. Das tat ihr sehr gut. Irgendwas fehlte noch, als das ganze Blatt einfach nur mit Türkis gefüllt war. Zur Unterstützung sollte noch ein gelber Kreis dazu (s. Abb. 118).

Nach dem Malen war Lea einerseits sehr glücklich mit sich, mit dem Bild, und stand das erste Mal wieder in ihrer Kraft da, und andererseits wusste sie deutlicher denn je: „Ich will das nicht mehr! Ich will an einem Ort wohnen, und zwar in W.! Wenn Mama wüsste, wie krass das für mich ist, würde sie mir das nicht antun. Ich muss machen, dass es Mama gut geht und ihr Leben schön ist, und meins bringt sie total durcheinander. Wenn Mama dort mit F. leben will, dann soll sie es machen – ohne mich."

Lea war verzweifelter denn je und sie hatte aufgegeben! „Es hat doch alles keinen Sinn. Wir reden und reden und nichts verändert sich." Wir hatten einige kleine Veränderungen wie einen dreiwöchigen Wechsel, statt Zweiwochentakt und gemeinsames Planen zu dritt angestoßen, die jedoch keine wesentliche Entlastung für Lea brachten. Erschwerend kam dazu, dass ihre Schwester von Mal zu Mal in ruhigeres

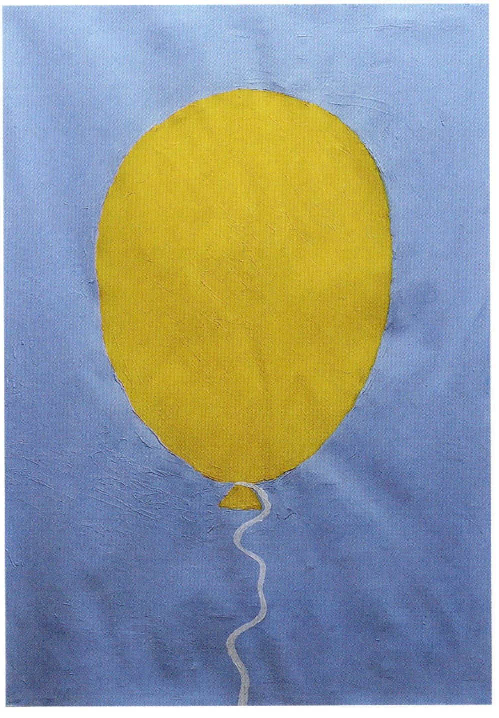

Abbildung 119: Lea, Bild 4

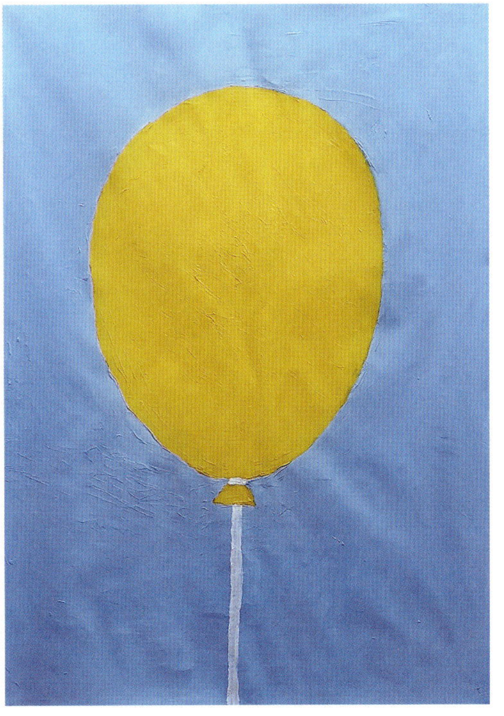

Abbildung 120: Lea, Bild 5

Fahrwasser kam. Das machte es nicht leichter für Lea, wenn es für sie immer hoffnungsloser wurde, im Gegenteil. Ich versuchte es mit einem „Ersetzen durch", also mach mal anders. Lea wollte mit ihrer Tante in den Kletterwald, was sie auch taten. Ich fragte: „Also, wenn all das, was du brauchst, um in den Kletterwald zu gehen, ein Luftballon wäre, welche Farbe hätte er?" Ihre Antwort: „Gelb" (s. Abb. 119).

Die Belastung blieb im Mittelfeld, als das Bild fertig gemalt war, ebenso die Kognition. Oft hilft es, Bilder, die noch nicht ganz in Ordnung sind, in Ordnung zu bringen. Wenn ein Luftballon still und gerade in der Luft steht, hat auch das Bändchen keinen Wind, ist also nicht gekräuselt. Ich schlug eine Korrektur vor, und nachdem Lea den Unterschied mit einem davorgehaltenen geraden Pinselstiel selbst sehen und spüren konnte, willigte sie ein: „Na gut, können wir ja versuchen" (s. Abb. 120). Auch diese Korrektur brachte keine Veränderung. Es blieb schwer. Es war wie verhext.

Ich entschied mich für ein Bild zum Aufgeben. Das musste gesehen werden. Lea hatte weiterhin das Gefühl, dass alles keinen Sinn hat und sich nichts verändert, keiner hört, was sie will und braucht.

Wir suchten nach den richtigen Worten und es wurde: „Ich habe alles versucht und jetzt habe ich aufgegeben." Sie malte ein Eichhörnchen (s. Abb. 121).

Die Belastung blieb vor dem fertigen Bild hoch, obwohl Lea wie immer sehr vertieft und verliebt in ihrem Malen mit dem Eichhörnchen gewesen war und es noch zuletzt sogar eine Nuss bekam (zwischen den Vorderpfoten).

Ich war jetzt auch etwas ratlos mit dem Wissen, dass wir aus Kostengründen nicht ewig weiter malen können.

Diesmal war klar: Für die Schwester Vera wird es der letzte Maltermin sein. Sie war, soweit es in Scheidungssituationen für Kinder geht, in ihren eigenen Lösungen angekommen. Lea war in ihrer Verzweiflung geblieben.

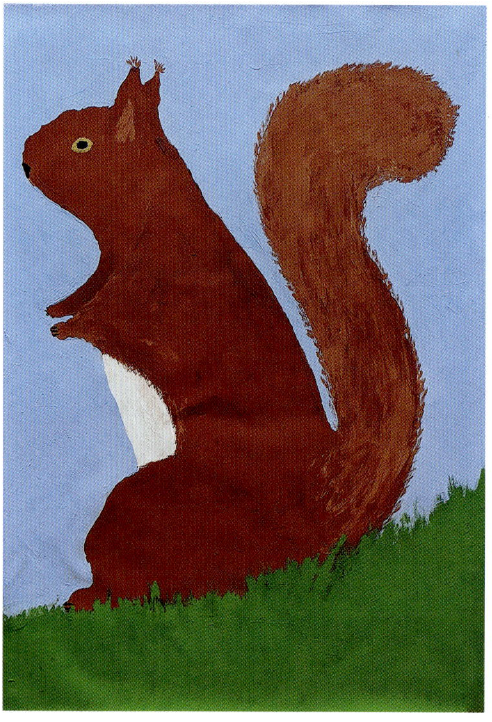

Abbildung 121: Lea, Bild 6

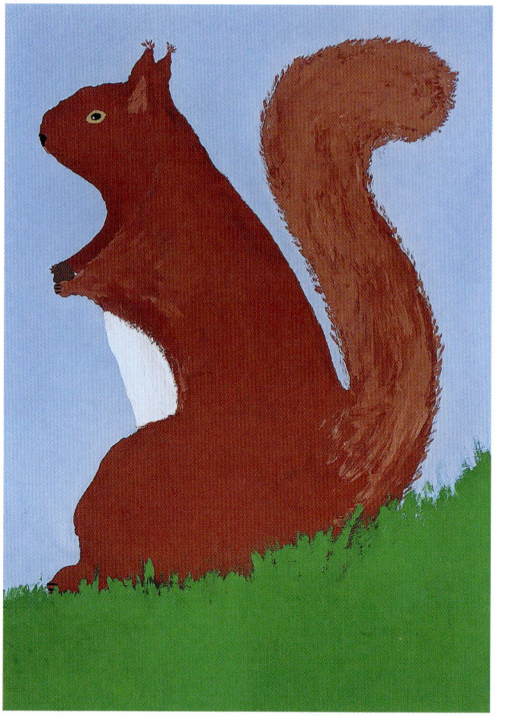

Abbildung 122: Lea, Bild 6 weitergemalt

Das besprachen wir, und auch, dass solche LOM-Bilder manchmal Zeit brauchen, um zu wirken und Veränderung möglich zu machen. Wir beschlossen gemeinsam, dass auch Lea ihr letztes Bild malt. Wir vereinbarten, dass ich sie einen Monat später nochmal frage, wie es denn ist und ob sie noch Unterstützung braucht.

Eine Zukunftsmetapher (s. Glossar) dafür, dass es sich verändern darf, wurde eine Papaya (s. Abb. 123).

Und jetzt passierte etwas Unfassbares. Lea malte wie immer mit Freude die Papaya. Wir rangen, wie sie gut ins Bild kommt, und als sie fertig war und klar wurde, dass der Hintergrund schwarz ist, war es, als ob ein Schalter umgelegt wurde. Ich kann es nicht in Worten beschreiben. Die Werte waren vor dem fertig gemalten Bild beim Maximum. Der Satz stimmte zu 100 %: „Ich bin da, wo ich bin, richtig, und ich bin sicher.“ Es war unglaublich.

Als wir vor allen Bildern standen und noch einmal erzählten, was auf dem Weg bis hierher so wichtig gewesen war, meinten beide, dass sie zu Beginn gedacht hatten: Was soll das denn jetzt, Stiefel, Zucchini, Lampen, Eichhörnchen und lauter so was zu malen. Wozu soll das gut sein? Sie hätten nie gedacht, dass sich so viel verändern könnte. Wir lachten herzhaft.

Wie versprochen fragte ich nach einem Monat nach. Lea brauchte nichts, und die Mutter erzählte mir, dass sie wieder kuscheln können und die alte, starke, fröhliche und kuschelige Lea da ist und sie die Veränderung gar nicht fassen kann.

Mich berührt dieser Schwestern-Mama-Prozess sehr in seiner Dynamik und dass es dann doch noch gelingen konnte, dass Lea Wege fand, mit der Situation besser klarzukommen – besser, anders und trotzdem klar bei sich bleibend und ehrlich.

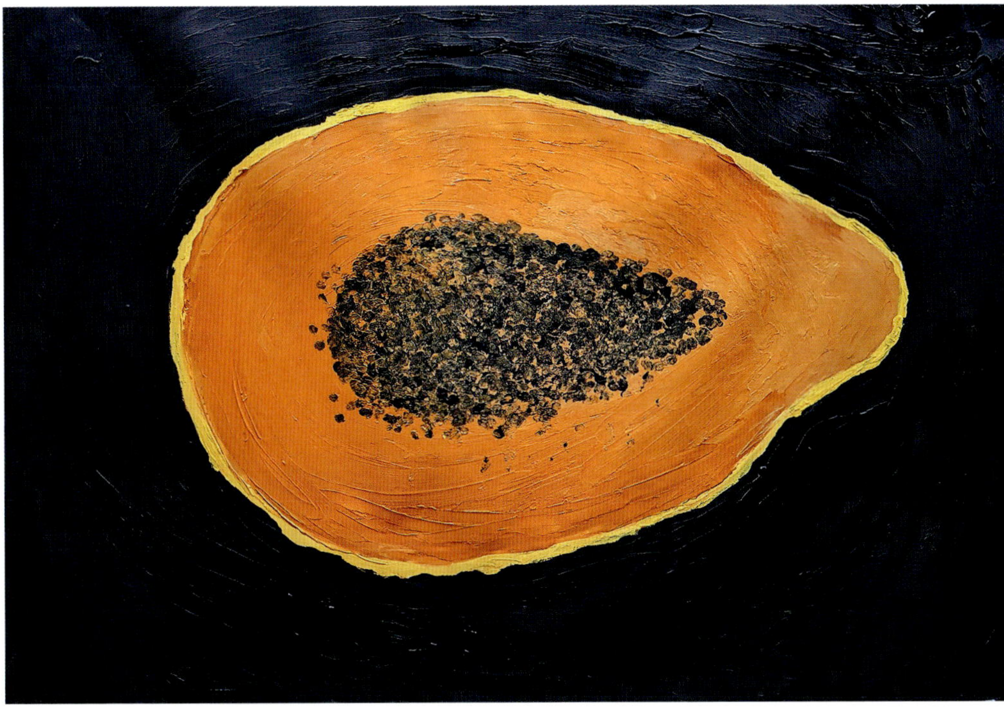

Abbildung 123: Lea, Bild 8

Als ich die Mädels jetzt in dem Zusammenhang dieses Buches fragte, ob ich ihre Prozesse beschreiben und veröffentlichen darf, sagten beide „Von mir aus" und Lea setzte mit einem übers Gesicht huschenden Lächeln dazu: „... aber es soll dann nicht am Ende so dastehen, als wäre alles super toll und alles kein Problem mehr." Die Mutter schrieb mir dazu: „Ich hingegen denke und sehe sehr oft, wie erstaunlich sich alles entwickelt hat, bin total dankbar und verblüfft, weil sich – besonders mit Lea – so viel verändert hat und sich leicht anfühlt. Zwischen uns und auch mit ihr und F. Veras Zucchini hängt leuchtend in ihrem Zimmer."

Ja, genau so empfinde ich es auch, wie Lea es sagt und die Mutter es schreibt: Es ist nicht einfach und oft auch wirklich unfair für die Kinder, wenn die Eltern sich trennen. Es ist belastend für die Kinder, wenn sie die Trennung ausbaden und sich vollkommen neu orientieren müssen. Wir haben wenig gute Modelle, wie Elterntrennung für Kinder gut gelebt werden kann. Was wir jedoch mit dem Lösungsorientiertem Malen tun können, ist, den Kindern zu helfen, wieder zu erleben, dass sie geliebt, gesehen und willkommen sind in dieser Welt – mit Mama, mit Papa und noch viel mehr.

2.23 Peter: 13 Jahre: Übergriff, Strafanzeige

Peter wird zu mir in die Beratung geschickt. Er erzählte mir sehr schnell sein Vergehen und den Grund der Anzeige. Er hatte einem Mädchen aus einer anderen Schule gedroht, er werde ihr Schlimmes antun, wenn sie ihm keine Nacktbilder schicke. Das Mädchen hat dies seinen Eltern erzählt, die daraufhin Strafanzeige eingereicht haben. Die Polizei beschlagnahmte wegen den massiven Drohungen seinen Computer.

Der unangemeldete Besuch der Polizei schockierte ihn. Als Maßnahmen wurden ihm abwechselnd Beratungen bei der Jugendanwaltschaft und mir verordnet sowie Arbeitseinsätze während einem Jahr und eine Buße.

Peter war sich nicht bewusst, welche massiven Ängste er bei seinem Opfer ausgelöst hatte. Nie im Leben würde er seine Drohungen ausführen, waren seine Worte bei mir. In den ersten Sitzungen ging es um seine fehlende Empathie dem Opfer gegenüber. Er schrieb einen Entschuldigungsbrief und versuchte, sich in die Lage des Mädchens hineinzuversetzen. Es war ihm peinlich, er schämte sich für seine Tat. Der Brief wurde dem Opfer zugestellt.

Es war ein erster Schritt, der ihm ein besseres Gefühl sich selbst gegenüber gab. Ich erzählte ihm von der Lösungsorientierten Maltherapie und machte ihm den Vorschlag, sich via Porträt mit sich selbst auseinanderzusetzen (s. Glossar „Porträt"). Er war einverstanden, obwohl ihn die Arbeit sehr verunsicherte (s. Abb. 124).

Das Porträt gefiel ihm nicht, er fühlte sich unwohl. Er wollte das Porträt auch nicht verändern.

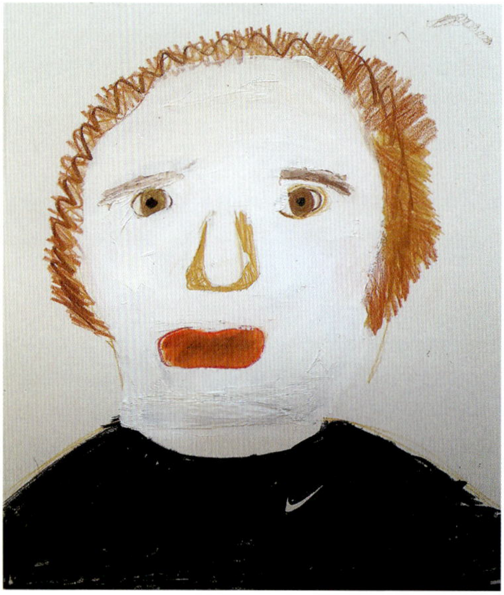

Abbildung 124: Peter, Bild 1

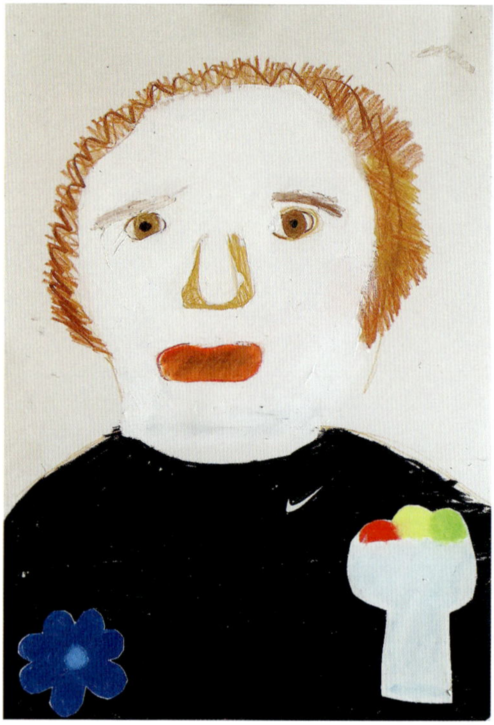

Abbildung 125: Peter, Bild 1 weitergemalt

Wir sprachen wieder über seinen Übergriff. Ich schlug ihm vor, die Verantwortung für seine Tat zu sich zu nehmen (s. Glossar „Rücknahme"). Mit einer Metapher (s. Glossar) nahm er die Verantwortung für seine Tat zu sich und malte eine blaue Blume auf das schwarze T-Shirt (s. Abb. 125).

Das Bild gefiel ihm schon ein wenig besser und er fühlte sich gestärkt. Wir sprachen über seine Qualitäten und über seinen Wesenskern. Ich schlug ihm vor, die Tatsache anzuerkennen, dass er im Kern ein sehr wertvoller Mensch sei. Diese Aussage berührte ihn sehr. Er wählte ein Eis, das er sich auch auf das T-Shirt malte. Jetzt wurde er nochmals zufriedener und entlasteter (s. Abb. 126).

Erst jetzt war er bereit, das Gesicht anzupassen. Die Hautfarbe musste etwas dunkler gemalt und die Haarfarbe und die Frisur auch angepasst werden (s. Abb. 127). Jetzt war er berührt

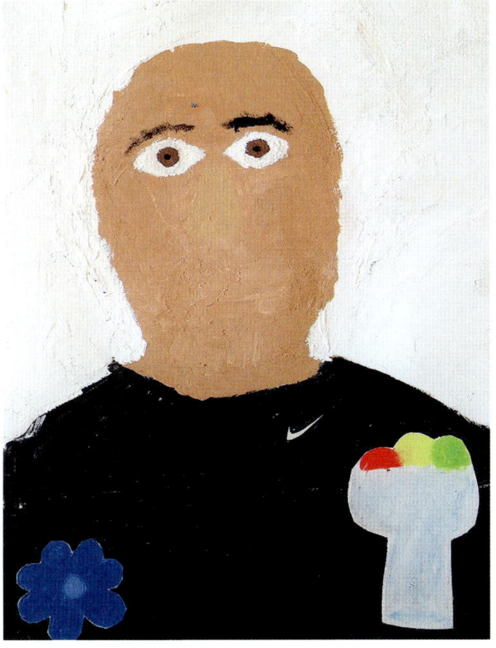

Abbildung 126: Peter, Bild 1 weitergemalt

vom Bild. Er zeigte Freude und Stolz und auch Zuversicht für seine Zukunft. Ein paar Monate nach diesem Bild bekam er das Okay für eine Lehrstelle. Mittlerweile hat er seine Lehre abgeschlossen und ist gut im Leben integriert.

2.24 Julia: 14 Jahre; Stress in der Schule, Schlafstörungen

„Seit einer Woche kann ich nicht mehr einschlafen. Ich bin belastet. Ich habe Angst vor der weiterführenden Schule im Sommer. Zudem geht meine beste Freundin für ein Jahr weg."

Julia hat von mir gehört und möchte ein paar Mal zu mir kommen. Ich erkläre ihr kurz das LOM (s. Glossar „Atmosphärenarbeit").

„Wenn deine momentane Atmosphäre eine Farbe hätte, welche wäre es dann?" „Blau"

Es tut ihr gut, ihre eigene Atmosphäre zu malen. Mit Metaphern malt sie alles, was für sie in ihre Atmosphäre gehört (s. Abb. 128).

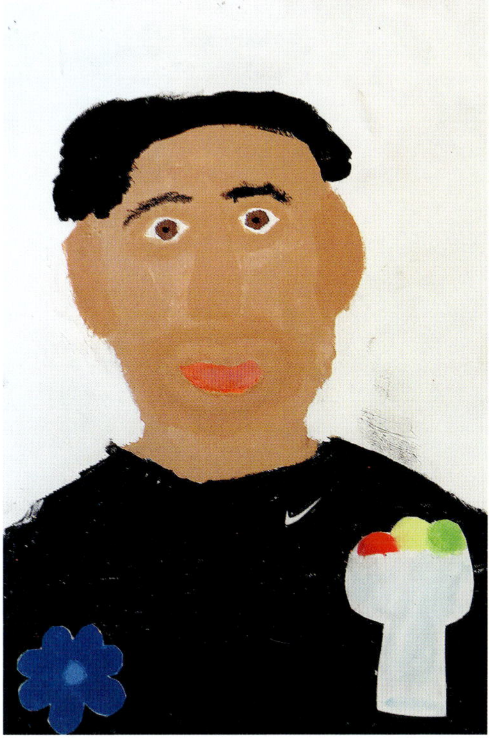

Abbildung 127: Peter, Bild 1 fertiggemalt

Für ihre liebevolle Familie, die immer für sie da ist, malt sie einen roten Kreis.

„Wenn die Tatsache, dass es eine Veränderung in deinem Leben geben wird, eine Frucht wäre?" Sie wählt einen roten Apfel. Sie ist sehr berührt, weil sie merkt, dass sie nichts festhalten kann, dass ihre Gefühle normal sind und sie das Erwachsenwerden nicht aufhalten kann.

Als Nächstes würdigen wir ihre hohe Sensibilität: „Wenn deine hohe Sensibilität eine Blume wäre?" Sie wählt eine gelbe Tulpe.

Es ist für sie eine große Herausforderung, nicht auf alle Eindrücke zu reagieren und bei sich zu bleiben. Ich frage weiter: „Wenn der Wunsch, bei dir zu bleiben, eine geometrische Form wäre?" Es wird ein violettes Dreieck.

In der nächsten Stunde erzählt sie mir von ihrer Zuversicht, dass sie sich auf die kommende Zeit und den Wechsel freut. Sie kann auch wieder einschlafen und ist viel ruhiger gewor-

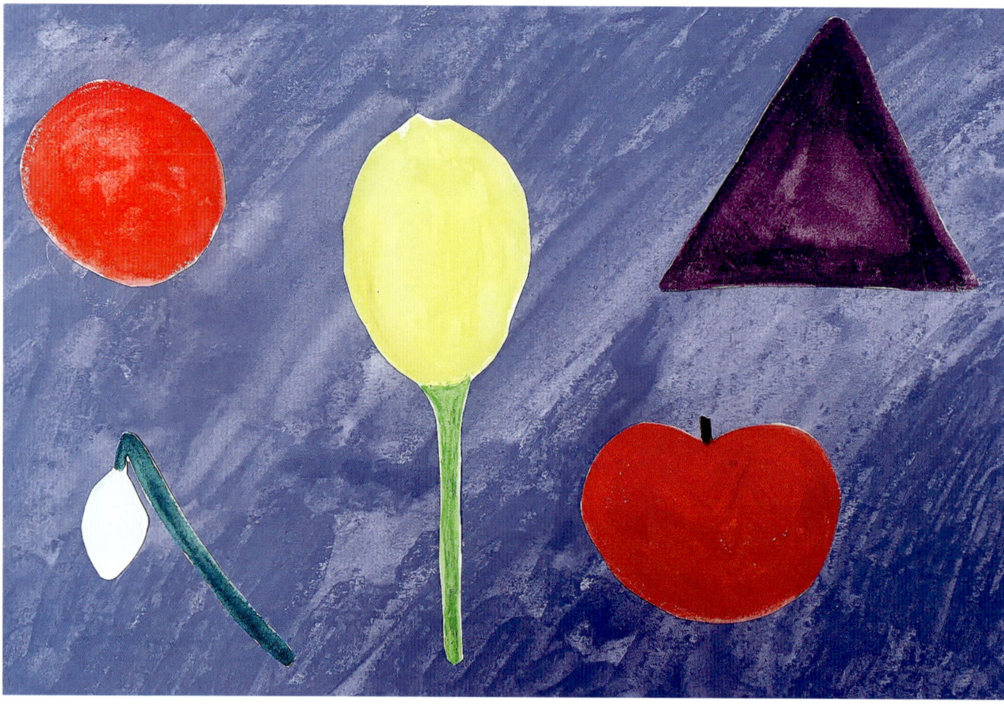

Abbildung 128: Julia, Bild 1

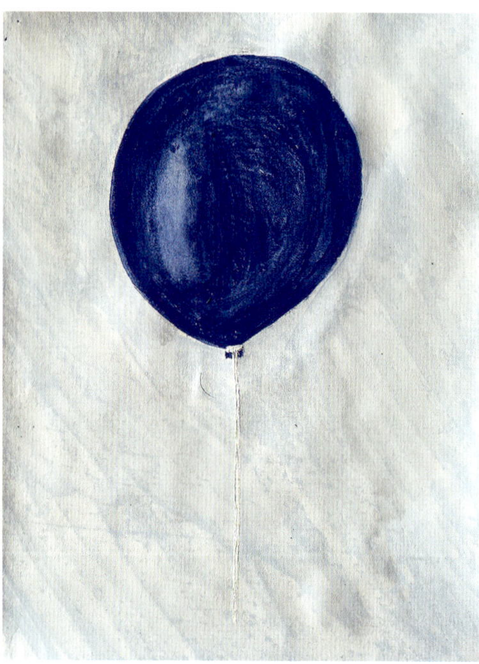

Abbildung 129: Julia, Bild 2

den. „Etwas ist geschehen, ich weiß auch nicht genau was. Ich freue mich auf die Zukunft."

Ich frage: „Wenn deine Zuversicht eine Blume wäre?" Sofort sieht sie ein „Schneeglöggli". Sie ist zufrieden und glücklich mit dem Bild.

Als Abschluss schlage ich ihr vor, die geleistete Arbeit zu würdigen (s. Glossar „Würdigung"). „All das, was du jetzt gemacht hast, muss gewürdigt werden. Wenn diese Würdigung ein Ballon wäre, welche Farbe hätte er? Sie wählt Blau (s. Abb. 129).

2.25 Mats: 14 Jahre: Anorexie; Kinderspital

Mats ist 14 Jahre alt, als er aufgrund rascher, besorgniserregender Gewichtsabnahme und großem Bewegungsdrang in die Klinik eingewiesen wird. Die Eltern berichten, dass sie sich über Mats Verhaltensänderungen große Sorgen

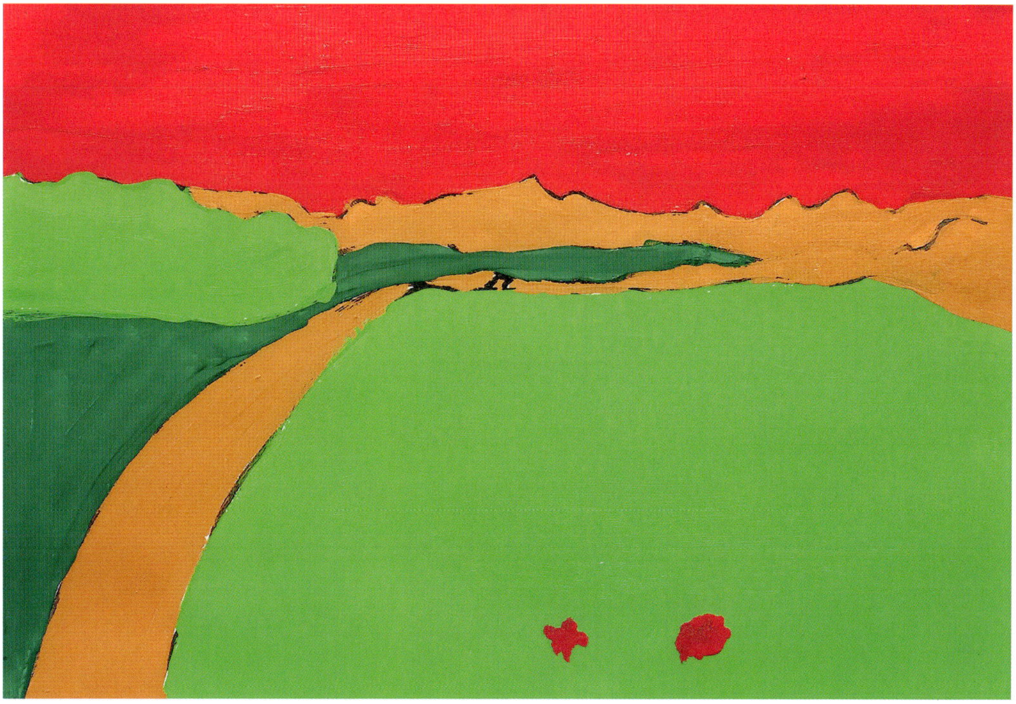

Abbildung 130: Mats, Bild 1

machen. In der Klinik wird eine Anorexie diagnostiziert. Mats zeigt keine Krankheitseinsicht, was die therapeutische und medizinische Begleitung erschwert. Im Rahmen des Klinikprogramms wird Mats in die Kunsttherapiegruppe und ins Einzelsetting angemeldet.

Das erste Mal treffe ich Mats in der Gruppenstunde. In der Gruppe wirkt er verloren, unsicher und in sich gekehrt. Damit Mats sich mit dem Malen an der Wand und dem Umgang mit den Gouachefarben vertraut machen kann, gebe ich ihm einen niederschwelligen Auftrag: nach seiner momentanen Stimmungslage eine einfache Ausmalvorlage ausmalen.

Mats entscheidet sich rasch für eine Farbe und bittet darum, den Pinsel benutzen zu dürfen, danach beginnt Mats, ohne zu zögern, zu malen. Während des Ausmalens mit Pink und Grün wirkt er fokussiert und entspannt (s. Abb. 130).

Am Schluss der Stunde bin ich überrascht, dass Mats aktiv an der Feedback-Runde teilnimmt. Das Endprodukt gefalle ihm, die zwei Blumen unten rechts nicht. Aus diesem Grund habe er nicht noch mehr Blumen gemacht wie ursprünglich geplant. Eine für mich aufschlussreiche Aussage. Folglich werde ich darauf achten, wie Mats mit Unzufriedenheit umgeht.

Zwei Tage später besucht er die Einzelstunde. Ich frage Mats, ob ich ihm ein Blatt aufhängen soll und er malen mag. Ich schlage ihm vor, dass er eine Farbe aussucht, die ihm gefällt, dann könne er diese mit dem Pinsel auftragen und schauen, was entsteht. Mats ist einverstanden. Er wählt Braun und nimmt relativ wenig Farbe. Ich gebe ihm noch etwas mehr und erkläre ihm, dass es wichtig sei, dass er genug Farbe hat, damit er nicht immer unterbrechen muss, um Farbe zu holen. Es sei auch in Ordnung, wenn Farbe übrigbleibt. Als fünf Baumstämme zu erkennen sind, fragt er leise, ob er eine weitere Farbe haben darf. Ich sage ihm, dass er alles nehmen darf, was er braucht. Mats nimmt daraufhin Grün, schnappt sich einen

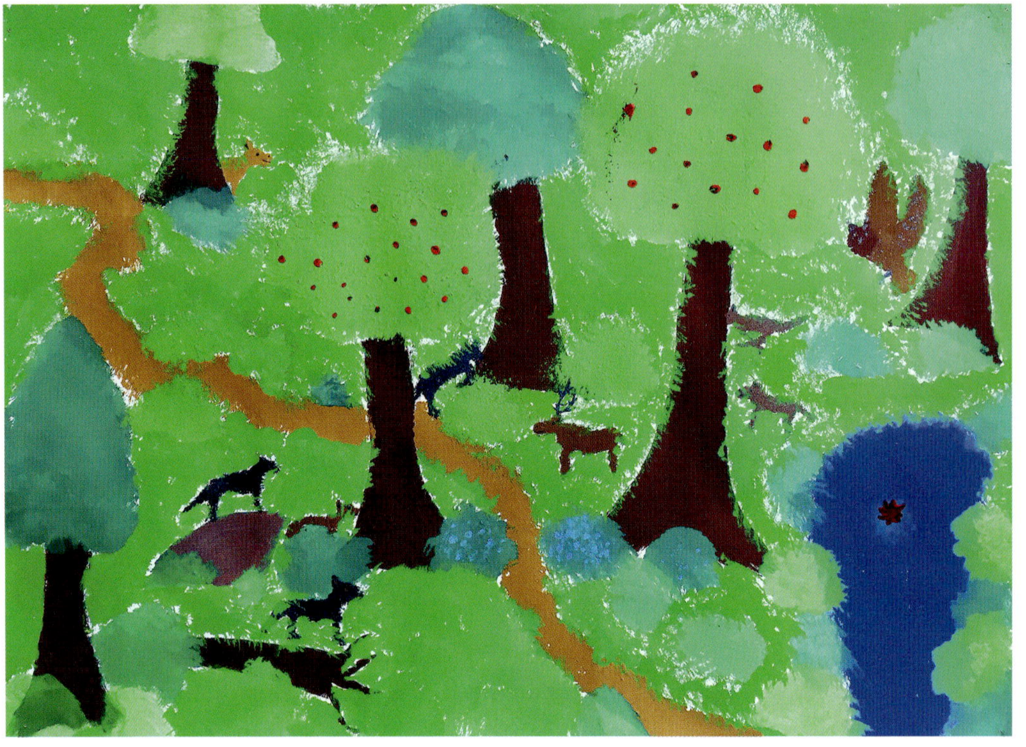

Abbildung 131: Mats, Bild 2

Schwamm und malt damit die Baumkronen (s. Abb. 131). Die Stunde ist kurzweilig, da Mats das Bild spielerisch entstehen lässt und die ganze Stunde handlungsfähig bleibt. Am Ende der Stunde sagt Mats, dass er noch Tiere in das Bild malen wolle.

Da Mats vorwiegend über die Kunsttherapie einen Zugang zu sich findet, wird ihm in Absprache mit den zuständigen Therapeutinnen und Ärztinnen eine weitere Einzelstunde pro Woche zugesprochen.

Nach drei weiteren Einzelstunden malt Mats das Bild fertig (s. Abb. 131). Während des Malens erlebe ich Mats fokussiert und entspannt. Auf der Beziehungsebene wirkt er sicherer als am Anfang. Mats fragt nach, wenn er beim Farbenmischen unsicher ist oder nicht weiß, wo er etwas platzieren soll. Mats: „Hm ..., soll ich die Eule auf dem Ast oder im Flug malen?" Ich: „Wo hast du sie denn gesehen?" Mats antwortet, ohne zu zögern: „Im Flug, aber das ist schwierig zu malen." Ich erkläre Mats, dass er es doch versuchen soll. Mats wagt es und malt mit einem dünnen Pinsel die Eule, sie gelingt ihm sofort, er lächelt und ist sichtlich stolz.

In der folgenden Stunde wirkt Mats niedergeschlagen. Den Tränen nahe erzählt er, dass er den Alltag vermisse. Ich frage ihn, ob er Lust habe, ein Bild zu diesem Thema zu malen, und zwar als Metapher. Ich erkläre ihm, dass es darum geht, ein ganz einfaches Bild zu malen. Und damit er das stimmige Bild findet, müsse ich ihm ein paar Fragen stellen. Er ist sofort damit einverstanden und beantwortet die Erhebungsfragen (s. Glossar „Erheben des Anliegens").

Zur positiven Kognition, die ich bei ihm gestärkt haben will, stelle ich folgende Fragen:

Ich: „Und wenn du den Alltag so stark vermisst, was denkst du dann über dich?"

Mats: „Ich bin unfähig."

Ich: „Was würdest du dann gerne über dich denken?"

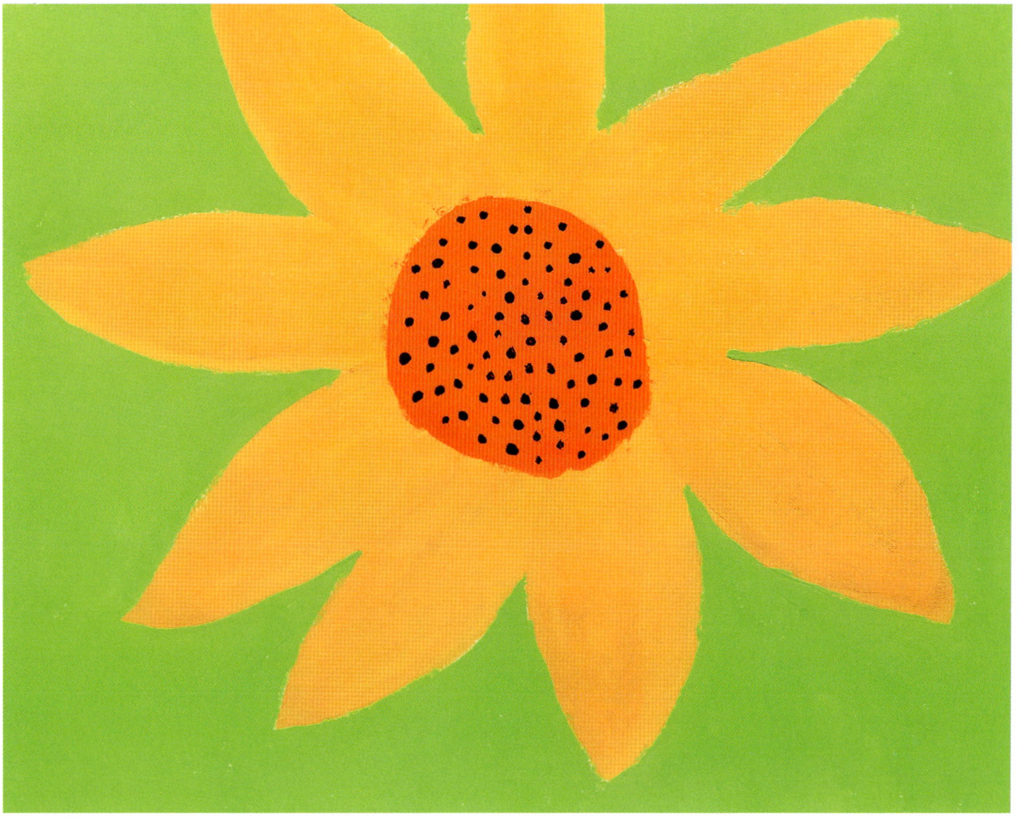

Abbildung 132: Mats, Bild 3

Mats lächelt: „Ich bin fähig!"

Ich wiederhole den Satz „Du bist fähig", schaue Mats in die Augen, dabei erinnere ich ihn an die Eule, die er gemalt hat.

Nun erkläre ich Mats, dass er den Auftrag hat, die Bilder, die er als „ersten Impuls" sieht, zu benennen. Aus den abgefragten Metapherkategorien (s. Glossar „Metapherkategorie") wählt Mats aus der Kategorie „Blumen" die Margerite aus. Er bekommt von mir den Auftrag, nun die Blume nach klaren Regeln (s. Glossar „Metapher") zu malen (s. Abb. 132).

Ich bin beeindruckt, wie einfühlsam und langsam Mats die Blume malt. So wundert es mich nicht, dass die Stimmigkeitswerte der positiven Kognition am Ende dieses LOM-Bildes in der Werteskala steigen.

In der nächsten Stunde lobe ich Mats für seine Arbeit, die er geleistet hat. Ich sage ihm, dass seine bisherigen Arbeiten gewürdigt werden müssen. Mats lächelt zustimmend. Er malt eine Würdigungsmetapher: eine Giraffe (s. Abb. 133).

Mats wirkt auch bei diesem LOM-Bild konzentriert und malt liebevoll. Nach dem Würdigungsbild sind die Werte der positiven Kognition gestiegen.

Ein Schlüsselmoment ist für mich die darauffolgende Stunde: Mats setzt sich an den Tisch und schaut zu Boden. Auf meine Frage, was er heute gerne machen möchte, schaut er mich flüchtig an und meint, dass er gerne wieder „sowas" wie letztes Mal machen möchte. Ich frage ihn, was ihn gerade beschäftigt. Mats sagt, er wisse nicht, warum alle sagen, er sei krank, er mache ja seine „Sachen" und verstehe das nicht. Mats wirkt verzweifelt.

Ich: „Wenn ich dir so zuhöre, habe ich das Gefühl, dass du dich nicht verstanden fühlst."

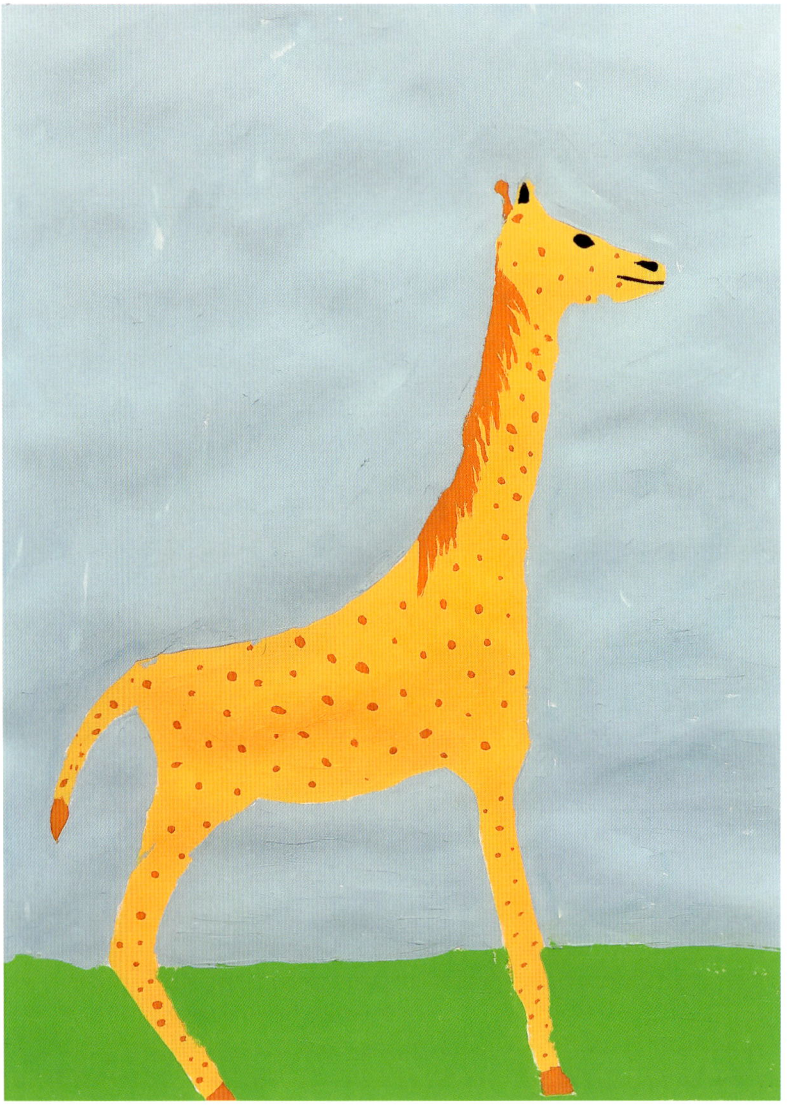

Abbildung 133: Mats, Bild 4

Mats weint und nickt. Ich bin überrascht, wie Mats seine Gefühle und Gedanken mittlerweile beschreiben und benennen kann. Für den Satz „Ich werde nicht verstanden“ findet Mats sehr schnell die passende Metapher, einen schwarzen Panther. Er möchte versuchen, diesen zu malen (s. Abb. 134).

Beim Malen der vorderen Pfote äußert er Unzufriedenheit. Das erste Mal gelingt es ihm, etwas zu verbessern. Er nimmt sich Zeit und freut sich über das Ergebnis. Am Schluss der Einheit frage ich Mats, wie es ihm ergangen ist, als er die Pfote verbessert hat. Mats äußert, es habe ihm gutgetan. Er ist sehr zufrieden mit dem Resultat. Er dachte nicht, dass er das hinbekommt. Die Werte von der positiven Kognition „Ich bin es wert“ sind von 1 auf 6 gestiegen (das Maximum ist 7).

Nach diesen LOM-Einheiten wünscht Mats, frei zu malen. Ich hänge ihm ein A3-Blatt an die Wand. Mats malt gerne mit dem Pinsel und mit Schwämmen. Das Bild scheint für ihn ein siche-

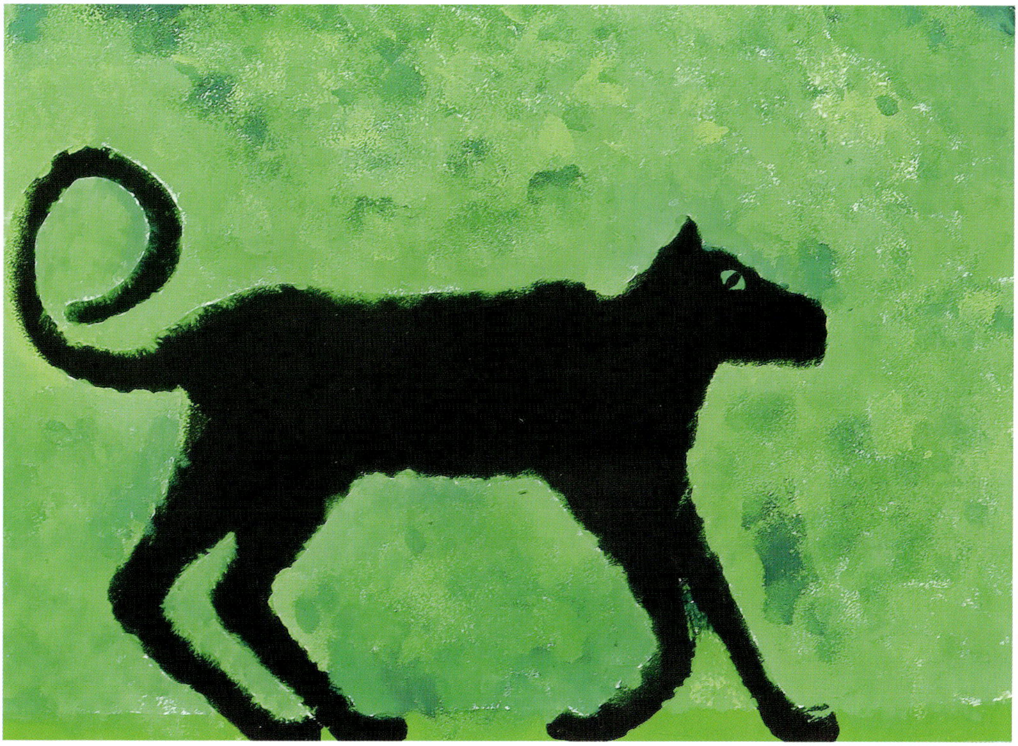

Abbildung 134: Mats, Bild 5

res Medium geworden zu sein, um in Kontakt mit sich und mir zu kommen. Er erzählt vermehrt von seinen Hobbys, die er vor der Krankheit hatte, mittlerweile kann er die Anorexie als Krankheit anerkennen und ist bemüht, gesund zu werden. Auf meine Nachfrage kann er gut beschreiben, wie er sich fühlt während des Malens und dass es ihn entspannt. Mats ist es gelungen, seine Malprozesse und damit verbundene Verhaltensweisen zu beobachten und zu beschreiben. Was mich in dieser Begleitung berührt, ist, wie Mats seinen positiven Gefühlen näher zu kommen scheint. Mats muss nicht mehr nur vermeiden, sondern kann aktiv an seinen Zielen arbeiten, dies zeigen seine Bilder und Kommentare. Zeitnah berichtet die Mutter, dass Mats ihr seit Langem mitteilen konnte, wie es ihm geht. Vermehrt spiegeln sich in Mats Bildern und den dazugehörigen Entstehungsprozessen gesunde und dem Entwicklungsalter entsprechende Anteile. Abbildung 135 zeigt sein Bild „Karatemänner" – der Rechte kämpft gegen die Anorexie, und Abbildung 136 das Bild einer asiatischen Landschaft.

Das letzte LOM-Bild, das im Atelier entsteht, ist ein Landschaftsbild (s. Abb. 137). Ich bin sehr angetan, wie es entstanden ist. Mats sagt mir zu Anfang der Stunde: „Ich weiß nicht, ob ich es richtig sagen kann." Ich lade ihn ein, einfach zu sagen, was er denkt. Mats: „Es ist für mich unmöglich, etwas Süßes zu essen ... und ich muss laut Plan jetzt auch beginnen, Süßes zu essen." Mats wirkt verzweifelt und traurig.

Ich erkläre ihm, dass er es nicht besser hätte sagen können. Dass er sein Anliegen genau so formuliert hat, dass ich dieses beinahe eins zu eins als Frage für die Metapher übernehmen kann. Mats grinst und ich frage: „Mats, wenn das Unmögliche, etwas Süßes zu essen, in Ordnung kommt, wie fühlt sich das an?" Ich warte,

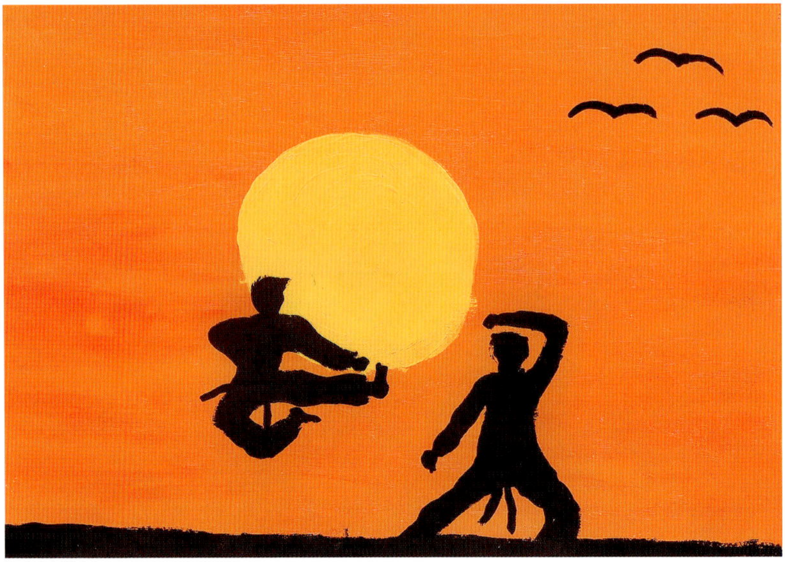

Abbildung 135: Mats, Bild 6

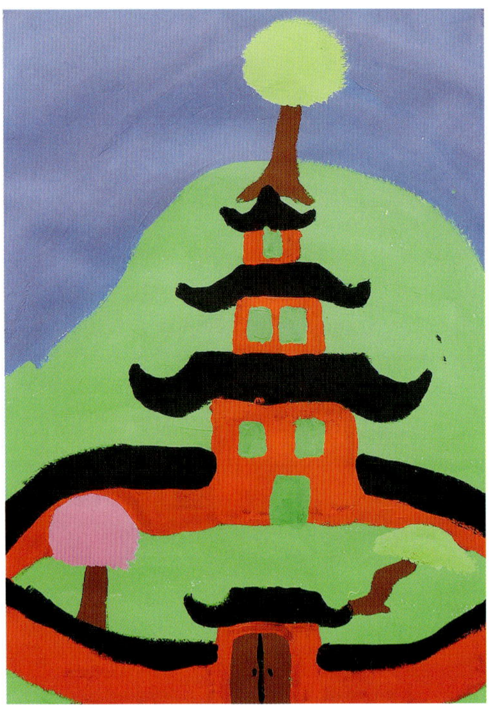

Abbildung 136: Mats, Bild 7

bis sich Mats Gesichtsausdruck ändert. Als er dann seufzt und schmunzelt, frage ich weiter: „Wenn dieses Gefühl eine Landschaft wäre, was wäre es für eine?" Mats: „Eine hügelige Wiese."

Mats malt die Landschaft fokussiert und langsam, er malt nach meiner Anleitung von unten nach oben, das Grün findet er schön. Als er mit Grün fertig ist, frage ich ihn, ob er den Hintergrund (blauer Himmel) mit der Hand malen möchte. Er ist einverstanden. Beim Malen mit der Hand wirkt er entspannt, es herrscht Stille. Auf meine Frage, wie es ihm damit geht, mit der Hand zu malen, sagt er: „Es ist gut, so ruhig."

Bis zum Klinikaustritt kommt Mats noch viermal. Davon einmal mit der Mutter, um die Ressourcen der Mutter-Sohn-Beziehung bewusst zu reaktivieren. Eindrücklich ist, wie Mats die Entwicklungen in der Maltherapie direkt in seinen Alltag transferieren konnte. Der Malprozess erhöhte seine Selbstwirksamkeit, befähigte ihn, seine Bedürfnisse wahrzunehmen, diese zu vertreten und seine gesunden Anteile zu erkennen, was eine positive Entwicklung anstoßen konnte.

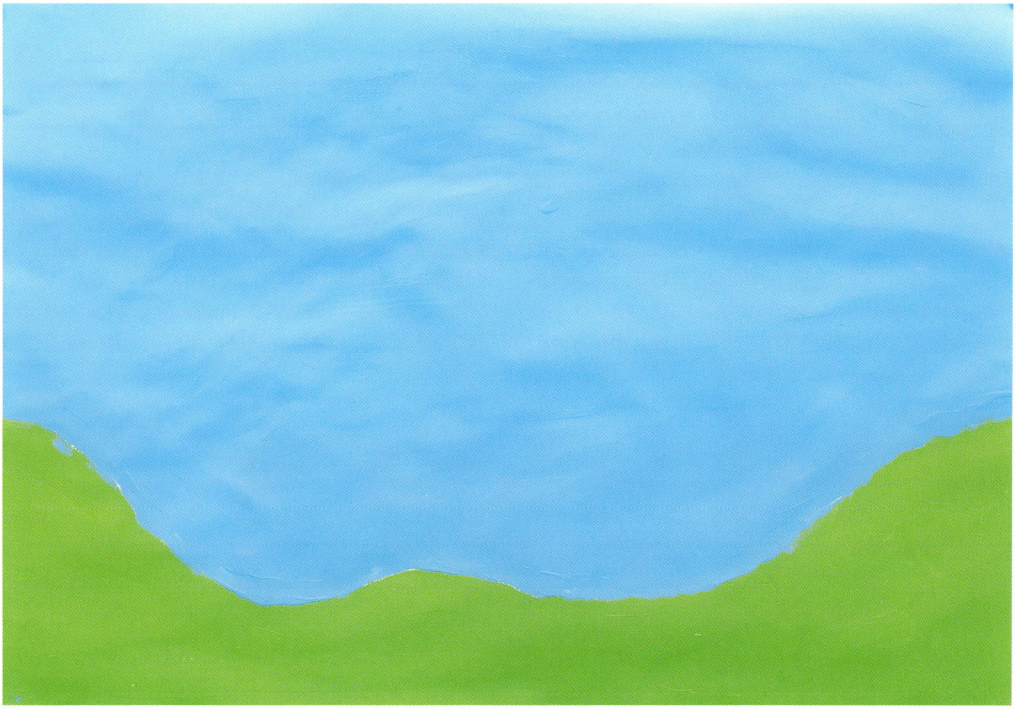

Abbildung 137: Mats, Bild 8

2.26 Alex: 15 Jahre: verweigert die Schule, massive Wutausbrüche

Der 15-jährige Alex wurde von seinem Hausarzt zur Kunsttherapie bei mir angemeldet. Der Hausarzt berichtet: „Ich habe Dienst gehabt und bin von der Polizei gerufen worden. Sie hatten den in der Schule randalierenden Jungen festgenommen und in eine Zelle gesteckt. Ich wurde nun aufgefordert zu entscheiden, ob er freigelassen werden könne. Ich habe mich für die Freilassung eingesetzt und dafür, eine unkonventionelle Behandlung zu wagen, da sich bisher nichts geändert hatte. Seit Jahren schon konnte der Junge nur von einem Privatlehrer geschult werden und hatte immer wieder massive Wutausbrüche."

Ich treffe den Jungen gemeinsam mit seiner Mutter im Atelier. Er wirkt eher abwesend, die Mutter engagiert. Sie berichtet mir von der schwierigen Schulgeschichte ihres drittgeborenen Jungen. Er sei bereits in der Spielgruppe teilweise nicht willkommen gewesen, später dann in der Primarschule als aussichtsloser Fall bewertet worden. Einmal hätten sie ihn, in der Not sogar mitten in der Nacht, in einem vom Kanton vorgeschlagenen Erziehungsheim abgeholt. Die Eltern arbeiten viel im eigenen KMU (kleines und mittleres Unternehmen), in diesem Unternehmen sei der pubertierende Junge auf Anfrage manchmal auch als Aushilfe tätig. Momentan geht er zu einem älteren Privatlehrer, mit dem er auch den Orientierungslauf für sich entdeckt habe.

Der Junge entdeckt in der Folge das Atelier. Er scheint nachzureifen, indem er viel „wässerlet" (mit dem Pinsel im Wasserkessel spielen), ausprobiert, „müsterlet" (verschiedene Malweisen um Muster zu erzeugen), das Blatt malträtiert.

Zwischendurch, dies habe ich zu Beginn mit ihm ausgemacht, soll er Bildaufgaben (LOM) nach meiner Anleitung erledigen (s. Glossar „Erheben des Anliegens“). Unter anderem beschäftigt ihn das morgendliche Vorbeikommen seines circa zwei Jahre älteren Bruders, der in der Lehre ist und mit seiner eher hyperaktiven Seite viel Lärm produziert. Ich frage: „Wie sehr belastet dich die Morgensituation im Elternhaus?“ (0 keine Belastung und 10 sehr starke Belastung). Er sagt: „10.“ „Wenn die Tatsache, dass du am Morgen gerne Ruhe hast und dein Bruder laut ist, ein Kleidungsstück wäre, welches wäre es?“ Er antwortet: „Ein Kapuzenpullover“ (s. Abb. 138). Ich frage weiter: „Was würdest du in dieser Situation gerne über dich denken?“ Er antwortet: „Ich bleibe gelassen.“ „Wie fest kannst du das schon denken? 1 heißt, du kannst es gar nicht denken, 7 heißt, du kannst es vollkommen denken.“ Er sagt: „2.“

Nach dem Malen der Pullover-Metapher gibt es damit keine Probleme mehr. Die positive

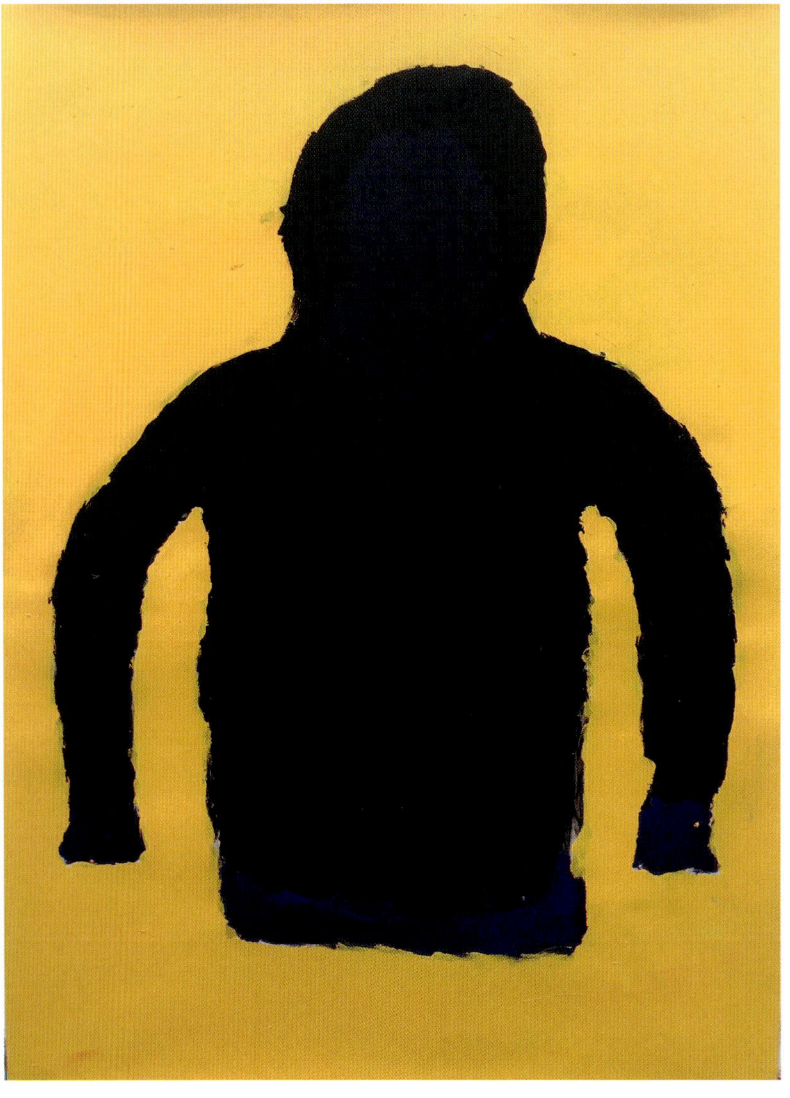

Abbildung 138:
Alex, Bild 1

Kognition ist nach dem Bild auf Höchstwert (7), der Belastungswert deutlich gesunken (von 10 auf 1).

Kurz vor den Sommerferien nach einer halbjährigen Therapie entlasse ich ihn aus dem Atelier. Die Mutter scheint zufrieden, der Junge konnte die obligatorische Schulzeit beenden und hat einen Platz in einer sozialpädagogischen Einrichtung gefunden, die die Arbeitsfähigkeit von jungen Menschen trainiert. Ich gehe davon aus, dass ich den jungen Mann nicht mehr sehe.

Knapp ein Jahr später meldet sich die Mutter, in aufgelöstem Zustand, bei mir telefonisch. Der junge Mann habe fast das ganze Jahr auf dem Hof durchgehalten und sei nun erneut in Konflikt geraten. Der Praktikumsbetrieb wolle prüfen, ob er ihn bis zum Schluss weiterbetreuen könne. Der Junge sei wieder enorm verschlossen und habe sich nur dazu überreden lassen, zu mir ins Atelier zu kommen und seine Stressoren zu bearbeiten. Darüber staune ich. Doch vermute ich, dass das Atelier, das mit wenig Worten auskommt, und meine zumal jugendlich-direkte Art, dem jungen Burschen zu begegnen, ihm guttun. Ich weiß: Mein eigener Stundenplan ist eng, ich habe nur begrenzt Zeit, mit dem jungen Mann zu arbeiten, der ab August seine selbst gefundene (!) Lehrstelle antreten will.

Ich führe den folgenden Dialog mit ihm: „Wir haben sechs Sitzungen, um deine Anliegen zu bearbeiten, wir werden direkt und ohne Umschweife die Zukunft und das dafür Nötige erarbeiten, danach beginnst du die Lehre.“ Er ist einverstanden und ich frage ihn drei Dinge:

- „Bist du bereit zu lernen?“ Er antwortet mit Ja.
- „Bist du bereit, meine Spielregeln einzuhalten?“ Auch dies bejaht er.
- „Was ist die dringendste Belastung, die wir bearbeiten müssen?“ Er antwortet: „Dass ich Dinge, die mir wirklich wichtig sind, freundlicher zum Ausdruck bringen kann und gelassener werde bei Dingen, die mich nerven.“

In der Folge arbeiten wir mit einer Systemmetapher (s. Glossar) für das gewünschte System (ab Lehrbeginn). Ich frage ihn: „Stell dir vor, du investierst hier im Atelier Zeit, damit deine Schwierigkeiten abnehmen und du gut in der Lehre starten kannst. Immer öfter wirst du ruhig bleiben können. Kannst du dir vorstellen, wie sich deine Situation anfühlen wird? Wenn dieses Gefühl eine Farbe hätte, welche wäre es?“ (grau)

Die positive Kognition, die im Hintergrund steht, ist: Ich bleibe gelassen (VoC: 4). Wir erarbeiten die nötigen Anerkennungen und Würdigungen (s. Abb. 139):

- Anerkennen, was ist: Ich bin bereit zu lernen. (Hammer) (s. Glossar „Anerkennen, was ist“)
- Anerkennen, was ist: Ich möchte lernen, den guten Ton zu finden. (Noten)
- Würdigung: Das, was ich bereits gelernt habe. (Schnupfdösli)
- Anerkennen, was ist: Ich habe viele Anforderungen an mich selbst. (Granatapfel)
- Würdigung: Huch, es geht ja immer besser mit dem Reden. (dunkelgrauer Ring)
- Anerkennen, was ist: Manchmal habe ich vor Wut richtige Blackouts. (schwarzer Fleck)
- Anerkennen, was ist: Zu jedem Wutausbruch gehört eine Vorgeschichte, es kommt nicht plötzlich. (weißer Fleck)
- Zu einem Konflikt gehören immer zwei Beteiligte. (Bildschirm)
- Alles, was jetzt noch fehlt: (Baum)
- Geschenk: (Zenkreis) (s. auch Glossar „Geschenk“)
- Ich wähle, in welche Situationen ich meine Energien stecke. (Energydrink)

Nach Beendigung der Systemmetapher, trudelt eine hohe Buße bei ihm in den Postkasten ein. Er berichtet mir freudig erstaunt, dass er sehr gelassen reagieren konnte und die Buße einfach bezahlt habe. Schließlich habe er seine Finanzen gut berechnet, für das Wichtigste reiche es ihm immer noch, und es sei erstaunlich, wie die Arbeit im Atelier ihm nütze.

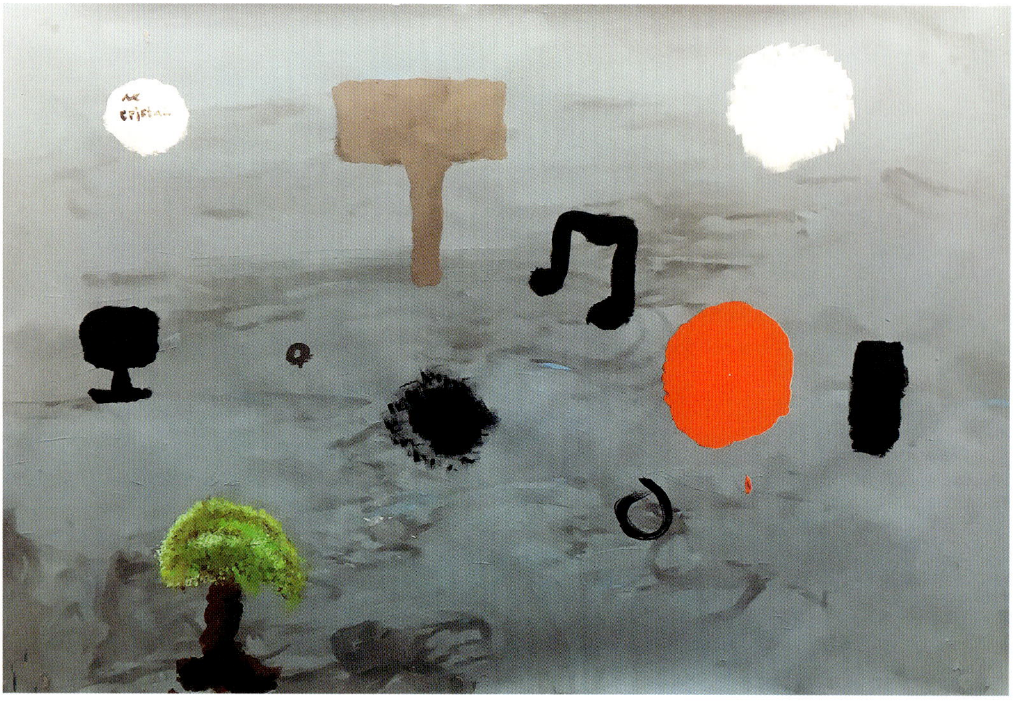

Abbildung 139: Alex, Bild 2

Eine Zukunftsmetapher (s. Glossar) kann er sich nicht vorstellen, vor allem wolle er sie nicht malen.

Ein früher angefangenes Bild will er auch nicht fertigmalen, ist aber damit einverstanden, dass ich für ihn stellvertretend, nach seinen Anweisungen das Bild fertig male (s. Abb. 140).

Der junge Mann ist zufrieden und meint: „Früher war ich nicht so gelassen, da ist schon etwas passiert. Nicht alles ist schlimm gewesen, was ich erlebt habe. Ich fühle mich jetzt gut vorbereitet auf den Lehrstart, ich bin zufrieden, wie ich weitergekommen bin, danke!"

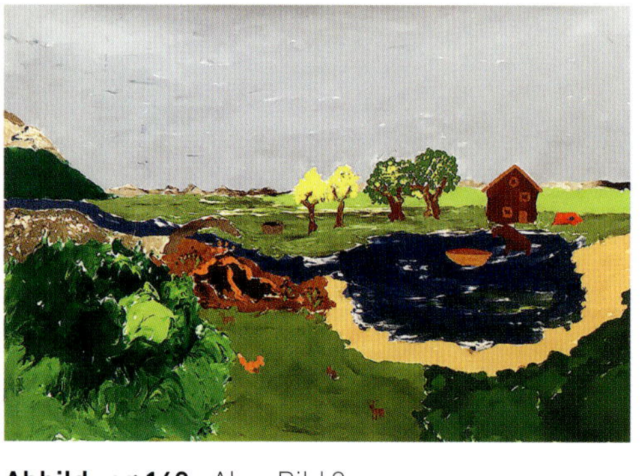

Abbildung 140: Alex, Bild 3

Ich mache mit Alex ab, dass ich mich ca. sechs Wochen nach Lehrbeginn bei ihm melden werde, um nachzufragen, wie es ihm geht. Danach wird er selbst Verantwortung übernehmen und sich bei mir melden, falls nötig.

Beeindruckt hat mich immer wieder, wie klar dieser junge Mann gefühlt hat, was er konkret im Moment braucht, um sich wappnen zu können. Das setzt voraus, dass bereits viel Arbeit von ihm selbst und seinem sozialen Umfeld geleistet worden ist. Ihm wurden Grenzen gesetzt, auf die er stets mit dem gleichen Wutmuster reagiert hat. In der Familie setzt ihm der ältere Bruder Grenzen (s. Pullover-Metapher), in der Schule ist er mit Grenzen konfrontiert worden, worauf er so heftig randalierte, dass die Polizei aufgeboten wurde. Auf dem Bauernbetrieb entschloss man sich, ihn nicht weiterzubegleiten wegen seiner unkontrollierten Wutanfälle. Bis zum Zeitpunkt der zweiten Therapiephase konnte er lediglich wütend reagieren. Erst zum Zeitpunkt unserer letzten Therapiephase war er in der Lage, zu begreifen, dass er eine andere Verhaltensweise trainieren muss. Er war offenbar bereit dafür und hat schnell begriffen.

2.27 Nina: 16 Jahre; Selbstverletzung

Nina rief mich kurz vor dem Lockdown, im März 2020 an, wir mussten unser erstes Treffen verschieben und sie kam dann zwei Monate später in mein Atelier. Nina ist 16 Jahre alt und im ersten Lehrjahr zur Pflegefachfrau.

Nina ist seit zwei Jahren in einer Beziehung mit einem jungen Mann, der vier Jahre älter ist. Ihr Leben ist stark auf ihn ausgerichtet. Ihr Selbstwert ist sehr instabil, und immer wieder entsteht in ihr ein Gefühlschaos, bei dem sie sich ritzen muss, um den Druck nicht mehr zu spüren. Sie hatte damit aufgehört, aber mittlerweile wieder angefangen und dies ihren Eltern verschwiegen, dadurch hat sich ihr Druck zusätzlich erhöht.

Mit diesen Informationen schlage ich Nina vor, eine „Gefühlskette" zu malen, damit sie ihr Gefühlschaos besser einordnen und kennenlernen kann. Nina hat noch keine Erfahrung mit dieser Therapieart, bei der mit der ungeübten, bei ihr also der linken Hand gemalt wird. Ich frage sie: „Welche Farbe hat dein Gefühlschaos?" Sie antwortet: „Rot." Sie nimmt die Farbe in die Hand, und ich ermutige sie, mit ihrem Gefühl in Kontakt zu kommen. Die Gefühle kommen rasch an die Oberfläche, und Nina malt mit der Farbe Rot, bis ein neues Gefühl in ihrem Inneren Raum einnimmt, es ist „Trauer" (s. Abb. 141). Für die Trauer wählt Nina die Farbe Blau. Das Blau setzt sie an der roten Farbe an und lässt die Trauer in ihr Raum einnehmen, bis die Wut sich wieder meldet, da wechselt sie wieder auf die Farbe Rot. Nina ist überrascht, wie schnell sich die Gefühle verändern und wie klar sie sich in ihr zeigen. Nach der Wut kommt ein neues Gefühl, die „Ohnmacht." Nina wählt Grün und malt weiter, dann kommt wieder die Wut, da sagt Nina: „Ich bin hässig (wütend) auf mich, weil ich hässig bin." Sie ist überrascht, dass sie das sagt, da liegt der Anfang ihres Gefühlschaos. Den Satz schreibe ich mir für das weitere Vorgehen in der Therapie auf. Dann meldet sich wieder die Trauer und zum Schluss breitet sich in ihr ein neues Gefühl aus: Klarheit und Ruhe (Orange). Dieses Gefühl kennt Nina nach einem soeben erlebten Gefühlschaos so noch nicht. In diesen Momenten hat sie sich sonst, um sich zu erleichtern, geritzt, worauf Scham folgte, statt wie jetzt Klarheit und Ruhe.

Nina erzählt in der zweiten Therapiesitzung, sie habe kurz darauf ihren Eltern erzählt, dass sie sich wieder geritzt hat, worauf sich ihr empfundener Druck löste. Ab diesem Moment hat sie sich nicht mehr geritzt, sie ist erstaunt, dass das Malen ihr so geholfen hat.

Wir explorieren den Satz: „Ich bin hässig auf mich, weil ich hässig bin!" (s. Glossar „Erheben des Anliegens"):

- *Wann kommt dieser Satz in dir hoch, wann tritt das auf?* Es ist vor allem in Situationen, im Zusammenhang mit meinem Freund. Er verhält sich zunehmend merkwürdig, unklar, es wird immer schwieriger, ihm zu glauben, wenn er sich rechtfertigt (die Gefühle, die in Nina aufsteigen, unterdrückt sie, bis sie immer verwirrender werden und zu einem Gefühlschaos mutieren). Ich habe ein komisches Gefühl gegenüber meinem Freund, obwohl ich ihn liebe, das macht mich dann „hässig". (Aufgrund dieser Situationen ist Nina sich ihrem Wert nicht mehr sicher, ihr Selbstwert ist sehr niedrig, sie lässt ihrem Freund vieles durchgehen, so wird sie von ihrem Freund immer weniger respektiert).
- *Woran wirst du erkennen, dass sich etwas geändert hat?* Wenn ich ein Gefühlschaos habe und mich nicht mehr ritze und meine Gefühle einordnen kann.

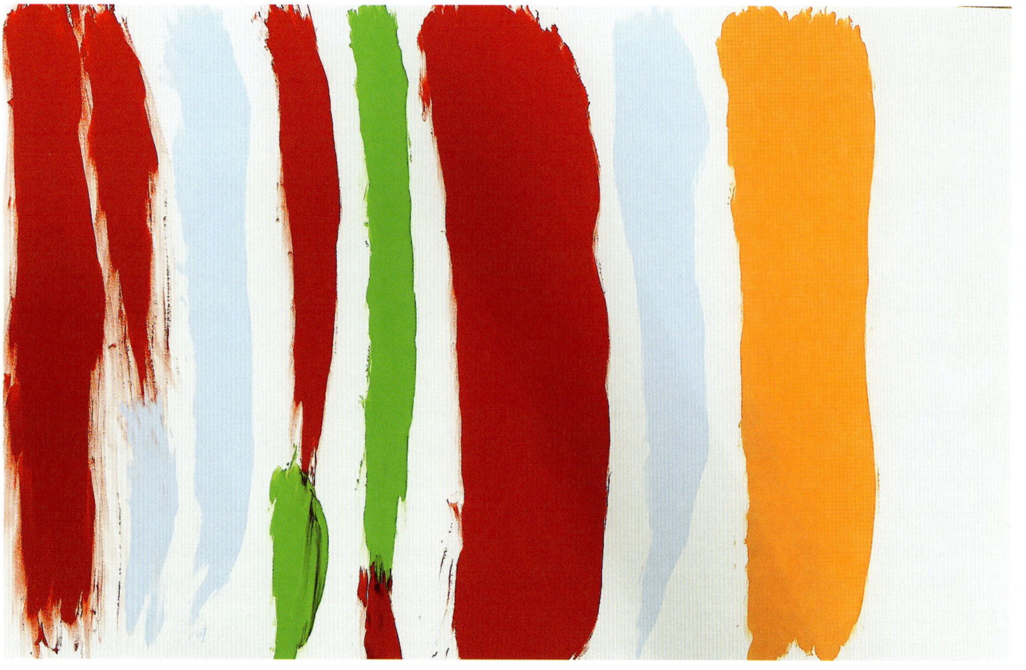

Abbildung 141: Nina, Bild 1

- *Wenn das, was dich belastet, weg ist, wofür gibt es dann Platz?* Es ist schwer, etwas für mich zu finden.
- *Was spürst du im Körper?* Druck im Brustbereich.
- *Welches Gefühl hast du?* Wut und Trauer.
- *Was denkst du dann über dich?* Ich bin hilflos.
- *Was möchtest du über dich denken?* Ich bin wunderbar.
- *SUD (Ausmaß der Belastung):* sehr stark = 9
- *VoC (Stimmigkeit des positiven Satzes):* noch gar nicht = 2

Für den Satz: „Ich bin hässig auf mich, weil ich hässig bin" malt Nina die Metapher Peperoni (s. Abb. 142). Nach dem Malen sinken die SUD-Werte (Ausmaß der Belastung) von 9 auf 2.

Zur dritten Therapiesitzung kommt Nina direkt von der Arbeit, trotz starker Migräne, die seit einem Tag anhaltend ist. Nina ist sehr verantwortungsbewusst und ist trotz der starken Schmerzen zur Arbeit und Therapie erschienen. Ich erkläre ihr, dass wir die Migräne mit einer Metapher malen können. Sie lässt sich auf das Experiment ein und wählt den Ballon als Metapher (s. Abb. 143). Nach dem Malen hat Nina fast keine Kopfschmerzen mehr und geht erleichtert nach Hause.

In der vierten Sitzung erzählt Nina, was sich alles schon verändert hat. Nach der letzten Therapiesitzung traf sie sich mit ihrem Freund, während des Gesprächs konnte sie ihm klar sagen, dass sie es wert sei, geliebt zu werden. Sie ist sehr überrascht, dass so klare Worte aus ihr herauskommen, und es fühlt sich für sie auch gut an, es auszusprechen, egal ob die Beziehung weitergehen würde oder nicht. Inzwischen hat sie auch wieder Kontakt mit Freundinnen aufgenommen und will diesen auch weiterhin pflegen. Aber sich etwas zu gönnen, fällt ihr immer noch schwer, dies ist ihr bewusst, vor allem auch, dass es wichtig ist, in ihrem sozialen Beruf ein Gleichgewicht zu finden. Als Nächstes malt Nina eine Blume als Metapher für den positiven Satz „Ich bin wunderbar." (s. Abb. 144). Diese Metapher soll auch ihren Selbstwert stär-

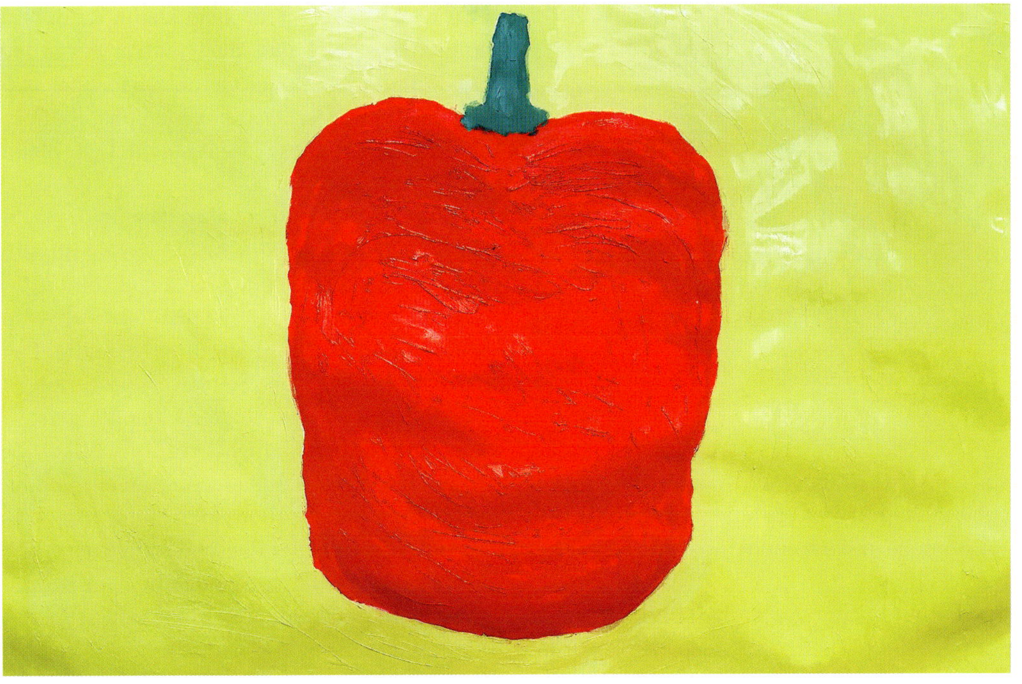

Abbildung 142: Nina, Bild 2

ken. Sie ist erstaunt, wie gut es ihr gelungen ist, die Blume zu malen, und freut sich sehr darüber, sie strahlt über das ganze Gesicht.

In der fünften Therapiesitzung erzählt Nina, während sie den türkisen Hintergrund des Blumenbildes malt (s. Abb. 145), wie sie sich immer besser fühle und dass es so schön sei, wieder ein soziales Leben zu haben und nicht mehr so fixiert auf ihren Freund zu sein. Nina erwähnt

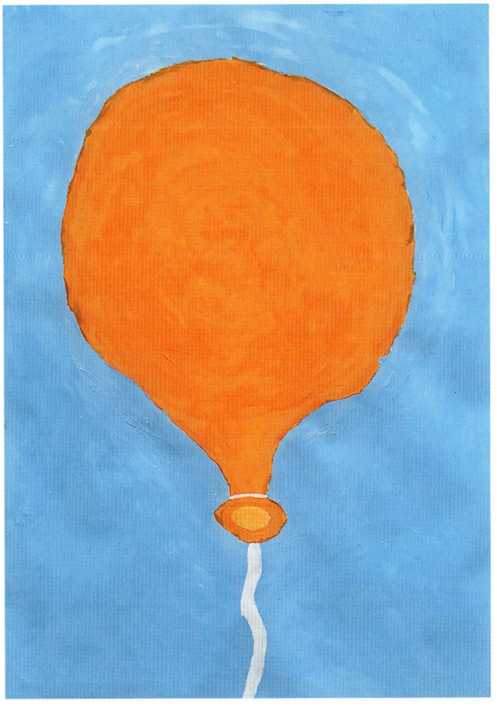

Abbildung 143: Nina, Bild

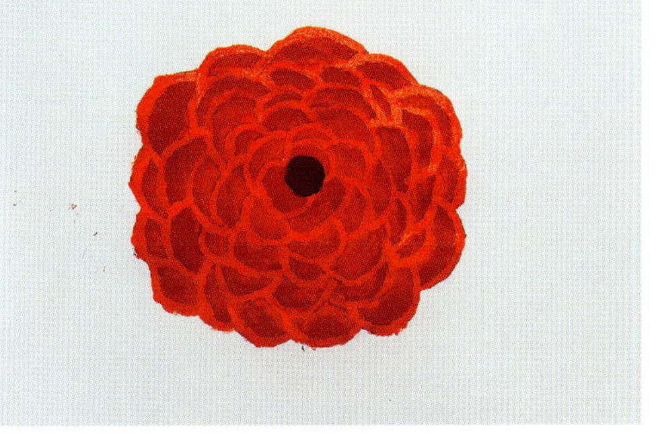

Abbildung 144: Nina, Bild 4

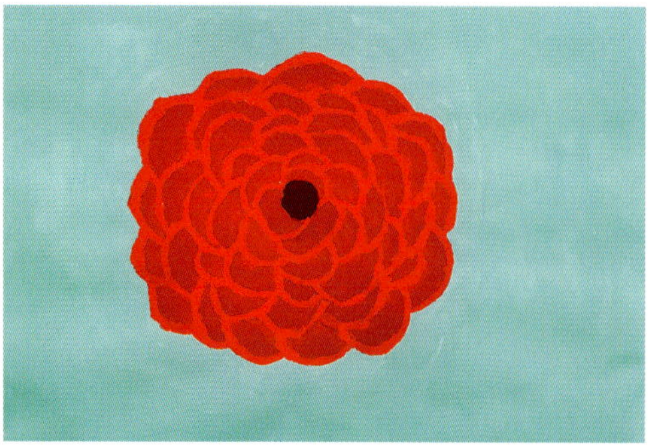

Abbildung 145: Nina, Bild 4 mit türkisem Hintergrund

verschiedene Situationen, wie ihr Freund sie behandelt, und dass sie jetzt ihre Gefühle besser verstehe und ihn auch mit neuen Augen betrachte.

Als Nina zur sechsten Therapiestunde kommt, ist das Thema, sich selbst etwas Gutes zu tun, immer noch präsent. Ich schlage Nina vor, eine Metapher für den „leeren Raum" zu malen; die Stelle also, die jetzt leer geworden ist, weil der Druck des Gefühlschaos, der vorher da war, weg ist. Also eine Metapher dafür zu malen, damit diese Stelle nicht leer bleibt (s. Abb. 146).

Nina scheint jetzt stabil zu sein. In der siebten Therapiesitzung erzählt sie von einem Albtraum, den sie vor ein paar Tagen hatte: Ihr Freund ging fremd, sie ist sehr verletzt, wird wütend und sagt ihm klar ihre Meinung. Der Traum zeigt, dass ihr Selbstwert gestiegen ist und sich neu anfühlt. Um dieses Gefühl zu stärken, malt Nina als Metapher ein Eis (s. Abb. 147).

Nachdem wir die Therapieintervalle verlängert haben, kommt Nina einen Monat später. Es ist viel passiert in der Zwischenzeit. Sie hat sich von ihrem Freund getrennt, mit dem sie fast drei Jahre zusammen war. Es war zeitweise emotional sehr intensiv, aber sie hat sich nicht geritzt. Sie hat den Zusammenhang gesehen

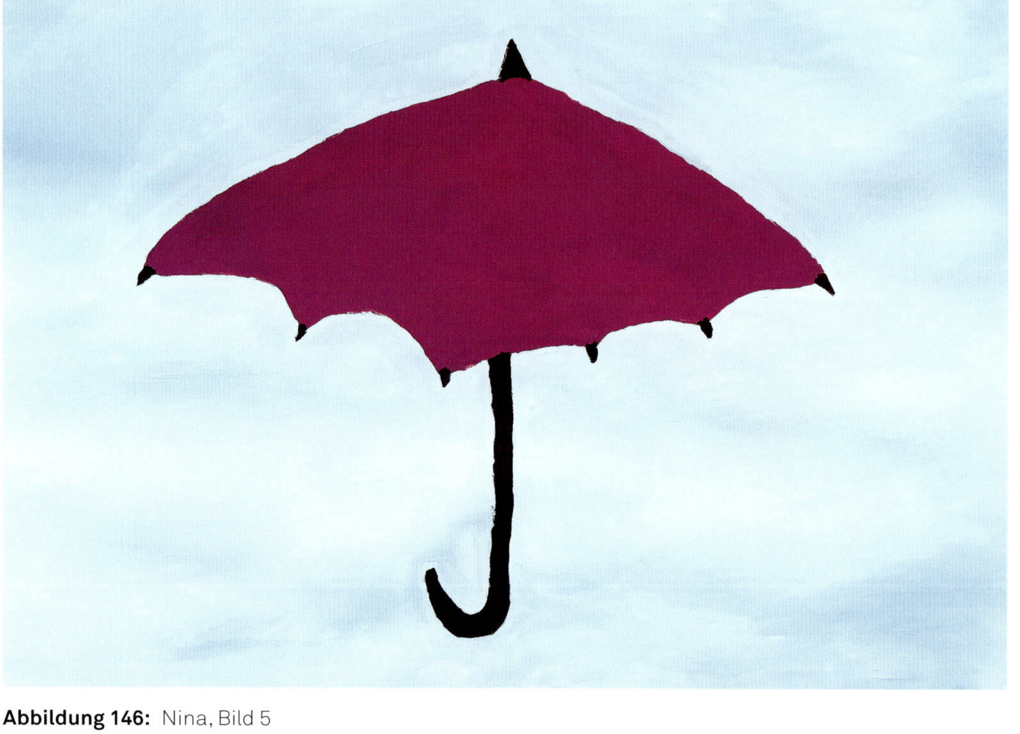

Abbildung 146: Nina, Bild 5

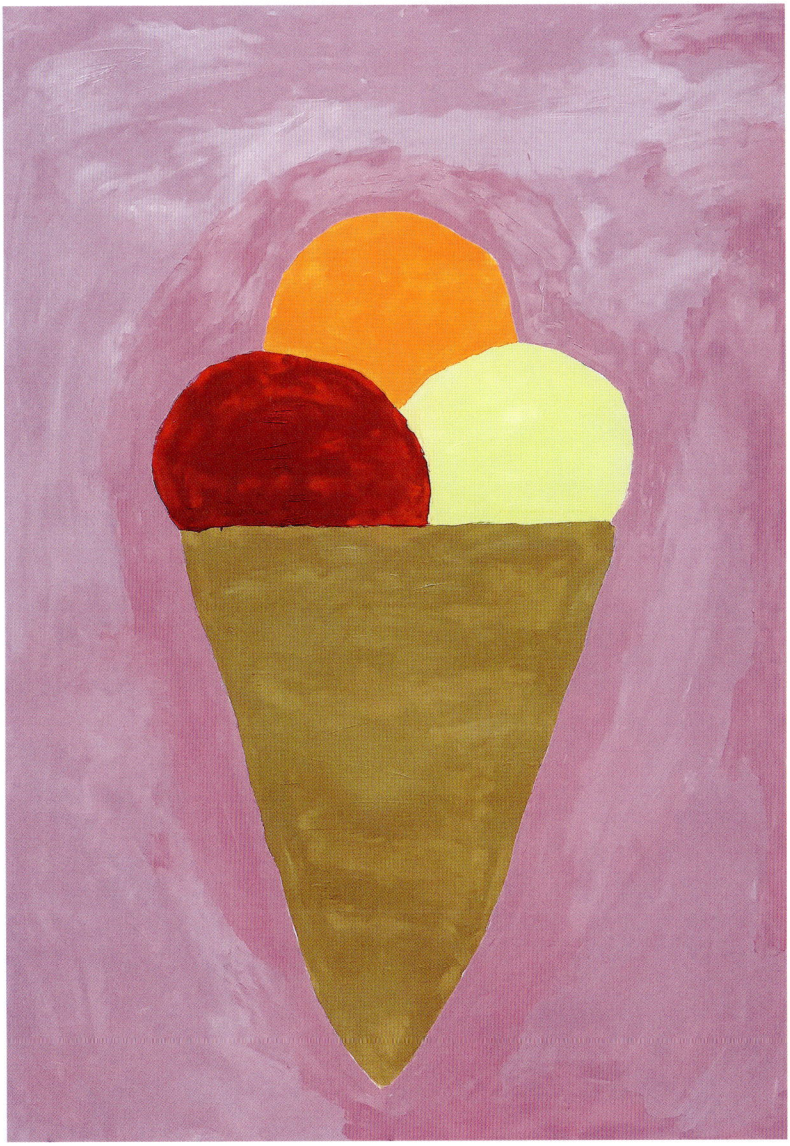

Abbildung 147:
Nina, Bild 6

und konnte den Abstand zu ihren Gefühlen bewahren. Sie fühlt sich jetzt freier und freut sich auf das Leben, das ihr bevorsteht. Nina malt eine Landschaft für das neue Gefühl der Freiheit und Beweglichkeit (s. Abb. 148).

In der letzten Therapiesitzung machen wir einen Rückblick; wir schauen, was für einen Weg Nina von März bis Juli gemacht hat, und würdigen diesen Prozess mit der Torte als Metapher (s. Abb. 149).

Fazit des Therapieprozesses:

- Sie kann ihre Gefühle einordnen.
- Sie ritzt sich nicht mehr.
- Sie hat wieder soziale Kontakte.
- Ihr Selbstwert hat wieder ein gesundes Maß.
- Sie kann Grenzen setzen gegenüber ihrem Ex-Freund.

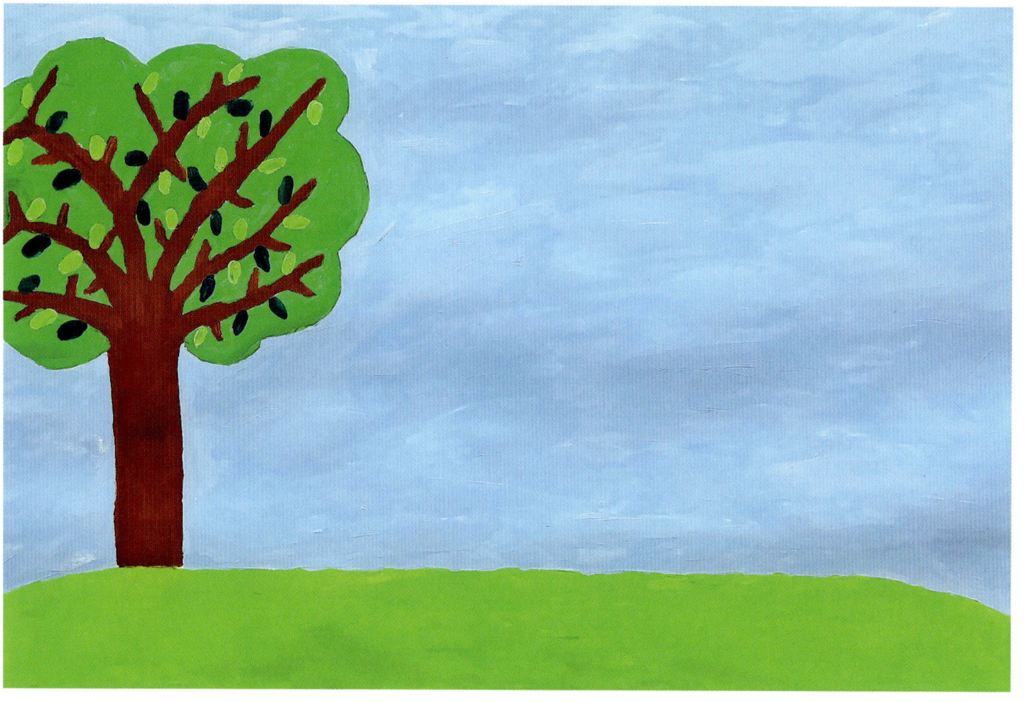

Abbildung 148: Nina, Bild 7

Nina ist froh, eine Therapieform gefunden zu haben, die ihr geholfen hat, ihre Gefühle besser kennenzulernen und zu verstehen, sowie ihre inneren Werte wiederzuerlangen. Zu ihrem Freund hat sie bis heute eine klare Grenze gezogen; so eine Beziehung, in der sie nicht respektiert wird, lässt sie bis heute nicht mehr zu.

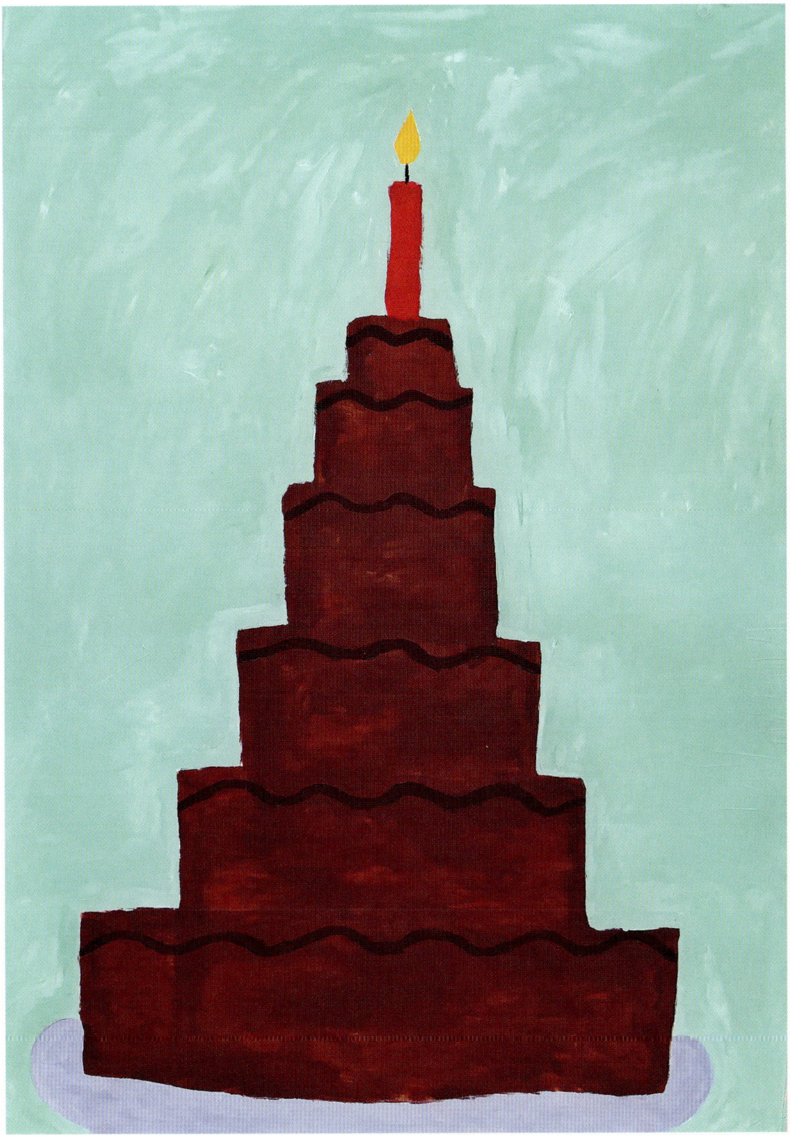

Abbildung 149:
Nina, Bild 8

2.28 Daria: 16 Jahre: Berufswahl

Daria ist eine 16-jährige Jugendliche. Sie wohnt schon lange nicht mehr bei ihren Eltern. Im Moment ihres Therapiebeginns ist sie in einer Pflegefamilie aufgehoben. Die Situation dort hat sich zugespitzt, weil Daria nicht immer zur Arbeit geht, wohl aber das Haus verlässt und dann herumstreunt, ohne den Arbeitgeber zu informieren.

Sie macht in einer Institution einen Arbeitsversuch und sie soll dabei herausfinden, welche Berufsrichtung ihr gefallen würde.

Die Beiständin ruft mich an und teilt mir mit, dass die Pflegeeltern nicht mehr mögen. Sie macht mit mir einen Termin aus für Daria,

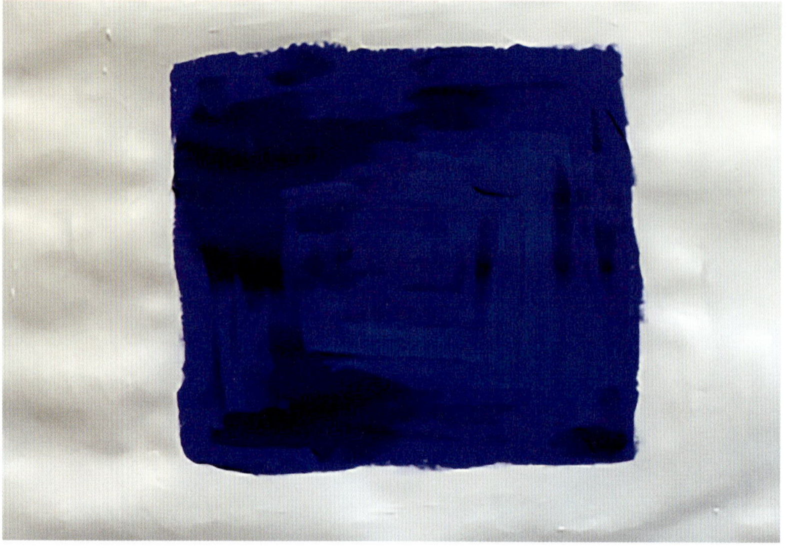

Abbildung 150:
Daria, Bild 1

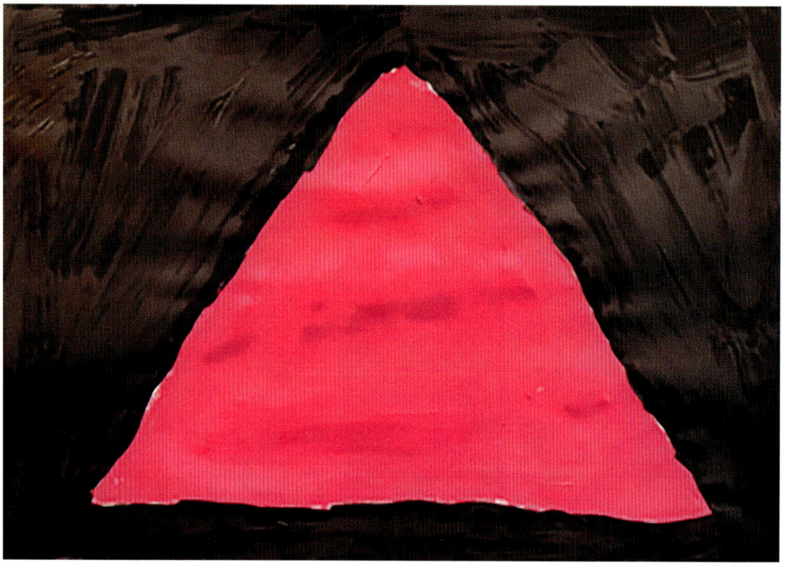

Abbildung 151:
Daria, Bild 2

denn sie möchte, dass sich an der Situation etwas ändert.

Daria kommt. Sie war in den vorausgegangenen Sitzungen nicht zum Malen zu bewegen. Wir arbeiteten bis zu diesem Zeitpunkt mit Bildern von Lebenssituationen.

Ich spreche sie auf die momentane schwierige Situation an. Auf die Frage, was sie denn da draußen in der Welt mache, wenn sie nicht zur Arbeit gehe, antwortet sie: „Übers Leben nachdenken. Das ist Scheiße, ich weiß es. Der Kopf weiß es, aber mein Wille spielt dagegen." Ich schlage ihr vor, nun doch den Versuch zu wagen und zwei hilfreiche und total einfache Bilder für sich zu malen.

Ich zeichne schnell einen Kreis, ein Dreieck und ein Quadrat und ein Rechteck auf ein Blatt. Dann frage ich sie: „Wenn der Wille, der dagegen spielt, eine dieser vier Formen wäre, welche wäre es?“ Sie wählt das Quadrat. Nächste Frage: „Welche Farbe hat dieses Quadrat?“ Antwort: „Blau.“

Sie bekommt ein kleines Blatt (50 x 70 cm) und sie malt zügig das Quadrat (s. Abb. 150).

Dann Frage ich sie wieder: „Wenn der Wille, der will, eine dieser Formen wäre, welche wäre es?“ Sie wählt ein Dreieck und die Farbe Pink. Auch dieses Dreieck malt sie sehr zügig (s. Abb. 151).

Dann hänge ich die beiden Bilder nebeneinander und sie kann wählen, bei welchem Bild sie zuerst den Hintergrund malen möchte. Sie malt zuerst den weißen Hintergrund beim blauen Quadrat und dann den schwarzen Hintergrund beim pinken Dreieck.

Am Schluss frage ich sie, welches der Bilder sie jetzt gerade mehr unterstütze. Sie sagt ganz klar: „Das pinke Dreieck.“

An den folgenden Tagen geht sie zur Arbeit. Sie kann einen Schnuppereinsatz auf einem Bauernbetrieb beginnen.

Reflexion: Wenn Not da ist, kann oft ein Zugang zum Malen geschaffen werden. Dann muss es möglichst unkompliziert sein. Junge Menschen dürfen mit der geübten Hand malen, bei Erwachsenen hat sich das Malen mit der ungeübten Hand bewahrt. Sie können auch einen Pinsel benützen, wenn sie nicht mit den Händen malen möchten. Anstatt geometrische Formen zuerst lange zu erklären, werden sie aufgezeichnet und zur Auswahl gezeigt.

2.29 Laura: 16 Jahre: Essprobleme, Berufswahl

Laura kommt nach einem Anruf ihres Vaters zu mir ins Atelier. Er macht sich Sorgen um seine 16-jährige Tochter, weil diese immer dünner werde. Er wisse nicht mehr, was er machen soll, und habe im Internet mein Angebot gefunden. Eventuell wäre dies eine Unterstützung für seine Tochter.

In der ersten Sitzung erzählt mir Laura sehr viel aus ihrem Leben. Da sie ihre Lehre abgebrochen hat, wird sie von einem Case Manager der Berufsberatung begleitet und macht in einem Gartencenter ein Praktikum. Sie liebt Blumen und die Natur und genießt es, dort zu arbeiten. Gleichzeitig spürt sie den Druck, eine Lehrstelle zu finden. Sie möchte gerne auf eigenen Beinen stehen und von zu Hause ausziehen. Sie würde gerne eine Maltherapie ausprobieren und zu mir zum Malen kommen.

Als Laura in der 5. Klasse war, trennten sich ihre Eltern. Ihre Eltern hatten sich sehr oft gestritten. Der Vater, ein liebevoller Mensch, reagierte nach reichlichem Alkoholkonsum in Stresssituationen unberechenbar, aufbrausend, oder er wurde weinerlich. Die Familie bekam einen Beistand (Unterstützung von Eltern und Kind in der Schweiz).

Als ich sie frage, was ihr den Appetit nimmt, erzählt sie ausführlich von dieser Atmosphäre zu Hause. Nie genau zu wissen, wie der Abend verläuft, ist eine große Belastung für sie. Zudem hat sie Schwierigkeiten mit dem jüngeren Bruder, der nicht mithelfe im Haushalt und sehr schwierig sei. Der Bruder habe Probleme in der Schule, benehme sich auffällig und konsumiere Drogen.

Die Mutter verließ die Familie nach der Trennung und reiste zurück in ihr Herkunftsland. Sporadisch kommt sie zurück in die Schweiz. Die Kinder wissen nie genau wann, genießen es jedoch, wenn sie da ist, und möchten, dass sie bleibt. Laura wirkt zurückhaltend, scheint viel zu tragen in dieser Familie. In der ersten Sitzung frage ich sie, welche Farbe ihr guttun würde. „Grün“, sagt sie. Sie malt ein grünes Bild (s. Abb. 152), das sie trotz der Einfachheit freut und ihr gut tut, wie sie sagt.

In der nächsten Sitzung malt sie eine Würdigung. Ich frage: „All das, was du bis jetzt geschafft und ausgehalten hast, muss gewürdigt werden. Wenn diese Würdigung ein Tier wäre?“ (s. Glossar „Würdigung“) Sie sieht sofort ein

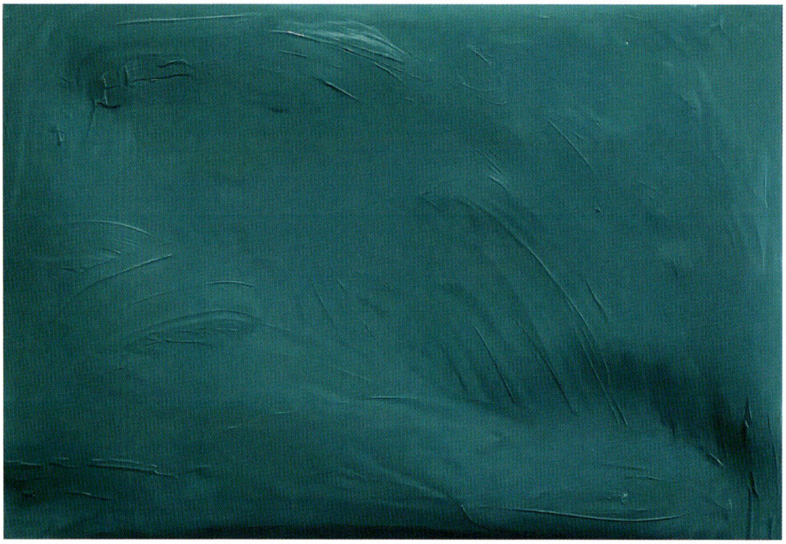

Abbildung 152: Laura, Bild 1

Reh (s. Abb. 153). In den nächsten Sitzungen malt sie liebevoll an ihrem Reh. Sie genießt es. Das Atelier und die Stunden bei mir, die Beziehung und das Vertrauen, das sich aufbaut, stärkt sie. Sie nimmt langsam so viel zu, dass ihr Untergewicht nicht mehr lebensbedrohlich für sie ist. Das Reh wird ein wichtiges Bild für sie.

Ich laminiere das Bild zu einem Kärtchen, das sie ab jetzt bei sich trägt.

Als Nächstes gehen wir die Atmosphäre zu Hause mit dem Vater an. Wenn diese Atmosphäre eine Farbe hätte? Sie sagt sofort: „Orange" (s. Abb. 154). Die Tatsache, dass sie die möglichen Reaktionen des Vaters, wenn dieser zu viel

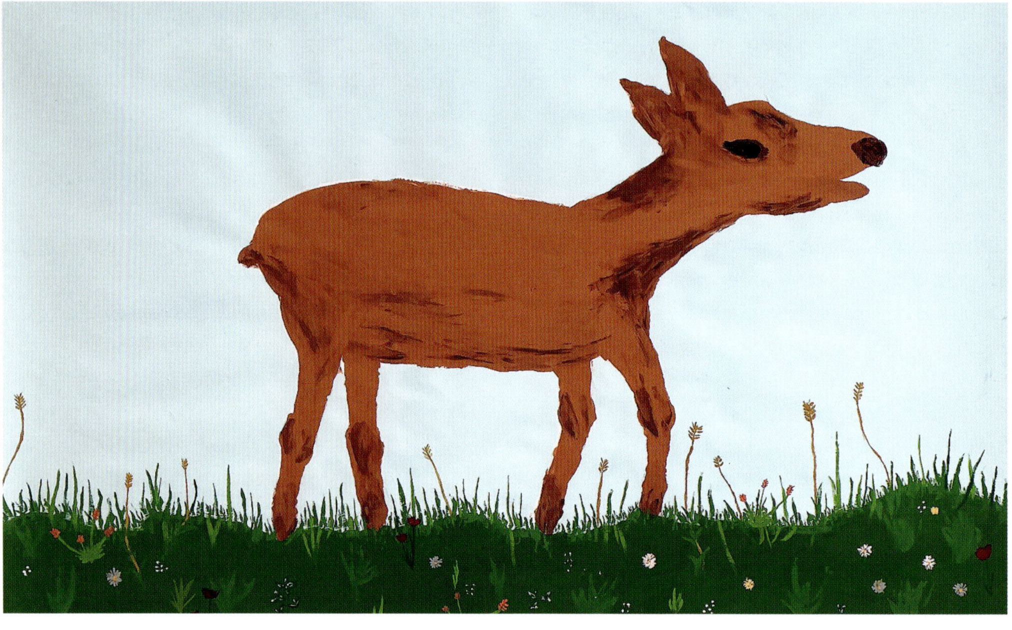

Abbildung 153: Laura, Bild 2

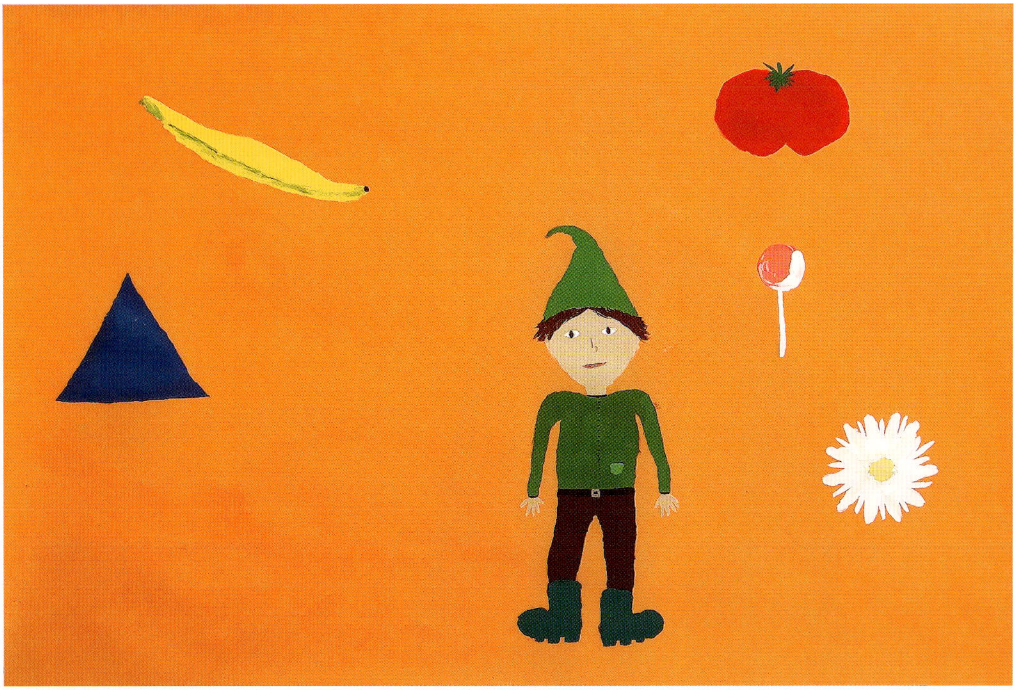

Abbildung 154: Laura, Bild 3

getrunken hat, sehr belastet, wird anerkannt. Sie malt dafür eine Banane. Die unberechenbare Stimmung des Vaters, die jederzeit kippen kann, gehört auch in die Atmosphäre. „Wenn die unberechenbare Stimmung ein Spielzeug wäre?" Sie wählt einen Gartenzwerg. Für das fehlende Mami malt sie ein Margritli. Die Großeltern väterlicherseits, die im nächsten Dorf wohnen, sind für sie ein sicherer Ort. Sie kann immer zu ihnen, auch nachts. Für diesen sicheren Ort malt sie eine Tomate. Der schwierige Bruder, welche auch in ihre Atmosphäre gehört, wird mit einem blauen Dreieck anerkannt. Die gute Beziehung zu ihrem Freund, mit dem sie seit drei Jahren zusammen ist, anerkennt sie mit einem Chupachups (Lutscher).

Sie hat sehr Freude am Bild und spürt, wie sie gestärkt wird. Die Arbeit am Bild und die Auseinandersetzung mit ihrer Situation tun ihr gut. Es wird ihr bewusst, wie viele Lasten sie trägt. Ich schlage ihr vor, ein Selbstporträt (s. Glossar) zu malen (s. Abb. 155).

Mit viel Liebe beginnt sie zu malen. Beim Malen des Porträts kommen plötzlich starke Gefühle hoch. Wut und Trauer, dass die Mutter sie verlassen hat. Dieses starke Gefühl holen wir mit einer geometrischen Form ab. Sie wählt ein oranges Quadrat (s. Abb. 156).

Danach kehren wir zurück zum Porträt. Die Tatsache, dass sie nie aufgegeben hat, wird mit einem grünen Kreis auf dem Kleid gewürdigt (s. Abb. 157). Beim Betrachten des Bildes sagt sie, sie hätte ihre Leichtigkeit verloren, die sie als Kind hatte.

„Wenn deine Leichtigkeit, die zu dir gehört, eine Blume wäre?" Ihre Antwort: „Ein Margritli." Sie malt eine Margarite auf das Kleid (s. Abb. 158).

Kurz nach diesem Bild bekommt sie eine Lehrstelle im Detailhandel zugesichert. Sie beginnt, Visionen zu entwickeln. Sie möchte später die Berufsmatura machen.

Das Malen hat sie gestärkt und ihr trotz ihrer schwierigen Verhältnisse wieder ein Gefühl von

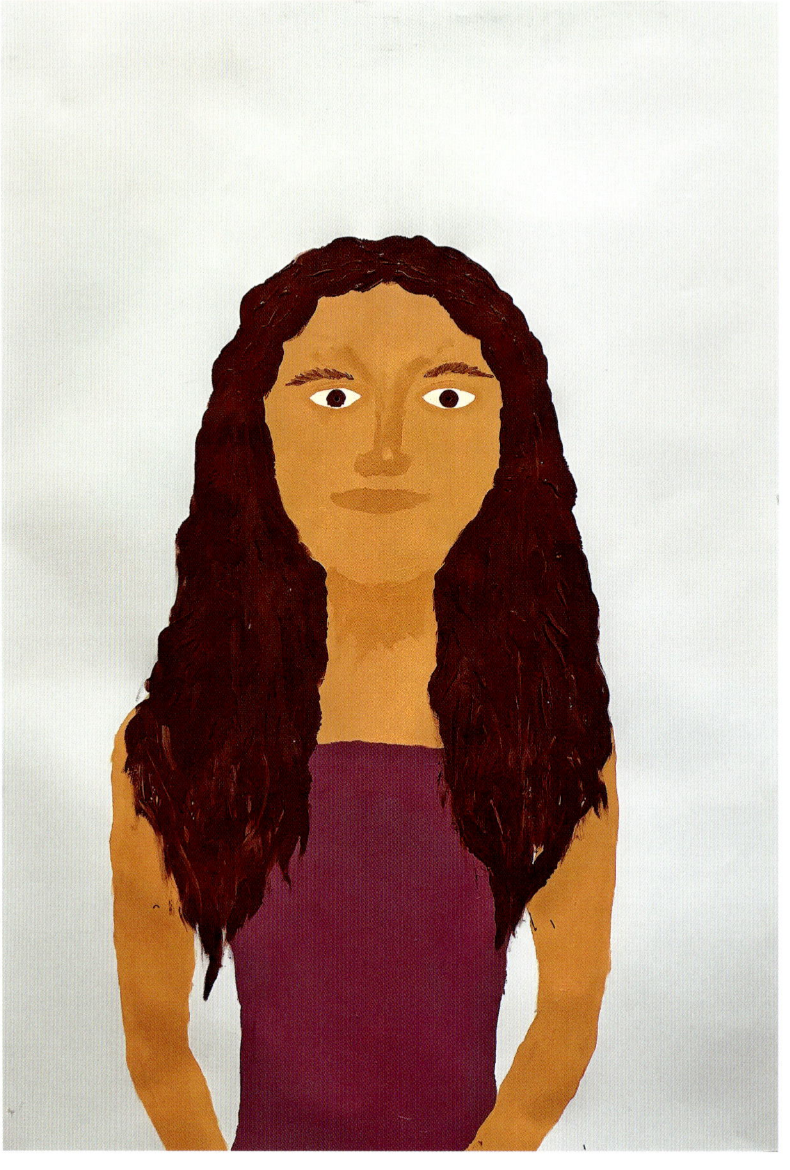

Abbildung 155:
Laura, Bild 4

Zuversicht gegeben. Sie hat wieder Appetit auf das Leben bekommen. Dem Vater ist sie dankbar, dass er sie nicht verlassen hat. Der Mutter konnte sie endlich einmal mitteilen, wie sehr sie ihr gefehlt hat und wie schlimm ihre Abwesenheit für sie war.

Da es ihr wieder viel besser geht und sie viel zu tun hat, möchte sie im Moment mit dem Malen eine Pause machen.

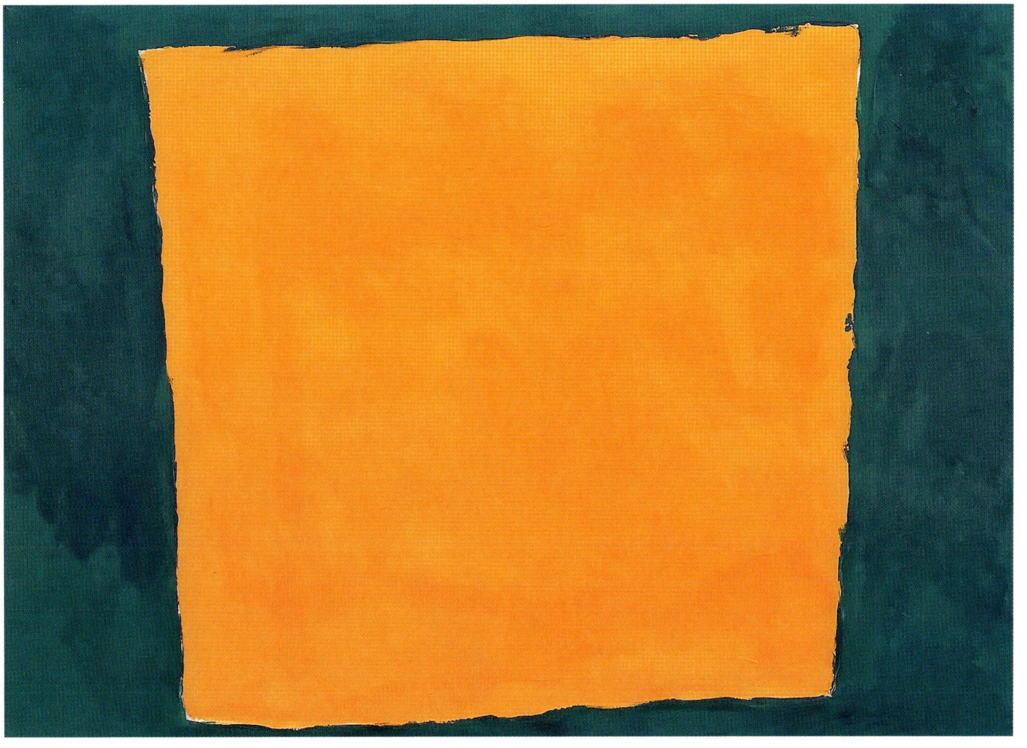

Abbildung 156: Laura, Bild 5

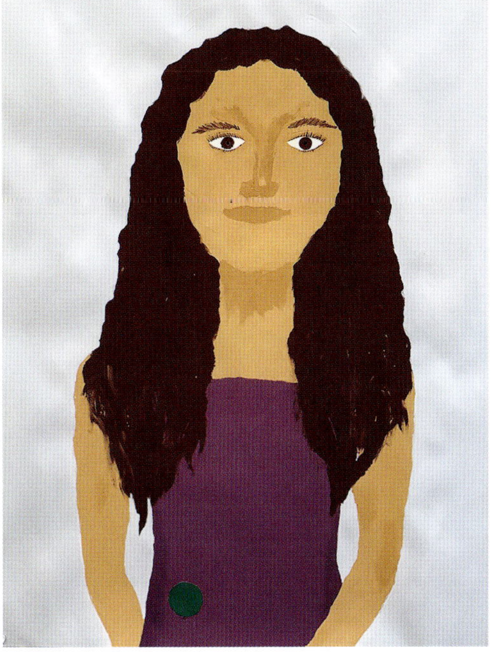

Abbildung 157: Laura, Bild 4 mit grünem Punkt

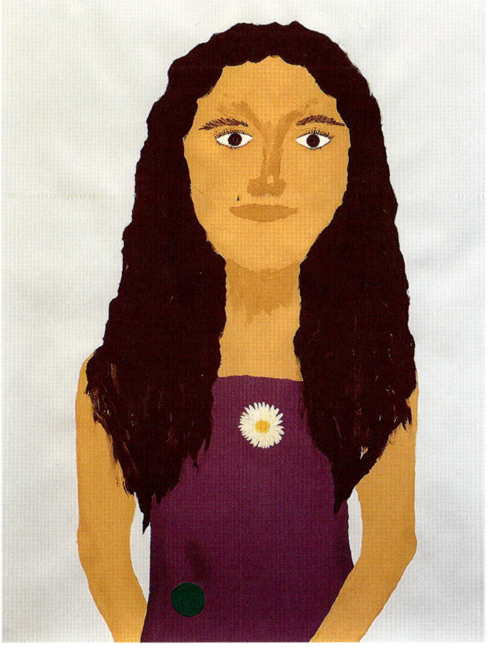

Abbildung 158: Bild 4 mit Margarite

2.30 Wendy: 17 Jahre; Berufswahl

Wendy ist noch nicht ganz 17 Jahre alt. Sie lebt in einer Institution für Kinder und Jugendliche und besucht das letzte Schuljahr. Im Sommer muss sie eine Anschlusslösung finden, sei es in Form einer Lehre, eines Übergangsjahrs oder eines Praktikums. Sie ist Tochter eines Slowaken und einer Thailänderin und hat einen älteren und einen jüngeren Bruder. Der Vater ist an Krebs gestorben. Sie ist eher gerne allein und hat einen eigenen Stil. Sie macht sich viele Gedanken über das Leben. Eine verbale Psychotherapie will sie nicht. Kunsttherapie kann sie sich vorstellen, da sie gerne malt.

Gespräche mit mir liegen ihr zu Beginn der Therapie nicht so. Sie möchte gerne malen und dabei sprechen. Sie erträgt nicht so viel Licht im Atelier. Immer wenn sie ankommt, macht sie sich liebevoll einen Tee. Als Schmuck trägt sie ein Stachelhalsband. Es entstehen folgende Bilder:

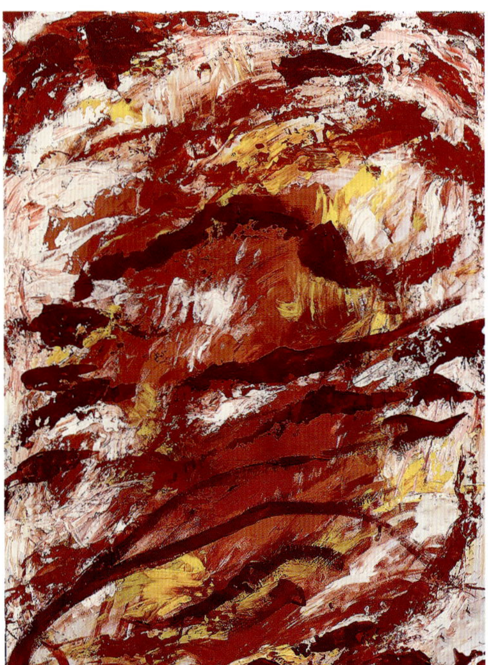

Abbildung 159: Wendy, Bild 1

- 1. Bild: Rottöne, dynamisch (s. Abb. 159)
- 2. Bild: Baum (s. Abb. 160)
- 3. Bild: Wald mit Vollmond (s. Abb. 161)

Das Thema der Berufswahl wird immer brisanter. Bis zum Schulabschluss verbleibt nur noch ein halbes Jahr. Immerhin kann sie die Richtung sehr gut eingrenzen: Entweder etwas mit Kunst oder etwas mit Blumen. Auch die Schule für Mode und Gestalten interessiert sie. Selbststän-

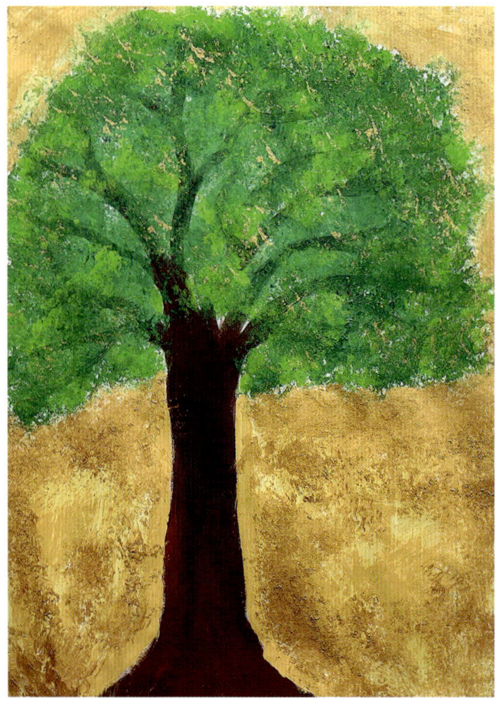

Abbildung 160: Wendy, Bild 2

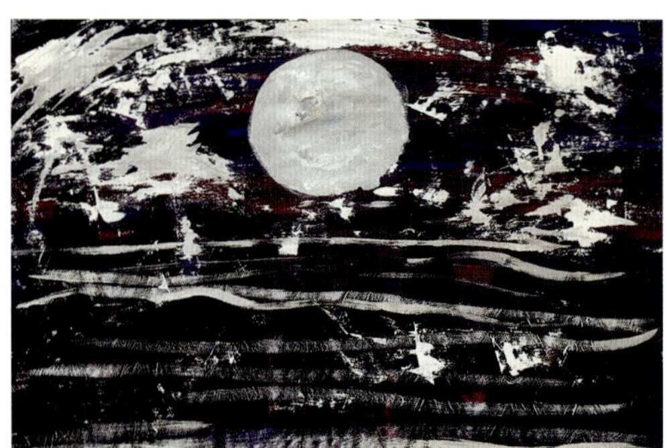

Abbildung 161: Wendy, Bild 3

dig hat sie sich dort für einen Schnuppertag angemeldet. Nach dem Schnuppern entscheidet sie sich, den Gedanken weiterzuverfolgen, diese Schule zu besuchen. Um da eintreten zu können, muss sie vieles abklären.

Ich unterbreite ihr die Möglichkeit, ein LOM-Bild zu malen für den Wunsch, dass es mit dieser Schule funktioniert. Sie steigt ein und malt einen Schwan. Meinen Anweisungen kann sie sehr gut folgen.

Der Schwan ist noch nicht fertig, als sie zur nächsten Stunde erscheint. Ich frage, wie es ihr geht. Ihre Antwort: „Es geht so." Ich versuche, ihr etwas mehr über den Grund zu entlocken. Sie denkt lange nach. Unterdessen erkläre ich ihr, welche Problemkreise infrage kommen, dass sie gerade in einer Übergangsphase steckt mit ihrer Entwicklung, dass sie aber über eine größere Reife verfügt als viele andere junge Menschen. Zum Beispiel kann sie einfach so sagen, dass sie auf ihr Chaos im Kopf gar nicht reagieren muss. Auch die Aussage, dass man aus positiven und negativen Ereignissen lernt, deutet darauf hin. Sie braucht auch keinen Terminzettel, denn sie kann Termine ohne diese einhalten, da sie gleich, wenn sie nach Hause kommt, den Termin für die Kunsttherapie in ihren Kalender einträgt. Sie hört mir zu und meint im Anschluss, es sei sehr unterschiedlich mit den Themen, sie denke einfach zu viel nach, aber sie selbst sei ja nicht ihre Gedanken.

Ich erkläre ihr, dass es die Möglichkeit gibt, genau wie mit dem Schwan, an solchen Themen zu arbeiten. Und dass ich ihr jetzt die letzte Frage vor dem Malen stellen werde, damit sie schnell zum Malen kommt: Ist der Schwan fertig gemalt? Zuerst sagt sie ja, dann sieht sie, dass beim Schnabel noch etwas auszubessern ist. Ihr fertiges Bild stellt sie ganz und gar zufrieden (s. Abb. 162). Die Belastung über den unerfüllten Wunsch gibt sie mit 0 an.

Jetzt bleibt für heute noch viel Zeit, um weiterzugehen. Ich biete ihr an, ein freies Bild zu malen oder ein Thema zu wählen. Ich bin mir

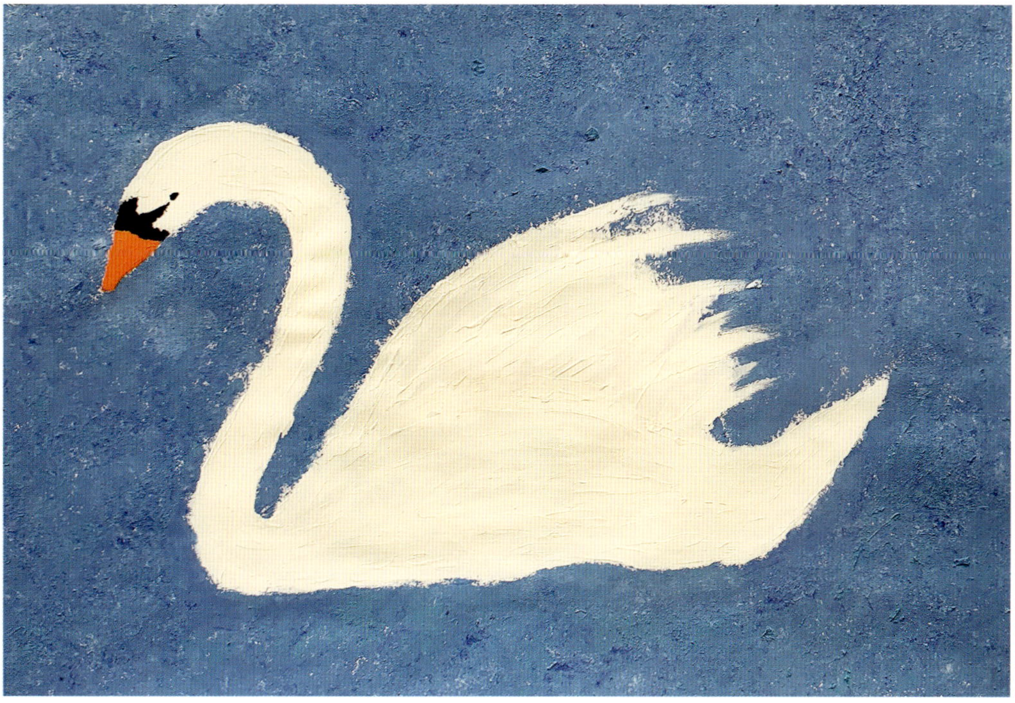

Abbildung 162: Wendy, Bild 4

Abbildung 163: Wendy, Bild 5

nicht sicher, ob sie das verstanden hat. Sie meint aber sofort: „Ein Thema, ICH, meine innere Welt. Mein inneres Kind muss geheilt werden.“ Meinen Vorschlag, für die Atmosphäre dieser inneren Welt, das innere Kind eine Farbe zu wählen, nimmt sie sofort an. Farbe: Blau. Sie mischt sich das Blau und beginnt ziemlich wild die Farbe auf das Blatt aufzutragen. Ich weise sie an, etwas langsamer zu malen, und sie folgt den Anweisungen. Am Schluss ist das Blatt gefüllt (s. Abb. 163) und das Bild ruhig und bereit für das nächste Mal. Beim Malen will sie wissen, wie lange ich meinen Beruf schon ausübe. Sie fragt auch nach, ob sie mich fragen dürfe, wie alt ich sei.

Beim nächsten Termin frage ich sie, was man denn heilen müsse. Sie antwortet lange nicht, erlaubt mir aber dann, Vorschläge zu machen. Ich zähle ein paar Möglichkeiten auf: Streit der Eltern aushalten, ins Heim gehen müssen, Alkoholmissbrauch des Vaters, Schläge für die Mutter. Sie meldet sich daraufhin leise und weint: „Im Restaurant leben müssen und oft allein gelassen werden.“ Diese Tatsache muss anerkannt werden und sie malt dafür eine Margerite auf das Blau (s. Abb. 164). Nach dem Malen dieser Blüte geht es ihr deutlich besser.

Sie fragt mich, was eine gesunde Art sei, Wut rauszulassen. Sie sei manchmal wütend und wisse nicht, wie sie mit ihrer Wut umgehen sollte.

In der nächsten Stunde erzählt sie von einem Standortgespräch mit ihren Bezugspersonen. Ich mache sie darauf aufmerksam, dass sie doch bei dieser Zusammenkunft von der Therapie erzählen könnte, und falls sie das möchte, könnte sie auch gleichzeitig beantragen, dass sie weiterhin zu mir kommen könne. Nach der Überleitung zum Bild meint sie: „Das muss weitergemalt werden. Wasser. Wassertropf. Ich war oft wütend. Hinten dran war Trauer und Angst. Als ich älter wurde, hatte ich große Probleme mit Emotionen. Ich wollte weinen und konnte nicht.“ Auf meine Frage, wofür denn die Was-

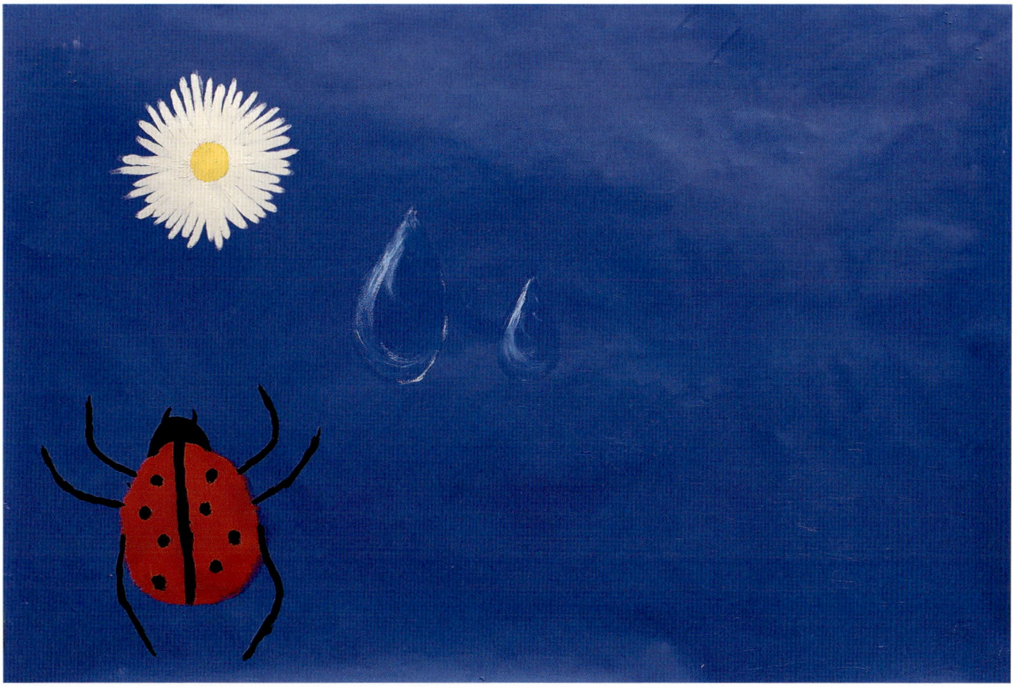

Abbildung 164: Wendy, Bild 5 weitergemalt

sertropfen stehen könnten, antwortete sie: „Ich. Tränen. Tod meines Vaters. Alle sagten: Hör auf zu heulen. Für meinen Vater bedeutete Weinen schwach sein. Deine Kindheit macht viel aus, wie du als Erwachsene bist. Ich war 12, als mein Vater krank wurde und starb. Die Leute lenkten mich ab.“ Sie malt eine große und eine kleine Träne.

Für den Heimeintritt malt sie einen Marienkäfer. Die Farbe ist noch nass und sie kann die schwarzen Tupfen nicht malen. Es bleibt noch Zeit und sie sagt plötzlich: „Ich habe Hunger.“ Ich kann ihr eine Kleinigkeit anbieten, die sie gerne annimmt. Beim Essen erinnert sie sich: „Ich musste viel selbst machen und mir selbst helfen.“ Als Metapher wählt sie einen orangenen Schmetterling. Diesen Schmetterling wird sie in einer der nächsten Sitzungen malen.

Interessanterweise erzählt sie in der nächsten Stunde, dass der Heimaufenthalt gar nicht so schlimm sei, sondern eher entspannend. Sie sei dankbar und ein bisschen froh, denn sie bekomme da Unterstützung für ihre Karriere. Sie sieht klar einen Vorteil. Sie glaubt fest daran, dass sie eine Lösung findet für die Zeit nach dem Schulabschluss. Und heute möchte sie ihre Kreativität rauslassen und ein kleines Blatt dafür erhalten. Sie malt Meer und Himmel (ohne Abb.). Fast am Ende der Stunde hat sie noch Zeit, die Tupfen auf dem Marienkäfer zu malen (s. Abb. 165).

In der Zwischenzeit hat sie eine Bewerbung für das Berufsvorbereitungsjahr (BVJ) abgeschickt. Es ist reichlich spät für dieses Unternehmen, aber ich ermutige sie, denn Lösungen können immer noch gefunden werden. Sie selbst ist auch zuversichtlich.

Beim nächsten Treffen erzählt sie, dass sie mit Mama, Bruder und dem Freund von Mama in Thailand Ferien machen wird. Sie ist am Abschluss ihrer obligatorischen Schulzeit und sie ist voll dabei. In einem Theater hat sie die Initiative übernommen und spielt die Hauptfigur. Außerdem hat sie für ein Praktikum in einem

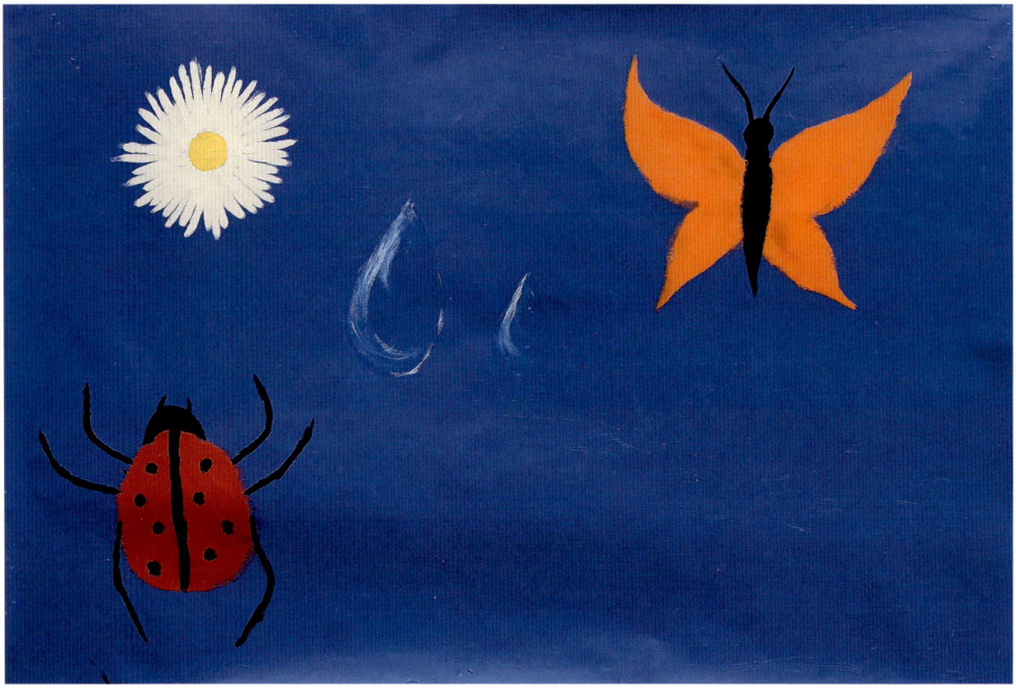

Abbildung 165: Wendy, Bild 5 weitergemalt

Blumenladen geschnuppert. Diese Stelle hat sie bekommen. Auch im BJV wurde sie aufgenommen. Sie kann stolz sein auf sich und nun die Ferien in ihrer Heimat genießen.

Das alles kann ich der Stiftung berichten, die ihre Therapiekosten übernimmt. Ich selbst bin dankbar und ich freue mich sehr, dass der Therapieprozess bis hierhin so gut gelungen ist und ich diese junge Frau begleiten darf.

2.31 Anja: 17 Jahre; Transmann

Anja kommt anfänglich auf die Initiative ihres Vaters. Bei Therapiebeginn steht sie kurz vor ihrem 18. Geburtstag.

Ziele der Maltherapie:

- Stabilisierung des psychischen Zustandes bei zunehmender depressiver Verstimmung mit dependenten Persönlichkeitsanteilen und psychosomatischen Beschwerden.
- Verbesserung der Selbstwahrnehmung, Selbstwirksamkeit. Eine ausgeprägte Identifikationsirritation mit quälenden transsexuellen Gedanken führt in der Ausbildung zu einer zunehmenden Belastung.

Beim Erstkontakt ist es mir wichtig, den Therapieauftrag nicht einfach vom Vater, sondern von Anja zu erhalten. Sie entscheidet sich für eine Maltherapie und bezahlt diese selbst. Sie habe vor einem Jahr eine Psychotherapie begonnen. Sie habe diese Therapie abgebrochen, weil das Reden ihr Mühe bereite. Mit Malen fällt ihr dies von Anfang an leichter.

Sie beginnt mit freiem Malen und öffnet sich zunehmend (s. Abb. 166). Vertrauen entsteht langsam, sie beginnt zu erzählen und spricht das erste Mal an, dass sie ihre Lehre abbrechen will.

Ich mache ihr den Vorschlag, einen Entscheidungsprozess mit Selbstporträts zu malen. Ich sage: „Stell dir vor, du hast die Lehre abgebrochen" und „Male ein Selbstporträt" (s. Abb. 167).

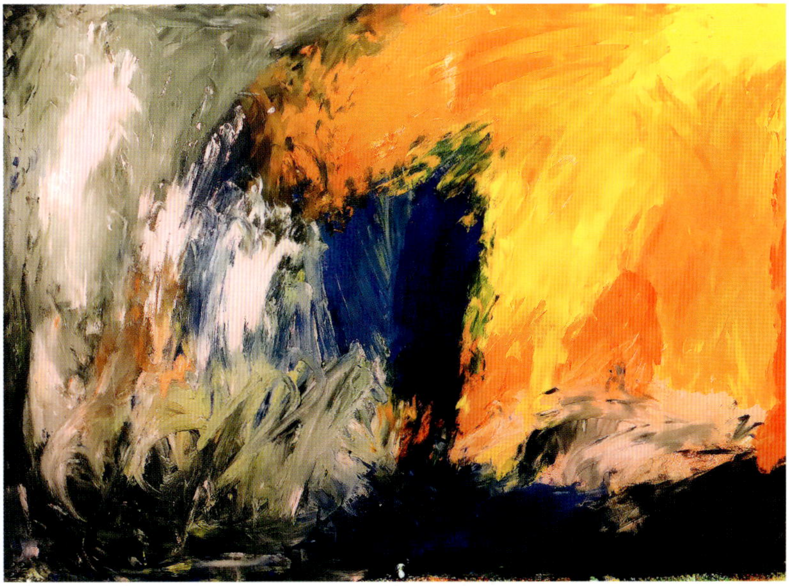

Abbildung 166: Anja, Bild 1

Nach dem Malen dieses Porträts lautet die nächste Aufgabe: „Stell dir vor, du hast die Lehre durchgezogen“ und „Male eine Selbstporträt“ (s. Abb. 168). Eindeutig ist das Bild mit dem Thema Lehrabbruch für sie das angenehmere, und trotzdem willigt sie kurze Zeit später ein, ihre Anlehre auf eine dreijährige Ausbildung zu erweitern. Sie wechselt ins zweite Semester ihres ersten Ausbildungsjahres.

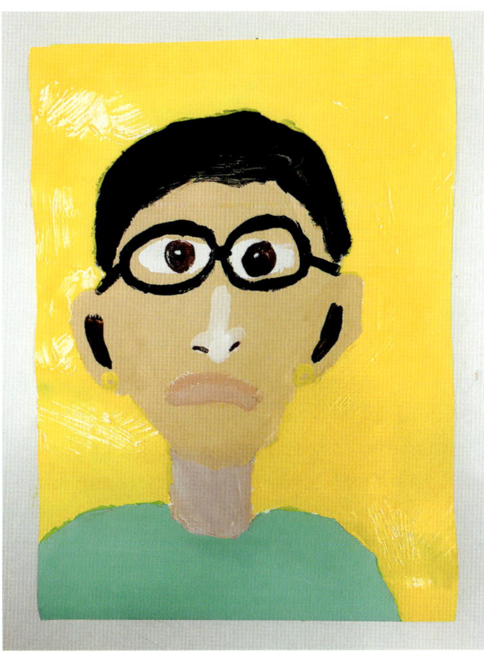

Abbildung 167: Anja, Bild 2

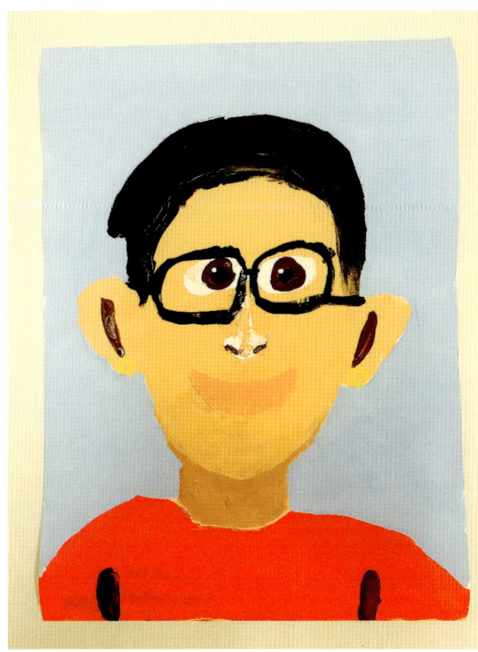

Abbildung 168: Anja, Bild 3

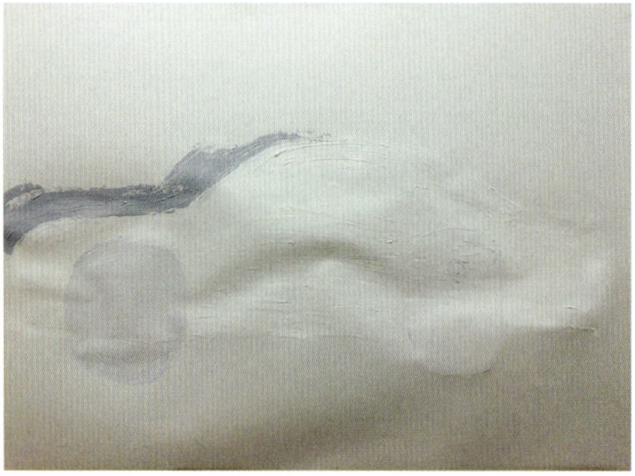

Abbildung 169: Anja, Bild 4

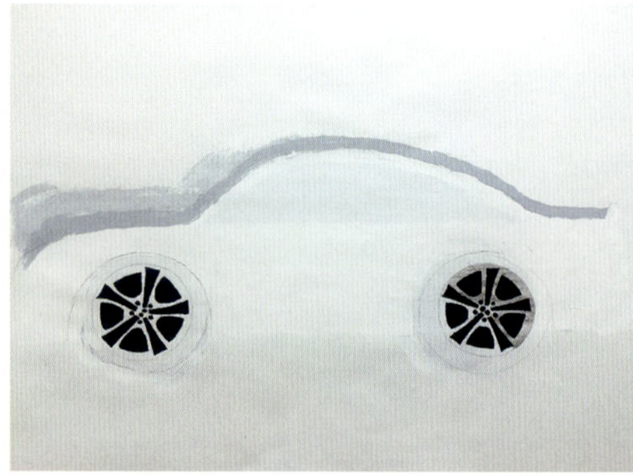

Abbildung 170: Anja, Bild 4 weitergemalt

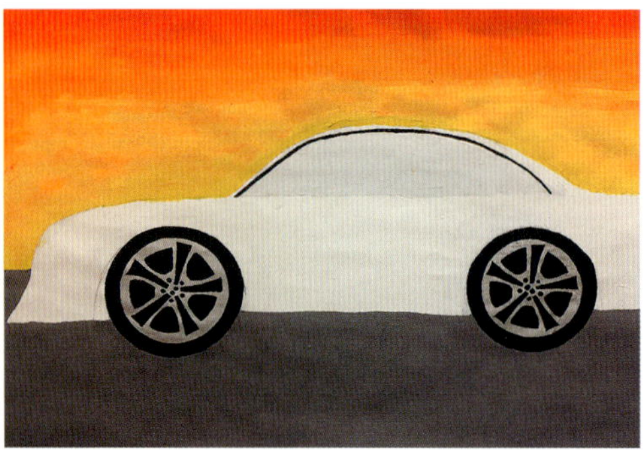

Abbildung 171: Anja, Bild 4 weitergemalt

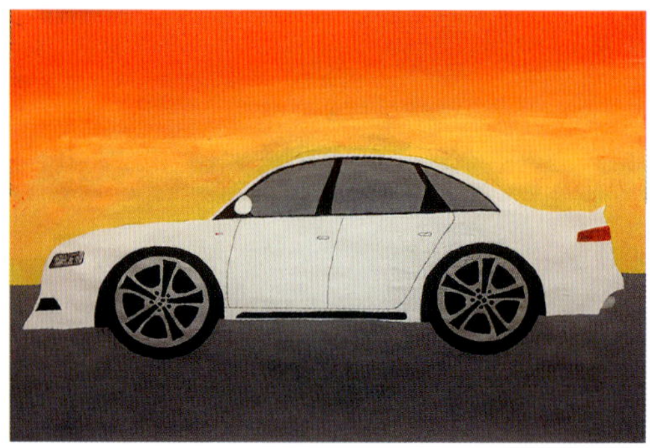

Abbildung 172: Anja, Bild 4 fertiggemalt

Zur selben Zeit klagt Anja über verschiedene körperliche Symptome, vor allem Bauchschmerzen plagen sie wiederkehrend, der behandelnde Hausarzt kann keine körperliche Ursache finden. Dazu kommt eine starke Phobie vor Erbrechen und Übelkeit. Dies belastet sie sehr, gerade auch, da an ihrem Ausbildungsplatz der Norovirus öfter ein Thema ist. Bei der Arbeitsstelle erhält sie viel Verständnis und Schonung für ihre Situation.

Anja beginnt, konkret für ihre belastenden Bauchschmerzen ein Bild zu malen. Bildmetapher (s. Glossar) dafür ist ein Auto: „Ein Audi A4." In mehr als zehn Einheiten malt Anja mit viel Konzentration, Ausdauer und dem immerwährenden Überwinden ihres Insuffizienzgefühls durch kleine gezielte Teilschritte an ihrem Bild, bis sie das fertige Bild schließlich gerahmt mit nach Hause nehmen kann (s. Abb. 169 bis 172). Sie freut sich sehr an ihrem Bild, und das wichtigste: Ihre Bauchschmerzen sind verschwunden.

Das Malen schafft Vertrauen. Zunehmend erzählt sie von tieferliegenden Nöten, erzählt viele Träume, schreibt mir unter der Woche WhatsApps und beginnt mutig, ihre transsexuellen Gedanken mit mir zu teilen. Eine erste lesbische Liebesbeziehung geht in die Brüche. Ihre Ambivalenz in der Auseinandersetzung mit ihrer Identität ist dabei das zentrale Thema.

Aussprüche wie „Fertig mit däm Buebezüg" sind von einer Maltherapieeinheit zur nächsten Hauptthemen. Ich versuche zu verstehen und mache ihr den Vorschlag „dieses Buebezüg-Thema", das scheinbar immer wieder an die Oberfläche kommen will, trotzdem einmal in einem weiteren Bildmetapher abzuholen, wie das vorherige Symptombild für ihre „Bauchschmer-

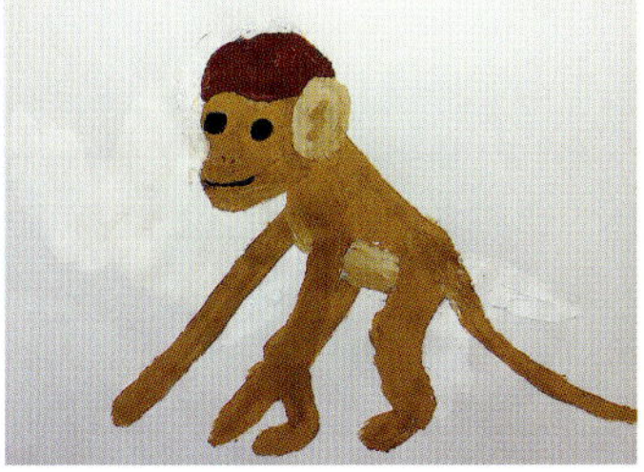

Abbildung 173: Anja, Bild 5

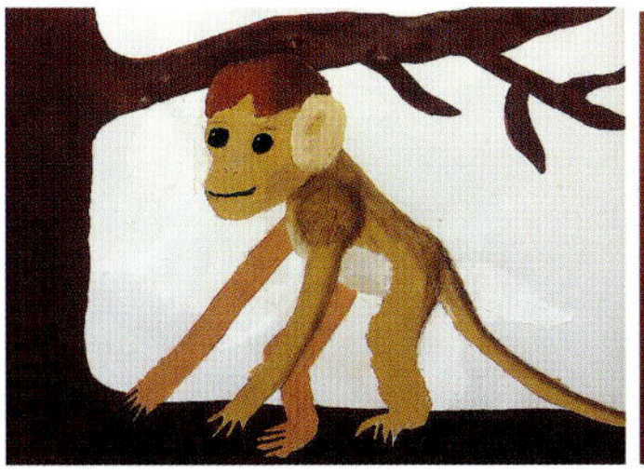

Abbildung 174: Anja, Bild 5 weitergemalt

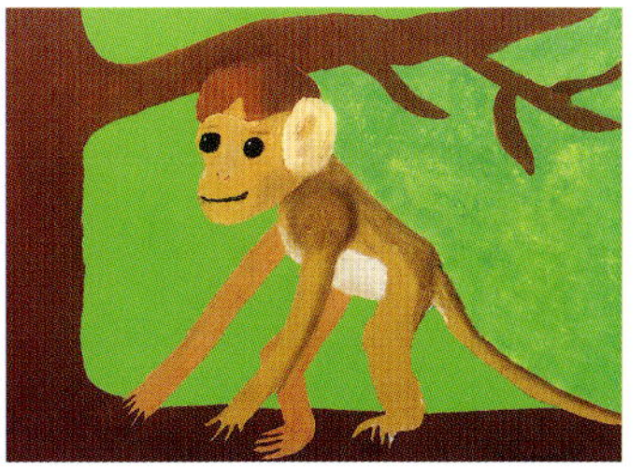

Abbildung 175: Anja, Bild 5 fertiggemalt

zen". „Wenn dieses Buebezüg ein Tier wäre, was wäre es dann für eines?" Sie antwortet: „Ein kleines Äffchen." Sie malt dieses Bild in sechs Maltherapieeinheiten (s. Abb. 173 bis 175). Erstmals gelingt es Anja, mir ihren Schmerz darüber, dass ich sie nicht Levin (Männername) nenne, mitzuteilen, und dass es ihr konkreter Wunsch ist, dass ich sie als Levin anspreche.

Von jetzt an nenne ich ihn Levin. Die Transsexualität ist ab jetzt Hauptthema. Der Wunsch, in der Familie und am Arbeitsplatz frei darüber reden zu können und als Levin akzeptiert zu werden, wird immens wichtig.

Seine Blockade, darüber zu reden, will er erneut im Bildprozess thematisieren und malt auch diese Kommunikationsblockade in einem Metapherbild (s. Glossar). „Wenn diese Kommunikationsblockade ein Instrument wäre ..." Es entsteht eine „elektrische Gitarre" (s. Abb. 176).

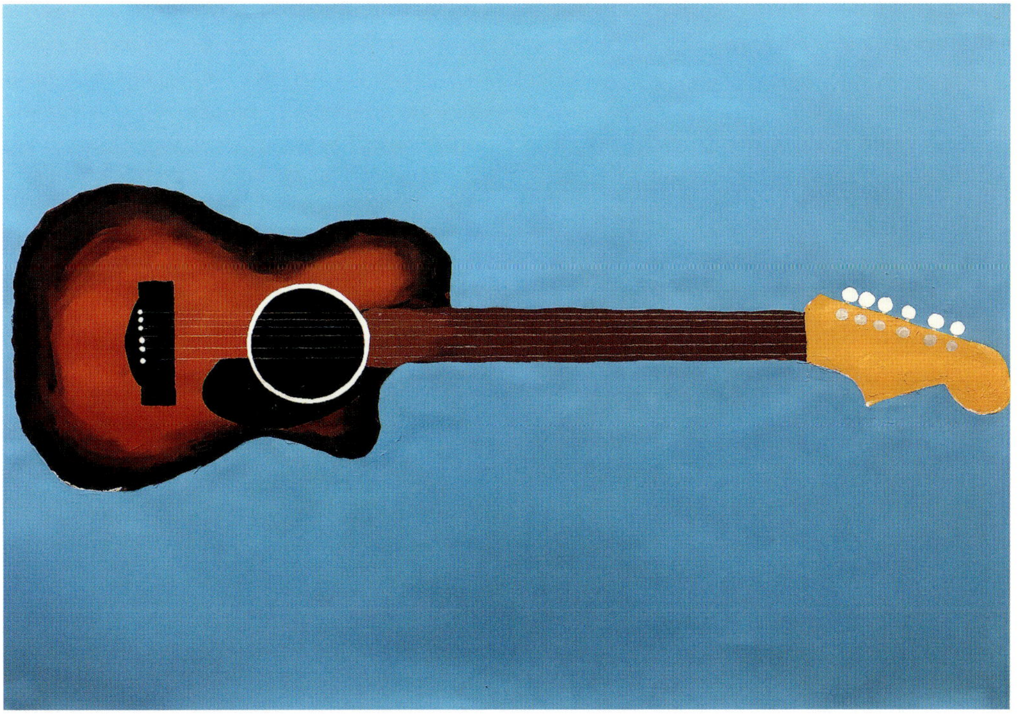

Abbildung 176: Anja, Bild 6

In seiner Freikirche outet er sich als Levin und wird akzeptiert, was ihn unbeschreiblich stärkt. Levin lernt eine junge Frau kennen und beginnt mit ihr eine Liebesbeziehung. Diese junge Frau sieht ihn nur als Mann und akzeptiert ihn vollumfänglich mit seiner männlichen Identifikation.

Weiter gelingt es Levin zunehmend, mit seinen Eltern ehrlich und offen über seine Angst, ihre Liebe zu verlieren, zu reden. Dabei wird ihm klar, dass er Angst davor hat, seine engsten Bezugspersonen zu verlieren. Als er immer mehr seine Gefühle versteht, gelingt es ihm, eine klare Bitte an seine Familie zu richten. Er wünscht sich, mit Levin angesprochen zu werden. Parallel zu seinem Coming-out in der Familie nimmt der Konflikt am Arbeitsplatz rasant zu. Es kommt schließlich zu einer Krise, die zur Einweisung an einen Ort führt, wo eine psychiatrische Begleitung sichergestellt werden kann. Levin erlebt die zuständige Psychiaterin dort als zu konfrontativ und schnell und fühlt sich davon überfordert, erkennt jedoch die Notwendigkeit einer psychiatrischen Begleitung und wechselt zu einem Mann.

Auf eigenen Wunsch von Levin wird die Maltherapie weitergeführt.

Inzwischen wurde eine operative Geschlechtsangleichung gemacht und er ist sehr zufrieden damit.

2.32 Ella: 18 Jahre; Persönlichkeitsstörung, Selbstverletzung, Depression, Zukunftsangst

Ella wird von der Hausärztin an einen neuen Psychiater überwiesen. Durch meine enge Zusammenarbeit mit ihm darf ich mich kunsttherapeutisch einbringen, sodass die junge Patientin von beiden Therapien profitieren soll.

Der Krankheitsgeschichte entnehme ich die folgenden Fakten. Ella ist seit Kindertagen belastet. Als zweites Kind, der Bruder ist zehn Jahre älter, wuchs sie in einem Umfeld auf, in dem die Beziehung der Eltern (Mutter Portugiesin, Vater Schweizer) sehr instabil war, dies auch aufgrund der psychischen Erkrankung des Vaters (u.a. Alkoholabusus und Suizidversuch). Das Mädchen schrie in den ersten Lebensmonaten vermehrt und laut, der Vater reagierte nicht mit Verständnis und wurde laut. Sie begann verspätet zu sprechen, die Mutter sprach zuerst in ihrer Muttersprache mit ihr, wechselte auf Anraten des Kinderarztes dann auf Deutsch. Die Eltern leben seit zwei Jahren getrennt, die Tochter lebt bei der Mutter und hat kaum Kontakt zum Vater und verspürt eine gewisse Gleichgültigkeit ihm gegenüber. Nach dem Kindergarten wurde das Mädchen in die Sprachheilschule geschickt (2 Jahre), sie fuhr in diesem jungen Alter bereits allein in einem Shuttlebus, anschließend wurde sie wieder in die 1. Primarschule integriert. Aus ihrer Erinnerung sagt Ella, dass sie diese Zeit als belastend empfunden habe. Sie meint auch, dass ihr damals schon häufig schlecht gewesen sei.

Im Verlauf ihrer späten Kindheit und Jugend erlebte sie sich so belastet, dass sie sowohl stationäre Aufenthalte in der Kinder- und Jugendpsychiatrie hatte als auch ambulante psychiatrische Hilfe in Anspruch nehmen musste. Nach der Sekundarschule, die für Ella durch viele Schwierigkeiten geprägt war, machte sie einen Abschluss in einer Privatschule und versuchte eine Anlehre in einer Stiftung als Floristin in einer Gärtnerei. Trotz sehr vieler positiver Rückmeldungen dort gelang es ihr nicht, regelmäßig zur Arbeit zu kommen, sodass der Arbeitsversuch scheiterte. Sie erlebte zu viele schlechte Dinge an den Wochenenden, sodass ihr die Kraft für den Wochenstart fehlte, sagte sie.

Ella litt sehr unter ihren Einbrüchen, so nennt sie es selbst, sodass sie zuletzt bei einem Aufenthalt in der Klinik folgende Diagnosen erhielt: kombinierte Persönlichkeitsstörung mit emotional instabilen, impulsiven, ängstlich vermeidenden und anankastischen (zwanghaften) Anteilen und schwere depressive Episode ohne psychotische Symptome.

Ella beschäftigt sich selbst sehr mit ihren Diagnosen und bezeichnet sich auch als „Borderlinerin“. Bis vor Kurzem war sie bei der IV (Invalidenversicherung) angemeldet, ihre Mutter habe sie vor kurzer Zeit abgemeldet, weil sie angeblich eine andere Lösung fand. Ein Gespräch mit der Mutter ist geplant, auch um diesen Schritt zu klären.

Aktuell ist Ella arbeitslos. Sie hat sich auf Anraten ihres Psychiaters neu bei der IV angemeldet. Auf Empfehlung der letzten Klinik soll sie im kommenden Monat in die Klinik in Littenheid eintreten.

Die Ziele der Therapie, sowohl psychiatrische und kunsttherapeutische Unterstützung sind: Förderung der Selbstwirksamkeit mit Erlangung der Selbständigkeit, Absolvieren einer Lehre (oder Anlehre) und damit Erfahren von Integration auf dem Arbeitsmarkt mit finanzieller Absicherung, Klärung mit der IV, ob ein Anspruch für unterstützende Maßnahme besteht, Aufarbeitung und Integration ihrer belastenden Erfahrungen in der Kindheit und Jugend, Umgang mit Wut und Ängsten.

Ich lerne Ella im Rahmen eines Therapiegesprächs bei ihrem Psychiater kennen und schlage ihr die Mal- und Gestaltungstherapie als Ergänzung vor. Nachdem ich ihr meine Möglichkeiten aufzeige, versuche ich zu verstehen, wie wichtig Ella die Diagnosen sind und wie sie sich selbst erlebt.

Sehr schnell darf ich an den Erinnerungen an ihre Kindheit und frühe Jugend teilhaben und benenne, dass sie aus meiner Sicht die belastenden Themen nicht integriert habe, sodass es ihr auch schwerfalle, sich auf eine selbständige Zukunft einzulassen. Weil ich höre, dass sie sich quasi wiederholt auf ihre Diagnosen bezieht, um sich wie ich vermute besser verstehen zu können, nehme ich mir viel Zeit, darüber mehr zu erfahren. Auch klären wir gemeinsam ihre Wünsche und Ziele.

Ich erlebe sie als sehr interessiert und zugewandt, aber auch traurig und sehr nachdenklich. Sie scheint mehr und mehr eine neue Sicht auf ihre Kindheit zu gewinnen. Um mir einen Eindruck über ihr aktuelles soziales Umfeld zu verschaffen, lasse ich Ella Aufstellungen mit Figuren machen. Sie stellt folgende Varianten auf: ihr aktueller Zustand, wie sie sich ihr soziales Umfeld wünscht, und wie ihr erster Schritt in Richtung Wunsch sein könnte. Eindrücklich ist, dass ihr Vater, der aktuell abseitssteht, in ihrer Wunschaufstellung am selben Ort bleibt, jedoch, nach Überlegungen, sich eventuell zu ihr dreht. Im Wunschbild sollten sich die Mutter und der Bruder auch etwas näher zu ihr stellen und auf die Frage, was keinesfalls passieren darf, stellt sie die Figuren abseits von ihr auf und sagt: „Wenn sich alle (auch die Freunde) von mir abwenden würden, das wäre das Schlimmste.“

Ella beschäftigt sich immer mehr mit der Frage, ob sie denn genügend Unterstützung in ihrer Kindheit und Jugend erhalten habe, vor allem denkt sie über ihre Eltern nach. Es gelingt ihr, einerseits Gefühle zuzulassen, andererseits Geschehenes besser zu verstehen.

Wenn sie von den Wutausbrüchen ihres Vaters berichtet und beschreibt, wie sehr sie diese erschreckt haben und wie sie sich damals verhalten habe, wird sie sehr nachdenklich und erfährt große Belastung. Ihre Schreckhaftigkeit führt sie selbst darauf zurück.

In einem ersten Bild versuche ich, sie dafür zu würdigen (s. Glossar „Würdigung“), dass sie sich sowohl mit ihrer belastenden Vergangenheit beschäftigt, als auch dazu bereit zeigt, Ziele für die Zukunft zu erarbeiten. Ich spüre und nehme bei ihr Motivation wahr, auch weil sie froh zu sein scheint, regelmäßige Termine in der psychotherapeutischen und kunsttherapeutischen Praxis zu haben.

Da ihr häufig vorgeworfen wurde, dass sie faul sei und keine Lust habe, finde ich es besonders wichtig, ihr Engagement und ihren Willen zu würdigen.

„Wenn ihr Engagement und ihr Wille ein Ballon wäre, was wäre es dann für einer?“ Sie wählt einen grünen Ballon. Ella zeichnet und malt gerne, lässt sich auf diese klare Methode ein, malt mit der ungeübten Hand und findet das Bild „lustig“ (s. Abb. 177).

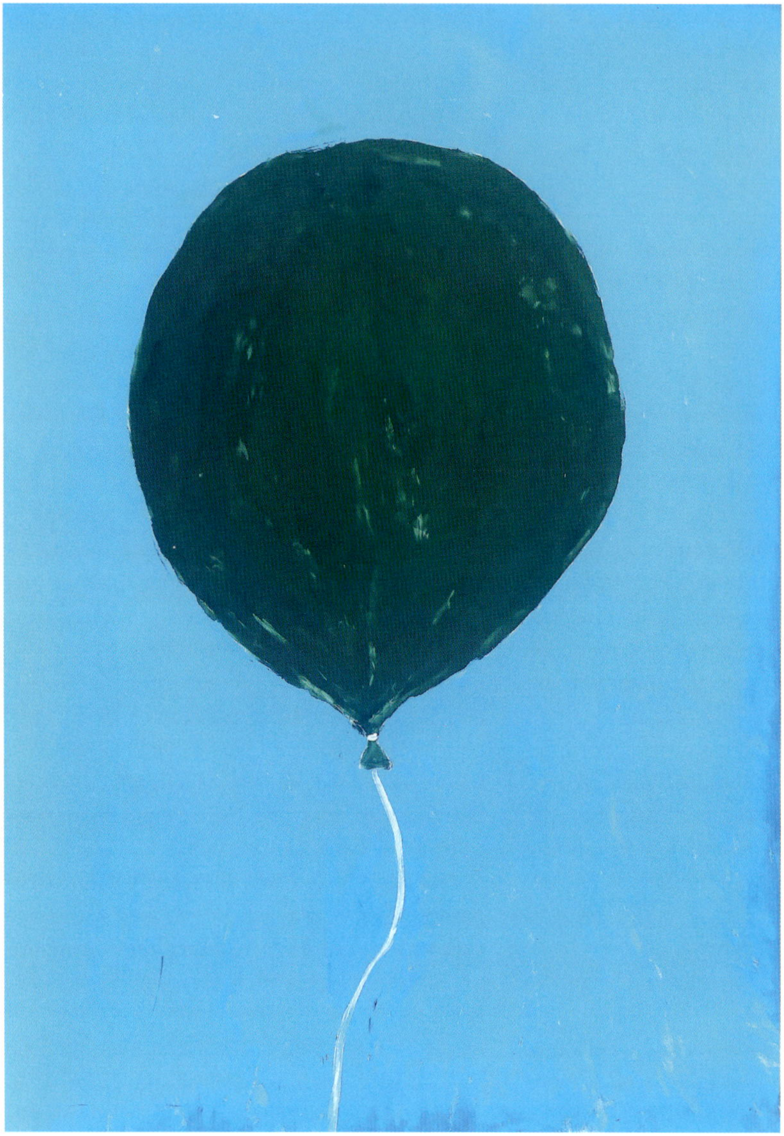

Abbildung 177:
Ella, Bild 1

Um die Erfahrungen in ihrer Kindheit und Jugend, ihre Biografie in überschaubarer Zeit zu bearbeiten, entscheide ich mich für ein Atmosphärenbild (s. Glossar „Atmosphärenarbeit").

Während drei Sitzungen bearbeitet sie Themen, indem sie Tatsachen anerkennt. Sie schaut, wie ihre Position als Kind war, und gibt Dinge zurück, die nicht zu ihr gehören (s. Abb. 178).

Für den Hintergrund mischt sie sich atmosphärisch die Farbe rotbraun.

- Anerkennen der Tatsache, dass ihre Mutter (und der Vater) die damaligen Abklärungen um ihren Gesundheitszustand nicht genügend ernst genommen haben. (rotes Dreieck)
- Anerkennen der Tatsache, dass der Vater geschont werden musste, sie durfte nicht laut sein. (blaues Viereck, es war ihr wichtig, dieses sehr groß zu malen)

- Anerkennen der Tatsache, dass ihre Eltern keine Zuneigung zueinander verspürt haben. (gelber Kreis)
- Anerkennen der familiären Situation: Ich bin nur ein Kind. (Banane)
- Anerkennen der Tatsache: Wut des Vaters. (grünes Dreieck)
- Anerkennen der Tatsache: Ich habe Angst vor den Wutausbrüchen meines Vaters. (gelbes Quadrat)
- Anerkennen der Tatsache: Eltern sind heute getrennt und der Kontakt zum Vater ist mäßig, sie habe aber auch kein Interesse daran. (Würfel)
- Rückgabe: Die Wut des Vaters ist nicht meine Wut. (Tomate) (Anm.: Ella meinte, dass sie gleich schlecht wie ihr Vater sei, weil sie ihre Wut oft nicht kontrollieren könne, (s. auch Glossar „Rückgabe“)

Erst etwas später kommen noch die Wolke dazu, die die konstruktive Richtung von Ellas Leben darstellen soll, und eine Würdigung dafür, dass sie ihre Kindheit überlebt hat und diese Arbeit mit viel Bereitschaft und Durchhaltewillen gemacht hat. (Gras – eine Ressource von ihr, sie liebt die Natur)

Ihre Belastung von anfangs SUD 9 nimmt im Laufe des Malens um circa die Hälfte ab. Richtig Freude am Malen verspürt sie bei der Wolke und dem Gras.

Während der Arbeit mit ihr, die Vergangenheit besser verstehen und integrieren zu können, schweife ich immer wieder in Visionen für ihre Zukunft. Wir arbeiten an ihren Qualitäten und Ressourcen, schauen, wie ihre Ziele aussehen könnten, welche Wünsche sie hat.

Nach und nach erfährt sie mehr Vertrauen in sich, sodass sie sich eine Zukunft überhaupt vorstellen kann. In ihrem „im Kopf kreierten Zukunftsbild“ lebt sie in ihrer Wohnung, hat einen Job, eventuell als Floristin oder in einem Kleidergeschäft und kocht gerne. Ihr aktueller Freund, den sie bei ihrem letzten Klinikaufent-

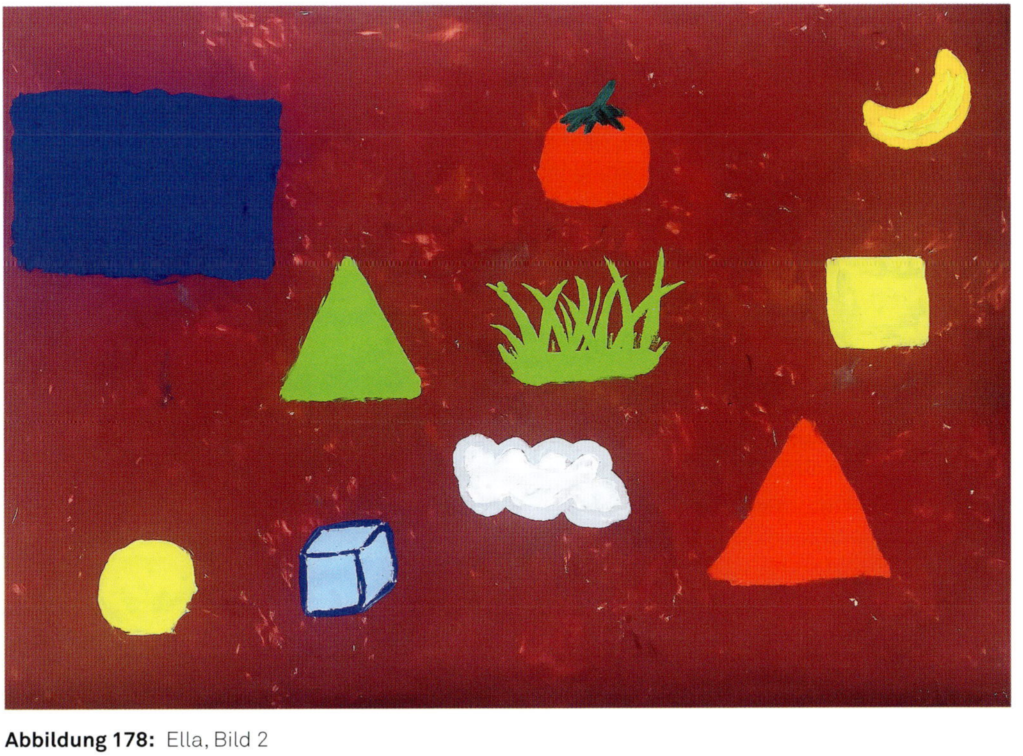

Abbildung 178: Ella, Bild 2

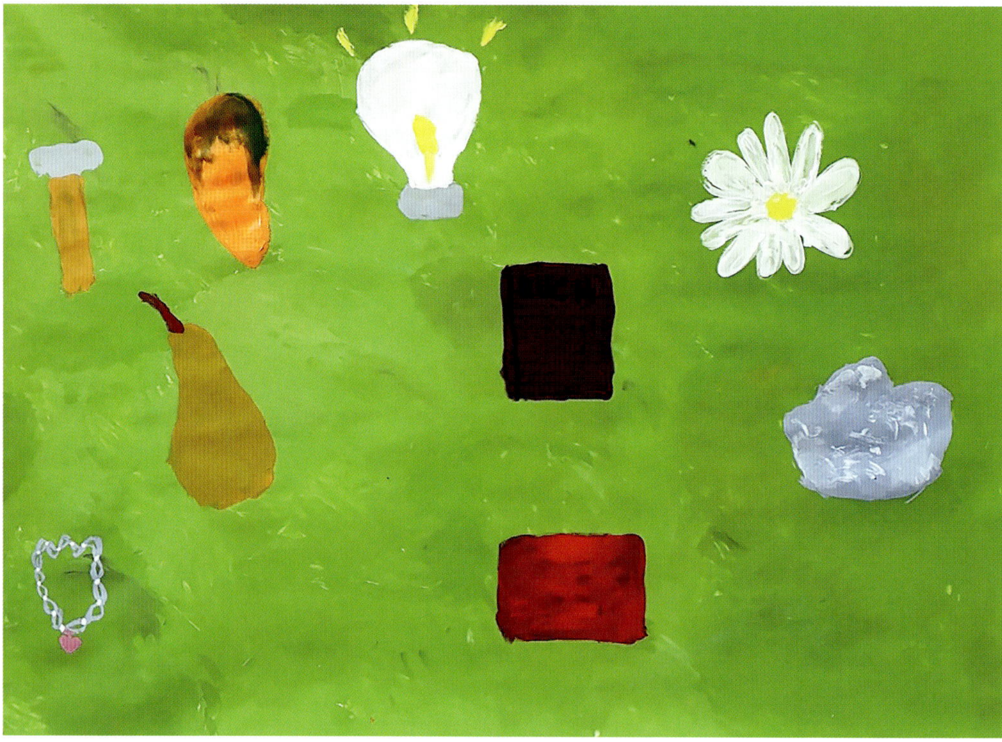

Abbildung 179: Ella, Bild 3

halt kennengelernt hat, ist in diesem Bild nicht wichtig.

Zwischendurch vertraut sie mir an, dass sie trotz immer wiederkehrenden Schwierigkeiten mit ihrem Freund sich von ihm nicht trennen kann. Sie habe Verlustangst, so benennt sie selbst ihre Gefühle. Sie komme aber damit mehr oder weniger klar im Moment, konnte zuletzt sogar ihre Meinung sagen und auf ihre eigenen Bedürfnisse achten.

Ich lade Ella ein, mit dem nächsten Bild den Fokus auf ihre Zukunft zu setzen (Abb. 179).

Ich bin bereit, mich auf Vorhaben in der Zukunft vorzubereiten. Dazu mischt sie sorgfältig für den Hintergrund eine passende Farbe (grün).

Für ihre positive Kognition wählen wir einen kurzen Satz gemeinsam aus einem Motto als Ziel aus, das sie vor einiger Zeit mit einer ehemaligen Lehrerin, jetzt Therapeutin, erarbeitet hat (aus dem ZRM – Zürcher Ressourcen Modell [Storch, Krause & Weber, 2022], ich selbst arbeite auch damit). Positive Kognition: „Ich kann durchatmen" (Hammer)

- Anerkennen der Tatsache: Ich habe die Bereitschaft und den Willen, etwas zu verändern. (Birne)
- Meine Fähigkeiten würdigen: Hilfe anzunehmen, durchzuhalten, Geduld und Hoffnung zu haben, mich für einen erneuten Klinikaufenthalt zu entscheiden und nochmals mich mit dem Vergangenen auseinanderzusetzen. (weiße Blume)
- Rücknahmen, die ich für eine Lehre oder Anlehre brauche: Motivation. Auf die Frage, wann sie diese zuletzt verspürt habe, antwortete sie, „Als ich als Kind Klavier gespielt habe und immer wieder geübt habe, auch wenn es nicht funktioniert hat." (rotes Viereck) (s. auch Glossar „Rücknahme")
- Energie: Die hatte sie zuletzt beim Schnelllauf im Schulsport. (Glühbirne)

- Stabilität: Auf die Frage, was sie genau darunter verstehe, meint sie: „Ich fühle mich sowohl körperlich als auch seelisch gut, habe wenig Sorgen und meine Grundbedürfnisse sind abgedeckt". (Buch)

Da sie die Angst, den Anforderungen nicht zu genügen, als besonders groß bezeichnet, hole ich diese auf einem separaten Blatt mit der Metapher T-Shirt (Abb. 180) ab (vor dem Malen: SUD 8; nach dem Malen: SUD 4).

Daraufhin sagt sie von selbst, sie brauche Mut für ihre Zukunft, und ich lasse sie diese Eigenschaft mithilfe der Metapher – grauer Stein – auf ihr Systembild (s. Abb. 181) malen.

Auf die Frage, was gerade jetzt noch besonders wichtig sei bzw. sie belaste, wenn sie an die Zukunft denkt, sagt sie: „Meine Wut ist manchmal so stark, sie ist plötzlich da, manchmal habe ich sogar Blackouts." Um diese Tatsache anzuerkennen, malt sie eine Kette. Sie schließt damit ab, die Tatsache anzuerkennen: „Manchmal bin ich so traurig, dass ich fast keine Energie mehr habe." Sie malt dafür eine Mango.

Beim nächsten Therapietermin erwähnt Ella die belastende Beziehung zu ihrem Freund, den sie an diesem Tag in die stationäre Behandlung begleitet („Broken-home-Kind", wiederholt seit Kindstagen in psychiatrischer Behandlung). Ella beschäftigt sich mit der Frage, wie ihre Ansprüche an ihn und seine Eigeninitiative bezüglich seiner Gesundheit sich auf sie selbst auswirken und ob es „Liebe oder Abhängigkeit" sei.

Sie selbst würde gerne viele Dinge auch allein unternehmen, es falle ihr aber schwer. Ich frage, wann sie zuletzt diese Fähigkeit besessen habe, etwas allein zu unternehmen und für sich zu sorgen, und sie sagt, es gelang in der 10. Klasse, als sie allein Mittagessen gehen konnte. Diese Fähigkeit wird in Form einer Rücknahme auf dem Systembild gemalt. Sie malt eine Kommode (Abb. 181). Dann malt sie noch ein Geschenk in Form einer Schallplatte (s. Glossar „Geschenk").

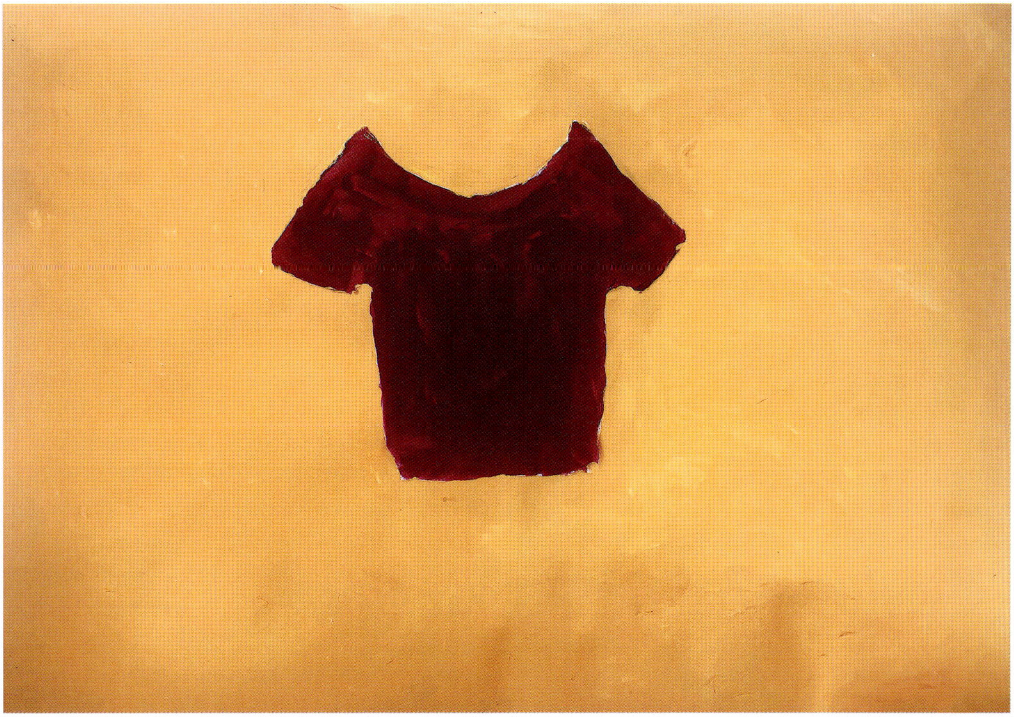

Abbildung 180: Ella, Bild 4

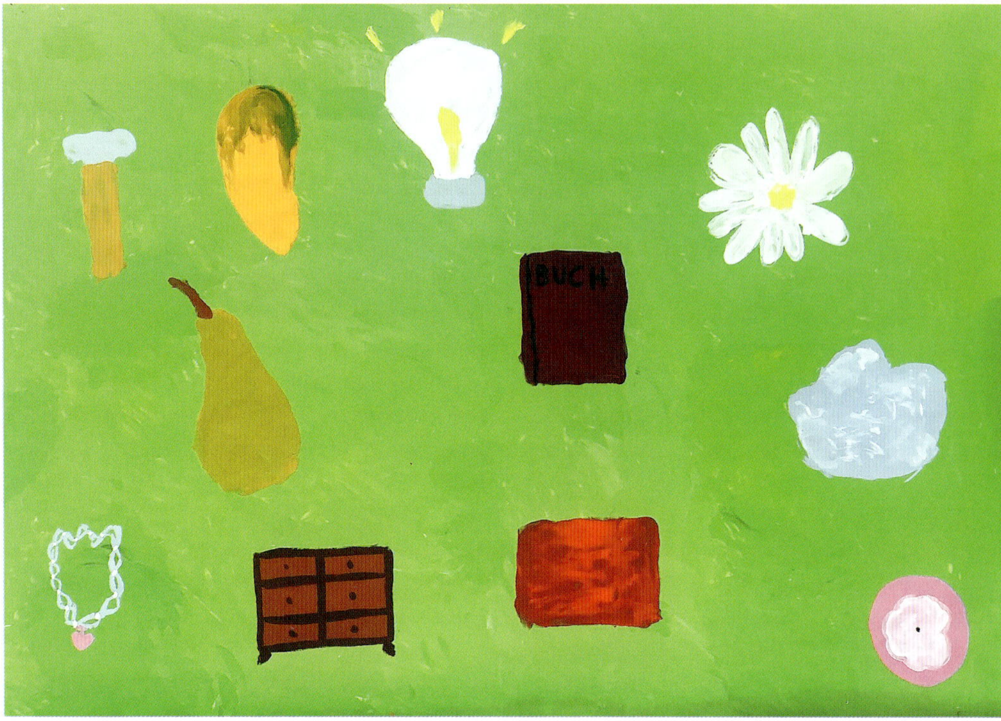

Abbildung 181: Ella, Bild 3 weitergemalt

Der geplante nächste Schritt ist die Bearbeitung ihres Symptoms: Angst vor Erbrechen bis zur Panikattacke. Diese Angst begleitet Ella seit der frühen Kindheit. Im Rahmen der Evaluation erfahre ich, dass diese Angst beinahe täglich da sei. Sie selbst bezeichnet diese als „kleinen Teufel, der auf meiner Schulter sitzt." In Situationen außerhalb ihres Wohnraumes sei diese Angst besser zu bewältigen, zu Hause habe sie die letzte große Panikattacke vor zwei Jahren (ohne Erbrechen) gehabt. Ihre Symptome dazu sind Zeichen im Magen und Bauch, Druckgefühl im Hals, Nervosität und auch Zittern sind möglich. Das vorherrschende Gefühl ist die Angst und Ohnmacht (Kontrollverlust). Sie denkt über sich: „Ich hab's nicht im Griff" (VoC 4) und sie würde gerne über sich denken: „Ich bin in Ordnung" (VoC 3). Der SUD-Wert liegt zwischen 5 und 6.

Auf die Frage, woran sie merken würde, dass es besser geht, und wofür sie dann Raum und Zeit habe, sagt sie, dass sie leichter mit den Esswaren umgehen würde (Haltbarkeitsdatum, rohe Esswaren etc.), ebenso hätte es Auswirkung auf die Auswahl von Alkohol (Wovon wird mir schlecht und was vertrage ich, ohne Angst haben zu müssen, dass ich erbreche?).

Dann sagt sie noch – und ist selbst erstaunt über ihre Gedanken –, dass sie dann mutiger sein könnte, verschiedene Drogen auszuprobieren (sie habe mal Ecstacy ausprobiert). Weil ich weiß, dass sie sich für Diagnosen und Medizin interessiert, bitte ich sie, genau zu recherchieren, welche Wirkung und Folgeschäden einzelne Drogen haben. Im Moment denke ich eher, dass es ein heimlicher Gewinn ist, dass sie sich mit dem Konsum von Drogen zurückgehalten hat.

Die Angst vorm Erbrechen habe ich in der nächsten Therapiestunde mit der Metapher Ballon bearbeitet (s. Abb. 182).

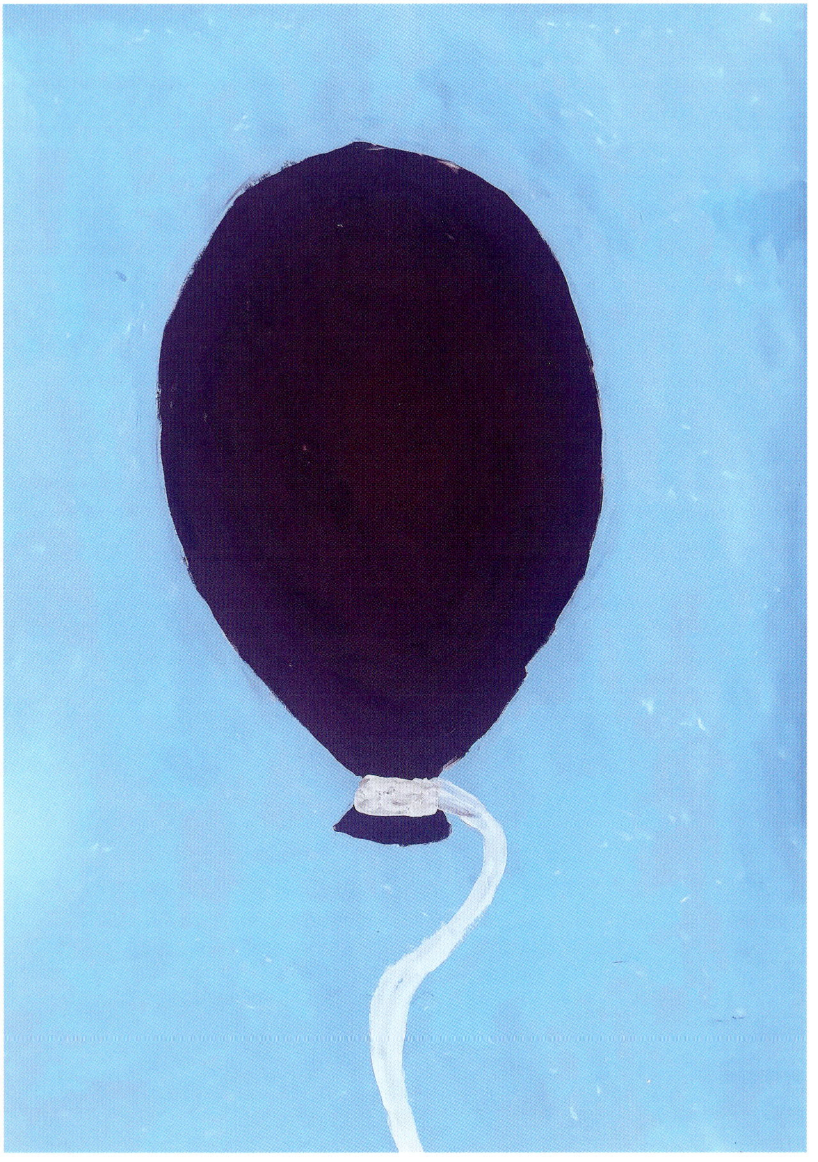

Abbildung 182:
Ella, Bild 5

Ella geht es nach dem Malen etwas besser (SUD 3).

Sie denkt aktuell über sich „Ich hab's nicht im Griff" mit 2 und „Ich schaff's" mit 6.

Mittlerweile ist der Eintrittstermin in die Klinik nahe und ein gemeinsames Gespräch mit der Mutter, der Tochter, dem behandelnden Psychiater und mir ist geplant, mit dem Ziel, die Seite der Mutter zu hören, sie zu stärken und zu schauen, welche gemeinsamen Ziele möglich sind. Auch in Bezug auf den neuen IV-Bericht ist dieser Kontakt sehr wichtig und stellt sich als nützlich heraus.

In der Stunde vor Klinikeintritt frage ich Ella nach ihren Zielen und was sie noch am meisten belastet: Sie sagt, sie möchte ihre Gefühle unter Kontrolle haben und nicht in die negative Gedankenspirale rutschen, möchte Unterstützung erhalten, um einen Beruf zu erlernen, und auch in diesem Zusammenhang besser mit Kritik umgehen lernen.

Beim gemeinsamen Ausfüllen des Klinikfragebogens fällt auf, dass ihre Selbsteinschätzung nicht mehr nur von negativen Gedanken geprägt ist. Ella scheint etwas hoffnungsvoller zu sein als noch vor Wochen. Sie meint auch, dass sie bei Eintritt versuchen möchte, ihre Bedürfnisse zu äußern, nämlich dass sie eine gute Führung und Anleitung für Alltagsdinge braucht.

Wir beschäftigen uns noch ein wenig mit ihrem „Inneren Team": Sie findet gut Kontakt zu verschiedenen Anteilen und stellt fest, dass sie für ihre Angst, Wut und dem „kein Bock auf Nichts" wertvolle Gegenspieler wie Neugierde, die „aufgedrehte Freude", Durchsetzungsvermögen und Spontanität hat.

Den Abschluss gestalten wir mit einem Spiel, das ihr Freude bereitet und sie ein bisschen entspannt, schließlich ist sie schon sehr aufgeregt, was die nächsten Wochen in der Klinik so bringen werden.

Je nachdem, wie es Ella nach dem Aufenthalt geht, wird eine ambulante Nachsorge psychotherapeutisch und kunsttherapeutisch angezeigt sein. Ich stelle mir vor, auf alle Fälle wieder eine Würdigung für ihre Arbeit anzubieten, und ein Bild mit einer Zukunftsmetapher könnte aus heutiger Sicht zielführend sein. Zudem könnte sie davon profitieren, auch freie Bilder zu malen (begleitetes Malen oder personenorientiert), einerseits weil sie gerne malt (Ressource), andererseits, um ihr eine Möglichkeit zu geben, mit ihren Ansprüchen und der Selbstkritik besser umgehen zu können (z. B. Angst vor Versagen).

3 Lösungsorientierte Maltherapie mit Jugendlichen ohne sicheren Ausbildungsplatz

Die in diesem Kapitel beschriebenen Prozesse stammen aus der Arbeit in einem Programm für arbeitslose Jugendliche. In diesem Motivationssemester werden die jungen Menschen fachlich und persönlich unterstützt und gefördert.

Voraussetzungen für die Teilnahme am Programm:

- Die jungen Menschen haben die obligatorische Schulzeit absolviert und keine Anschlusslösung in Form einer Berufslehre, eines Praktikums oder eines Zwischenjahres gefunden.
- Sie haben die Ausbildung abgebrochen oder das Vertragsverhältnis wurde ihnen gekündigt.
- Sie besuchen weiterhin die Berufsschule, um wenn möglich in einem anderen Betrieb die Ausbildung weiterzuführen.
- Sie suchen eine neue Lehrstelle in einer anderen Branche.
- Sie haben sich auf dem Gemeindearbeitsamt oder auf der Regionalen Arbeitsvermittlung (RAV) zur Stellenvermittlung und zum Bezug von Arbeitslosenentschädigung angemeldet.
- Die Jugendlichen waren an einem Tag in der Woche anwesend und nahmen am Schulprogramm teil. An den restlichen Tagen mussten sie arbeiten, schnuppern, eine Lehrstelle suchen oder Hausaufgaben erledigen.

Beim Hervorkramen der Unterlagen bin ich unendlich vielen Namen begegnet. Einige riefen sofort Geschichten in Erinnerung, andere blieben einfach Namen ohne Erinnerung. Was mir immer wieder auffällt, ist die Tatsache, dass viele Teilnehmende einen Immigrationshintergrund haben. Da ich vor der Arbeit im Motivationssemester lange Deutsch für Fremdsprachige unterrichtete, war das für mich nichts Außergewöhnliches.

Im Gestalten meiner Aufgaben als Lehrperson hatte ich große Freiheiten. Da ich gleichzeitig auch in der Leitung tätig war, konnte ich viele Projekte ins Leben rufen. So bekam das Malen in meinem Atelier von Anfang an einen hohen Stellenwert. Im Rahmen der Persönlichkeitsbildung konnte ich die jungen Menschen an verschiedene Themen heranführen, die mit dem Lösungsorientierten Malen bearbeitet werden konnten. Ich arbeitete vor allem in größeren Gruppen, das heißt mit 10 bis 16 Teilnehmenden. Es gab aber auch die Möglichkeit des Einzelsettings, wenn ein zu beachtendes Thema, sprich Problem anstand.

Ich orientierte mich bei meiner Arbeit an den Entwicklungsaufgaben Jugendlicher (Hurrelmann & Quenzel, 2016), an den Schutzfaktoren und Risikofaktoren, an sozialer und emotionaler Kompetenzentwicklung, an „Schritte zu hilfreichen Gedanken" von Kitty Cassée (2020), an Selbstwert/Selbstwirksamkeit etc. und ich entwickelte eigene Arbeitspapiere.

Im Unterricht wurden als Erstes die Themen aufgelistet, die die Teilnehmenden interessierten und beschäftigten. Beispiele: Familie, Liebe, Job, Freunde, Ausgang, Hungersnot, Krieg, Kriminalität, Erotik, Sex.

Dann mussten sie sich darüber unterhalten, welche Gefühle es gibt. Hier kamen zum Teil sehr differenzierte Aussagen zusammen, vor allem aber auch schon die schnell auftauchenden Gedanken wurden aufgeschrieben: Beispiele:

Trauer, Aufregung, Verzweiflung, Kummer, Nervosität, Enttäuschung, Freude, Hass, Verlassenwerden.

Um die Arbeit zu konkretisieren, kam nun die Aufgabe dazu, sich Überlegungen zu machen zu folgenden Titeln: „Ich fühle mich wohl, wenn …“ und „Ich fühle mich unwohl, wenn …“ Im untenstehenden Kasten sind Beispiele aufgeführt.

Ein weiteres Thema für die Gruppenarbeit war Selbstsicherheit und Selbstvertrauen. Die Teilnehmenden listeten z. B. auf: die eigene Meinung ausdrücken können; Verantwortung übernehmen; wissen, was man kann und nicht kann; wissen, was man tut; wissen, wo die Grenzen sind; sich trauen; Mut haben; eigene Ziele erreichen; eine eigene Meinung haben.

Eine Gruppe schrieb folgenden Satz auf: „Selbstbewusstsein braucht man im Leben, damit man weiterkommt, die Ziele erreichen kann, die man hat.“ Das gab mir den passenden Anlass, zur LOM-Arbeit überzuleiten. Vorher ließ ich die Teilnehmenden ein erstes Mal den „Berner Fragebogen zum Wohlbefinden Jugendlicher“ (BFW) ausfüllen. Dieser Fragebogen wurde an der Universität Bern von Prof. Dr. Alexander Grob (1989) entwickelt. Er erfasst die Aspekte Zufriedenheit und negative Befindlichkeit als unabhängige Dimensionen des Wohlbefindens.

Im Anschluss daran machten sich die Teilnehmenden Gedanken zu einem Veränderungswunsch, das heißt, sie mussten sich überlegen, was für das Gelingen ihres großen Zieles, nämlich eine Anschlusslösung zu finden, hilfreich oder notwendig wäre. Die Jugendlichen arbeiteten alle einzeln und gleichzeitig.

Auf einem A4 Blatt standen folgende Rubriken zum Ausfüllen:

- Name und Datum
- Wie heißt dein Wunsch genau?
- Wie weit ist dein Wunsch jetzt schon in Erfüllung gegangen? 0 = gar nicht, 10 = total. Schreib deine Zahl ins erste Feld (darunter befanden sich 10 Felder, entspricht dem Wert PA = Positive Annäherung ans Ziel)
- Wie stark belastet es dich im Moment, dein Wunschziel noch nicht erreicht zu haben? (SUD Subjective Units of Distress, s. Glossar „Erheben des Anliegens“) 0 = gar nicht, 10 = total. Schreib deine Zahl ins erste Feld (darunter befanden sich 10 Felder)
- Was möchtest du gerne über dich denken? (positiver Satz)
- Wie sehr stimmt dieser Satz jetzt schon? 1 = gar nicht, 7 = total. Schreib deine Zahl ins erste Feld (darunter befanden sich 7 Felder, VoC Validity of Cognition, s. Glossar „Erheben des Anliegens“)

Dann gab ich den Teilnehmenden ein Blatt mit 10 verschiedenen Metapherkategorien und bat sie, dieses Blatt ganz schnell auszufüllen, ohne sich lange Gedanken zu machen.

Das Blatt war folgendermaßen strukturiert:

- Name und Datum
- Stell dir vor, dein Wunsch wäre ein … Geh alle Kategorien durch und notiere die erste Idee, die dir dazu in den Sinn kommt.
- Metapherkategorien: Tier, Werkzeug, Gepäckstück, Gefäß, Dessert, Schuh, Spielzeug, Fahrzeug, Gebäude, Musikinstrument

Sie mussten nun drei Bilder ankreuzen, die sie malen könnten, und dann eines davon auswählen, das sie nun konkret malen wollten. Für die Bilder wählte ich das große Format: 100 x 70 cm

Ich fühle mich wohl …

- wenn ich bei Freunden bin.
- wenn ich rauche.
- wenn ich Musik höre.
- wenn man mich akzeptiert.
- im Kosmetikladen.

Ich fühle mich unwohl …

- bei Streitereien.
- wenn ich mit fremden Menschen zusammen bin.
- allein in dunklen Räumen.
- wenn ich unglücklich bin.
- wenn ich unter Druck und Stress stehe.

aus. Alle 10 bis 16 Teilnehmenden malten gleichzeitig ihr Bild. Das ging zu meiner Überraschung sehr gut.

Ich fragte Werte ab, besprach Änderungen am Bild, und wenn das Bild fertig war, konnten die Teilnehmenden frei malen.

Die Bilder wirken eher wie Kinderbilder. Interessanterweise akzeptierten die Teilnehmenden alle Bilder in einem hohen Maß. Ich hatte eher erwartet, dass sie sich gegenseitig kritisieren oder einander sogar auslachen würden. Da sie das begleitete Malen bereits kannten, war die Hemmschwelle auch etwas niedriger und die Akzeptanz größer.

Es machte einen Unterschied, ob die Teilnehmenden in der Gruppe malten oder allein zum Malen kamen. Mit der ganzen Gruppe mussten alle dieselbe Kategorie, nämlich den Veränderungswunsch bearbeiten. In den Einzelstunden konnten wir persönliche Themen wie Verlust des Vaters, leichte Essstörung, schwierige Familienverhältnisse oder Ängste angehen.

Tabelle 6 zeigt die Prozesse der Teilnehmenden.

Tabelle 6: Prozesse der Teilnehmenden

Metapher	Wunsch	Positive Kognition	Anfangswerte PA/SUD/VoC	Endwerte PA/SUD/VoC
1_1/1_2 Teddybär	Tiefe Beziehung zu einem (unbenannten) Menschen	Ich bin liebenswert.	6/8/3	10/0/7 Schritte: 3
2_1/2_2 Kirche	Ich möchte Ordnung haben in meinen Unterlagen.	Ich kann es.	1/8/2	10/0/7 Schritte: 4
3 Turnschuh	Ich möchte motiviert zur Arbeit gehen.	Ich bin in Ordnung.	4/5/2	10/0/7 Schritte: 2
4 Auto	Erfolgreicher Lehrabschluss	Ich schaffe es.	2/0/2	10/0/7 Schritte: 3
5_1/5_2 Puppe	Zwischen 22 Uhr und 23 Uhr ins Bett gehen und schlafen	Ich bin easy.	1/0/5	10/0/7 Schritte: 2
6_1/6_2 Hochhaus	Am Morgen rechtzeitig aufstehen	Ich bin okay.	0/5/4	10/0/7 Schritte: 6
7 Kissen	Ich wünsche mir genug Kraft, bis ich eine Lösung gefunden habe.	Ich bin gut.	3/1/5	10/0/7 Schritte: 5
8 Delphin	Ich möchte mutig und offen auf andere zugehen.	Ich schaffe es.	5/5/4	10/0/7 Schritte: 4
9_1/9_2/9_3 Stiefel	Dass ich daran glaube, dass ich eine Lösung finde.	Ich schaffe es.	1/10/5	10/0/7 Schritte: 6
10_1/10_2/10_3 Würdigung: Getränk Cola	Dass ich so gut gearbeitet habe in den letzten Wochen.	–	–	–

PA: Positive Annäherung ans Ziel; SUD: Ausmaß der Belastung; VoC: Stimmigkeit des positiven Satzes

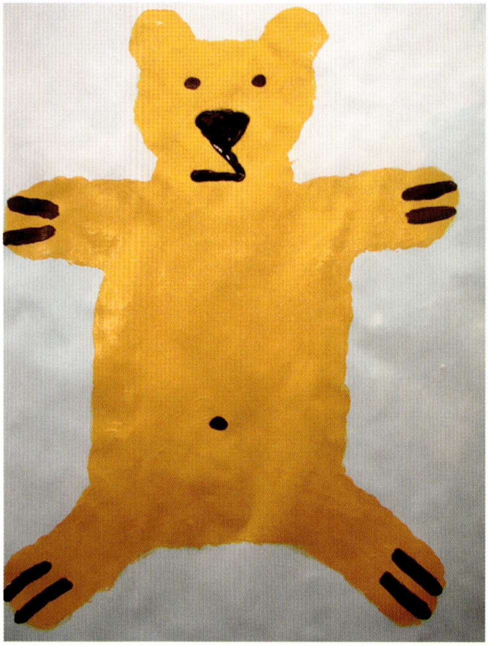

Abbildung 183: Bild von Person 1

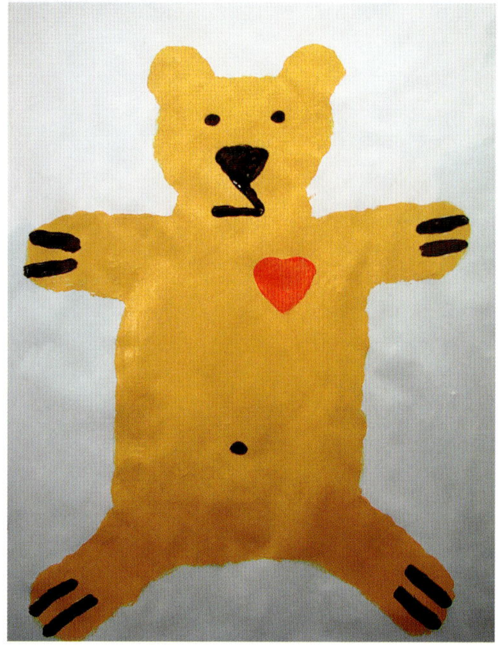

Abbildung 184: Bild von Person 1, weitergemalt

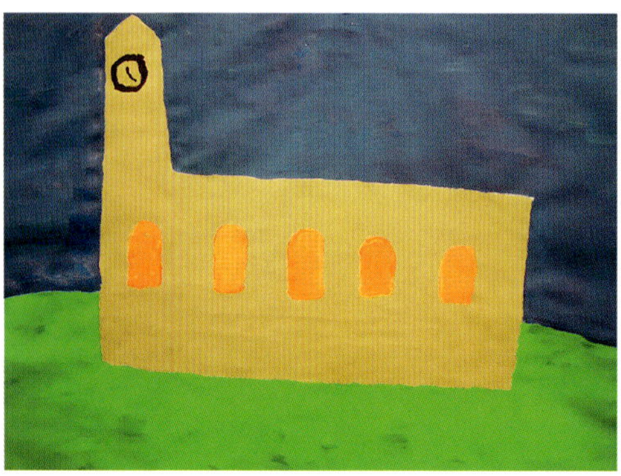

Abbildung 185: Bild von Person 2

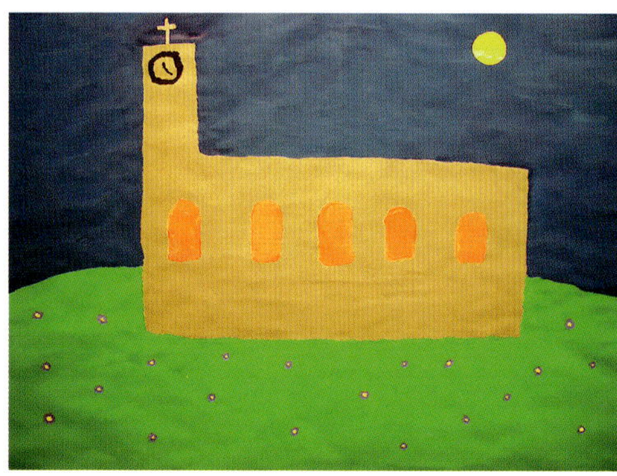

Abbildung 186: Bild von Person 2, weitergemalt

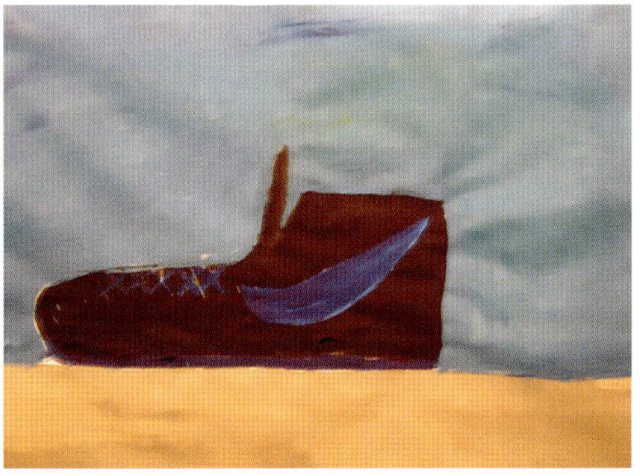

Abbildung 187: Bild von Person 3

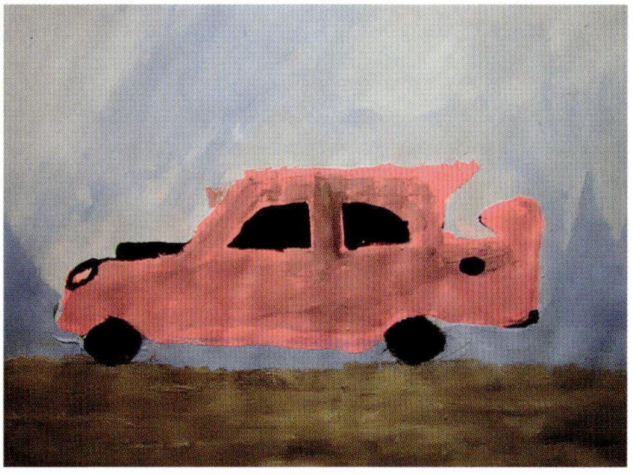

Abbildung 188: Bild von Person 4

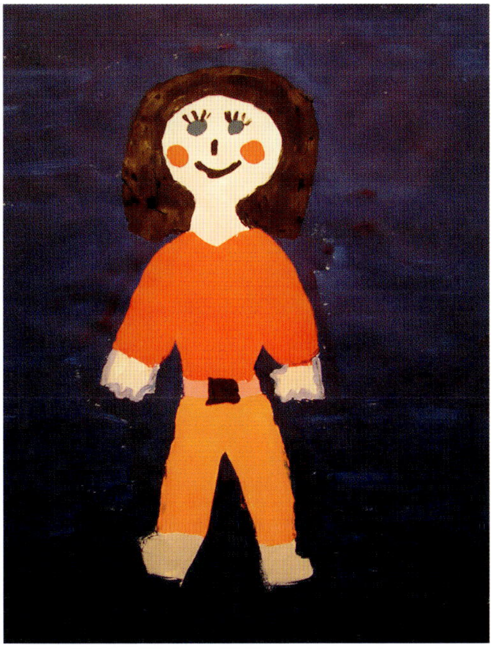

Abbildung 189: Bild von Person 5

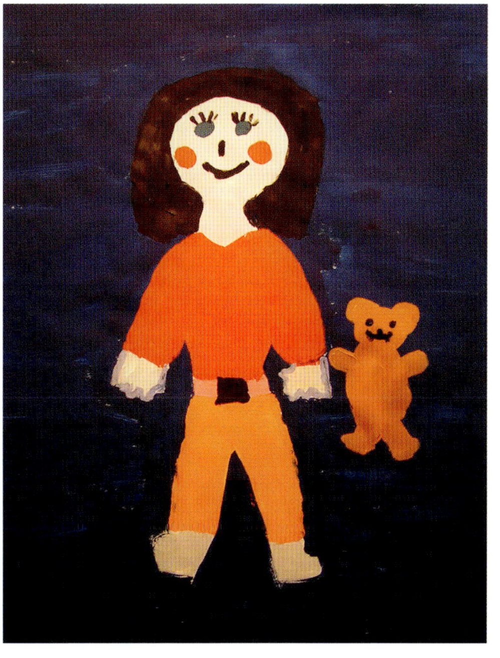

Abbildung 190: Bild von Person 5, weitergemalt

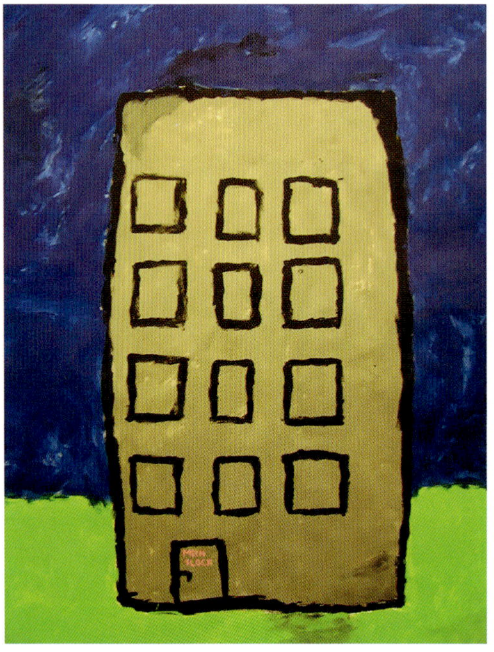

Abbildung 191: Bild von Person 6

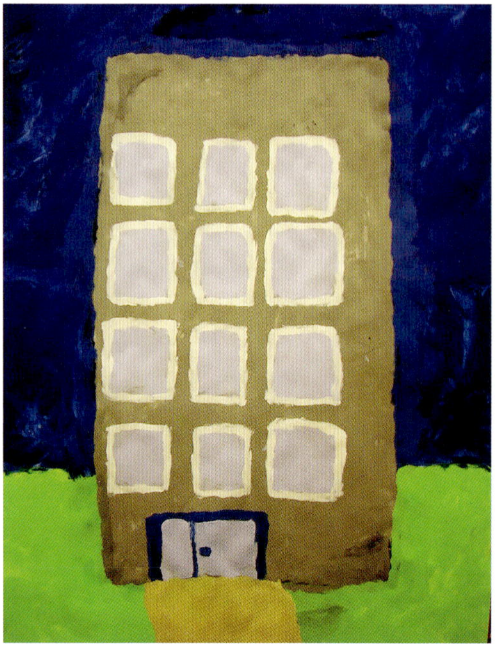

Abbildung 192: Bild von Person 6, weitergemalt

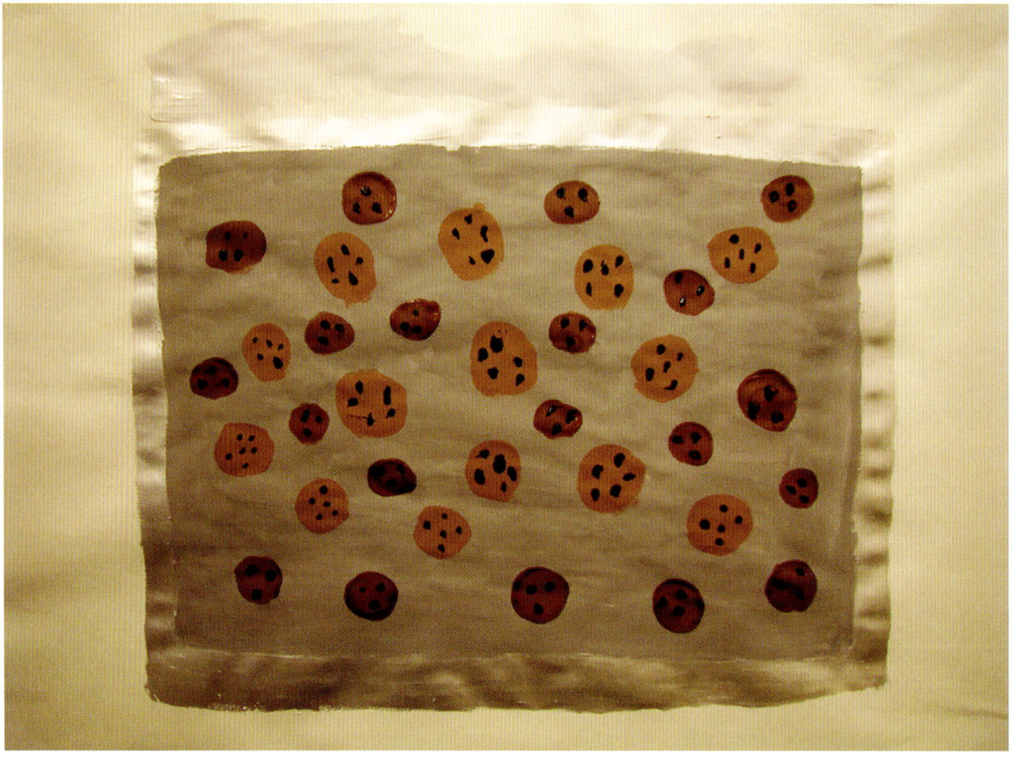

Abbildung 193: Bild von Person 7

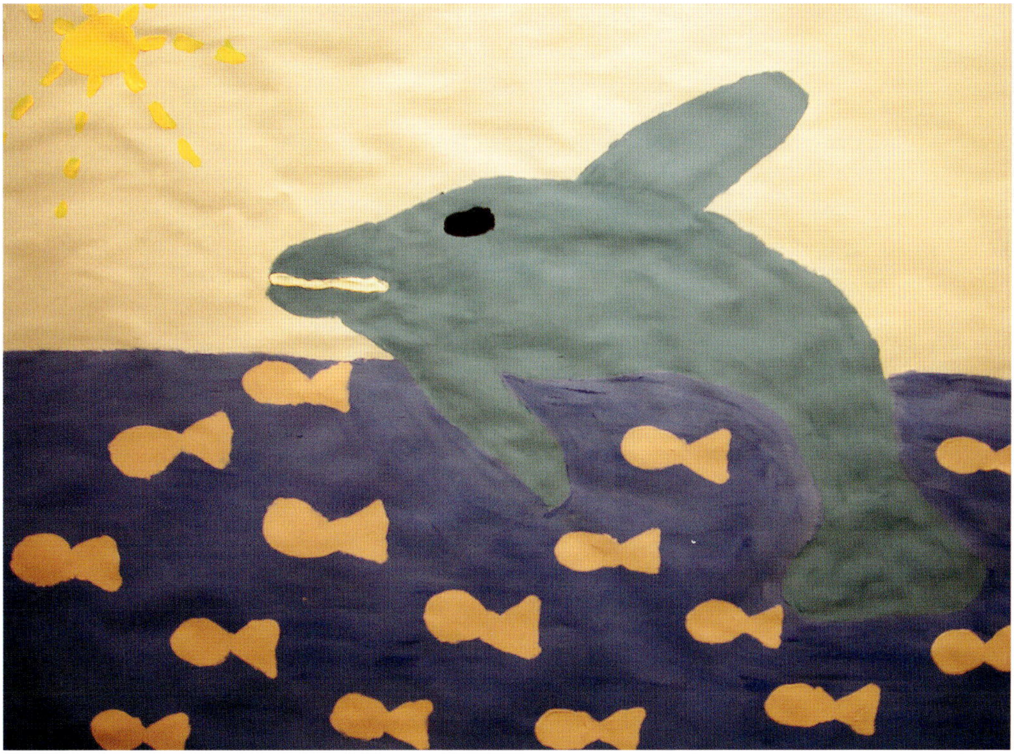

Abbildung 194: Bild von Person 8

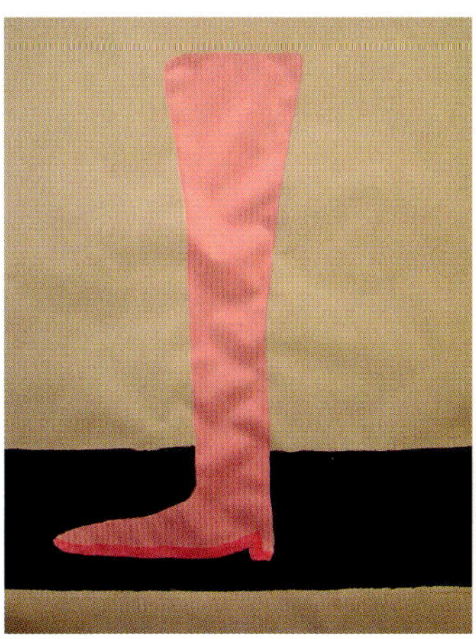

Abbildung 195:
Bild von Person 9

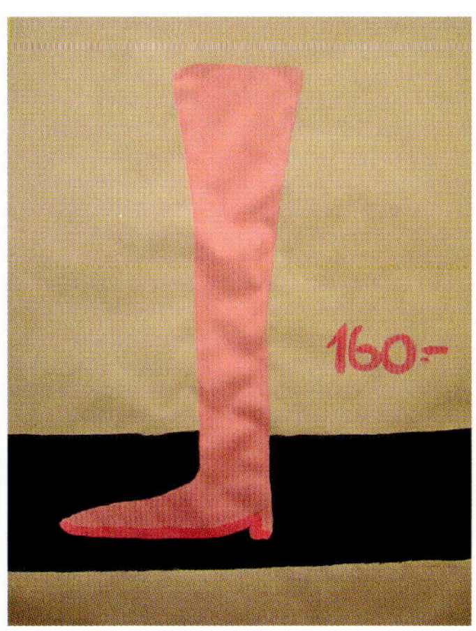

Abbildung 196:
Bild von Person 9, weitergemalt

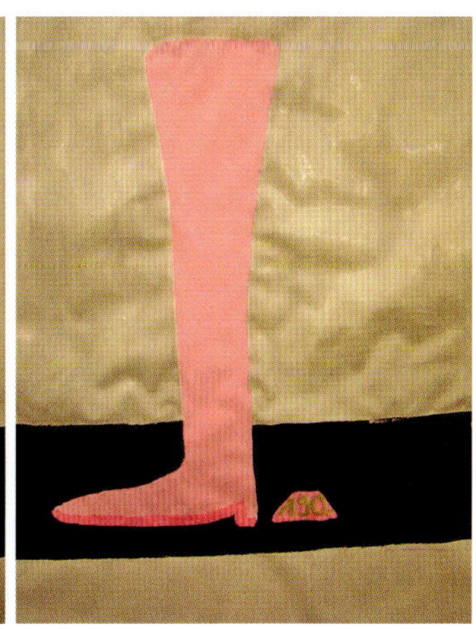

Abbildung 197:
Bild von Person 9, weitergemalt

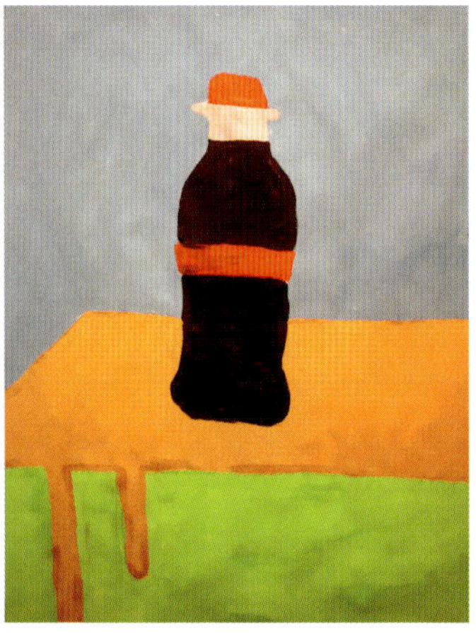

Abbildung 198:
Bild von Person 10

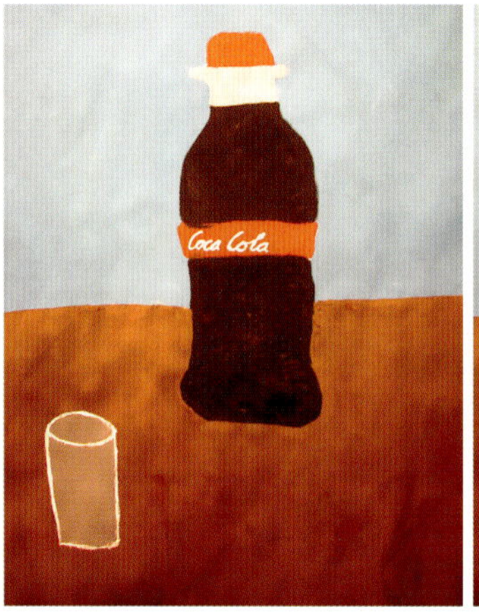

Abbildung 199:
Bild von Person 10, weitergemalt

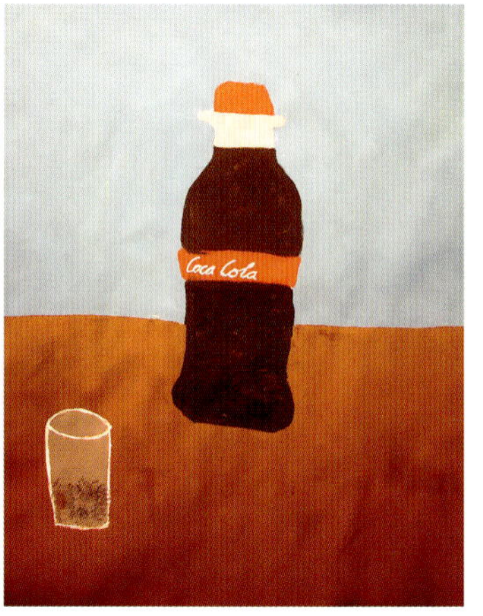

Abbildung 200:
Bild von Person 10, weitergemalt

Fazit

Ein halbes Jahr nach der gemeinsamen LOM-Arbeit ließ ich die Teilnehmenden nochmals den „Berner Fragebogen zum Wohlbefinden“ für Jugendliche ausfüllen, um zu kontrollieren, was sich verändert hatte. Was mir beim Vergleichen des ersten Bogens mit dem zweiten auffiel, war Folgendes: Nach einem halben Jahr schätzten die Teilnehmenden vieles realistischer und eventuell ehrlicher ein. Es wurden mehr körperliche Symptome erwähnt. Vor allem gab es eine Verbesserung bei den Fragen zu Selbstwert, Selbstvertrauen und zur Motivation. Mir scheint auch, dass die jungen Menschen reflektierter an ihre Aufgaben gingen. Die Mehrheit fand während des Motivationssemesters eine Anschlusslösung. Die Stimmung an den Schultagen war mehrheitlich sehr gut. Ich war nicht die einzige Lehrperson, die als Unterrichtsfach Persönlichkeitsentwicklung anbot. Wir tauschten im Team viel aus und unterstützten die jungen Menschen so gut wir konnten. Meine Erinnerungen sind nach wie vor von großer Freude geprägt und ich bin beeindruckt, was mit dem Einsatz und den Energien aller möglich wurde.

Glossar

Anerkennen, was ist

Im Aufwachsen als Kind, aber auch im späteren Leben machen wir immer wieder Erfahrungen, die uns kränken und verletzen; wir erfahren Ungerechtigkeiten, wir werden in dem, was wir sind und können, weder gesehen noch anerkannt, wir werden falsch eingeschätzt. Wir erfahren jedoch auch unerwartet Zuwendung, Anerkennung, Förderung. Und viele von uns werden geboren mit einem körperlichen Handicap, mit Schwierigkeiten in der Wahrnehmung oder wir erleiden später einen Unfall, der zu Einschränkungen führt. All diese Erfahrungen können wir mit Metaphern umsetzen, sprich ihnen ein neutrales Bild zuordnen. Solche Metaphern können auch auf Porträts und auf Atmosphärenbilder gemalt werden (s. „Atmosphärenarbeit").

Atmosphärenarbeit

Kinder und Jugendliche leben in ihren eigenen jeweiligen Lebenswelten. Diese Lebenswelten sind von einer Atmosphäre geprägt. Diese Atmosphären zeigen eine Wirkung auf alle, die dieser Atmosphäre ausgesetzt sind. Um Kinder und Jugendliche in ihrer eigenen Entwicklung zu stärken, hilft es, diese Atmosphären als Farbe zu malen und darauf alle Hindernisse (s. „Anerkennen, was ist"), aber auch Veränderungswünsche als kleine Metaphern zu platzieren. Zusätzlich können sie ihre eigene Atmosphäre als Farbe malen und auf diese Farbe ihre Stärken, Zukunftswünsche und was noch zu lernen ist mit kleinen Metaphern platzieren.

Aus den Augen von

„Aus den Augen von"-Malen heißt, das Bild oder die Bruchstücke eines Bildes genauso zu malen, wie diese vor dem inneren Auge erscheinen, unabhängig davon, ob das Bild real gesehen werden konnte oder nicht. Zum Beispiel sehen sich viele Verunfallte selbst, wie sie verletzt am Boden liegen, sie sehen die ganze Szene aus einer Beobachterperspektive.

Bild in Ordnung bringen

Gesehene und verstörende Bilder, die sich hartnäckig in der Erinnerung halten und immer wieder starke Gefühle auslösen, werden so übermalt, dass sie der aktuellen Realität entsprechen. Zum Beispiel wird eine klaffende Wunde, die längst abgeheilt ist, auf dem Bild langsam zu der Narbe gemalt, wie sie gegenwärtig noch sichtbar ist. Eine große Blutlache auf dem Boden wird langsam übermalt, weil diese in der Realität längst weggeputzt oder vom Regen weggewaschen wurde. Durch dieses langsame Übermalen des emotional aufwühlenden Bildes wird die alte Erinnerung überschrieben und die aktuelle Situation wird neu abgespeichert. Dies führt dazu, dass man weiterhin weiß, was geschehen ist, und dass das schlimm war, aber es erzeugt keine belastenden Gefühle mehr in der Gegenwart.

Erheben des Anliegens

Auch bei Kindern und Jugendlichen lohnt es sich, ihr Anliegen genau zu erfassen. Dies kann mit folgenden Fragen geschehen:

- Was ist das Problem? (Albträume, Panik, Schule anstrengend, Freunde nerven, Eltern erlauben nichts, Wutanfälle, alles stresst usw.)
- Wann/in welchen Situationen tritt das Problem auf?
- Wie/woran wirst du erkennen, dass sich etwas verändert hat?
- Was wirst du tun, wenn Energie und Zeit frei wird? (Ersetzen durch)
- Was spürst du im Körper in den beschriebenen Situationen?
- Welche Gefühle treten in den beschriebenen Situationen auf?
- Was denkst du in den beschriebenen Situationen über dich? (Negative Kognition)
- Was möchtest du lieber über dich denken? (Positive Kognition)

- Einschätzung:
  - Ausmaß der Belastung (SUD, Subjective Units of Distress) auf einer Skala von 0 bis 10 (0 = gar nicht, 10 = sehr stark): Wie stark belastet dich das Anliegen?
  - Stimmigkeit der positiven Kognition (VoC, Validity of Cognition) auf einer Skala von 1 bis 7 (1= gar nicht, 7= total): Wie sehr stimmt der Satz (hier positive Kognition wiederholen) jetzt schon? 1 heißt, der Satz stimmt überhaupt nicht, 7 heißt, der Satz stimmt total.

Erregung

Eigene Reaktionen (z. B. Angst oder Stress) verstehen – für Kinder und Jugendliche mit Bildern erklärt:
Du nimmst ständig etwas wahr. Entweder in dir drin (z. B. Hunger) oder von außen (z. B. du siehst es, hörst es, riechst es, fühlst es, denkst es). Darauf empfindest du wohl oder unwohl, angenehm oder unangenehm usw. (s. Abb. 201).
Wenn du dich wohl, ausgeschlafen und satt fühlst, kannst du dich für etwas interessieren, zuhören, aufpassen, lernen und es gut mit anderen Menschen haben.
Wenn du etwas als unangenehm empfindest, nimmt möglicherweise etwas in dir drin an, dass etwas Gefährliches geschieht oder etwas, von dem du annimmst, dass es dich zu sehr anstrengt.
Das geht uns allen so. Und es geschieht so megaschnell, dass wir spontan mit Zuschlagen, Davonrennen oder Erstarren und Schweigen reagieren.
Wenn diese unangenehmen Empfindungen sehr oft vorkommen, fühlst du dich zunehmend unwohl, ängstlich oder sehr schreckhaft. Das ist für dich anstrengend und deine Reaktion macht die anderen ärgerlich, verzweifelt und hilflos (s. Abb. 202).
Langsames Malen und ruhiges Atmen hilft dir, dich selbst zu beruhigen und dich wieder sicher zu fühlen. Sodass du wieder gelassen an die nächste Tätigkeit gehen kannst (s. Abb. 203).

Ersetzen durch

Ein Symptom oder ein Thema beansprucht Zeit und Energie. Wenn das Symptom weg oder das Thema bewältigt ist, wird Zeit und Energie frei. Diese Zeit und Energie dürfen in ein neues, positives Projekt investiert werden. Es ist wichtig, dass das neue Projekt präzise formuliert ist, ein Zeitlimit hat und wenn möglich ohne aufwändige finanzielle Hilfe durchführbar ist.

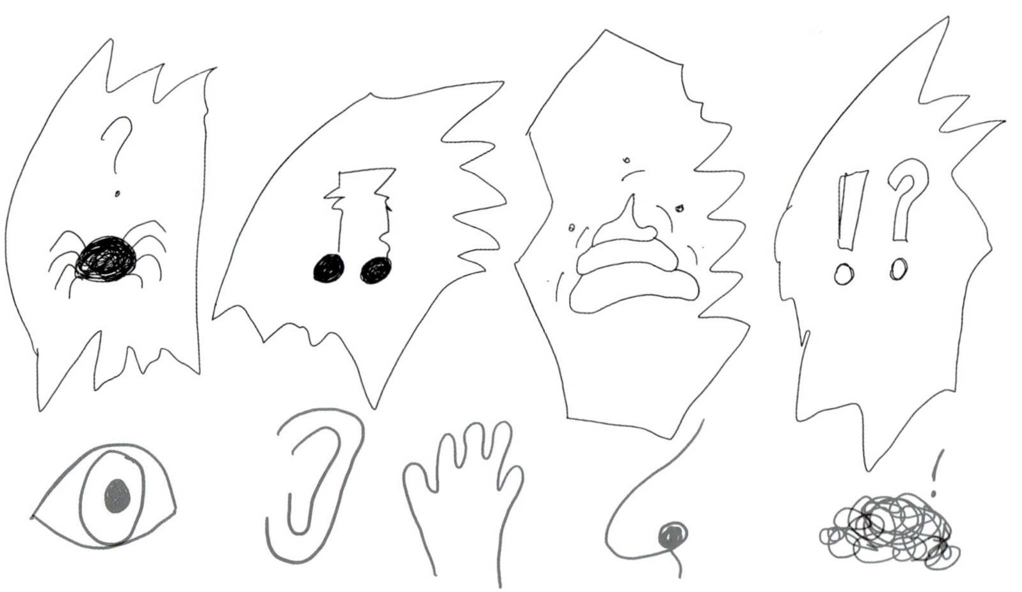

Abbildung 201: Erregung, Bild 1

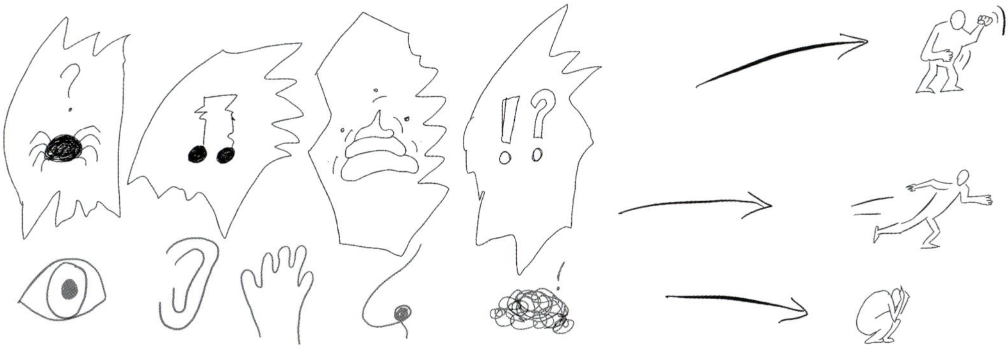

Abbildung 202: Erregung, Bild 2

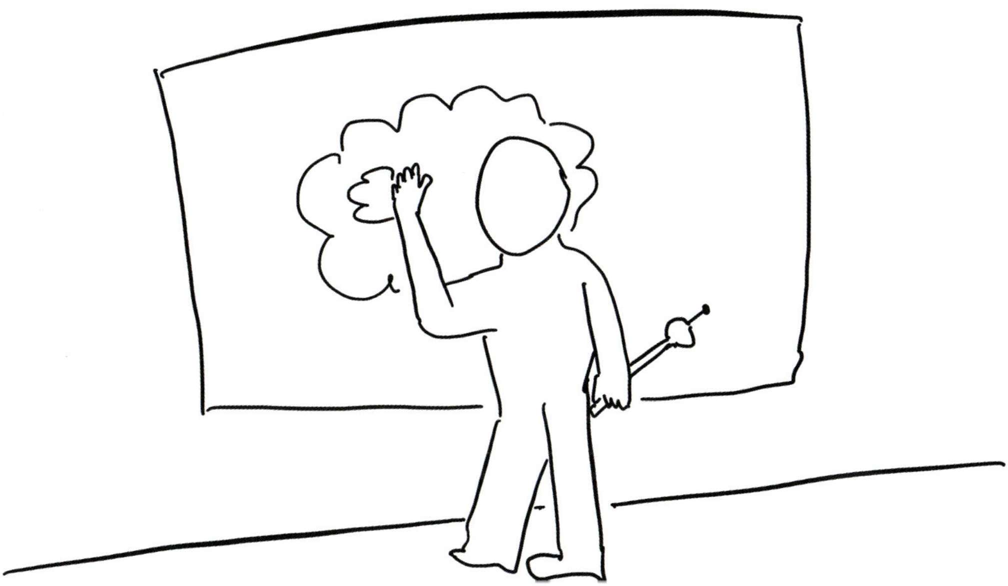

Abbildung 203: Erregung, Bild 3

Geschenk

Auf Porträts und auch auf Atmosphärenbilder dürfen Geschenke gemalt werden. Sie stehen für das Gefühl von Liebe, Zuneigung und Dankbarkeit. Geschenke können real gemalte Gegenstände sein, ein Gutschein oder ein Buch etc., es ist aber genauso gut möglich, ein Herz zu malen.

Kognition, negative

„Das werde ich sowieso nie schaffen.“ „Ich bin dumm.“ Solche negativen Kognitionen sind Begleiter in Überforderungs- und Erregungsreaktionen, die das bereits bekannte Verhaltensmuster noch verstärken und bis anhin zu keiner Lösung geführt haben. Es ist wichtig, sie als hinderlich zu erkennen, deshalb holt man sie ab.
Sofern ein Kind beim Erheben des „Problems“ eine negative Kognition äußert, kann diese aufgenommen und als solche benannt werden. Wenn das Kind noch keinen negativen Gedanken über sich selbst denkt, ist es manchmal angebracht, nicht nach einer solchen zu suchen, sondern direkt zur positiven Kognition zu gehen.

Kognition, positive

Der negativen Kognition kann man eine positive Kognition gegenüberstellen. Eine, die hilfreich wäre, wenn man sie denken könnte. Die Malenden werden dazu angeleitet, immer öfter diesen Gedanken zu denken, sodass der negative an Kraft verliert.

LOM-Prozess

Wir erheben mit den Malenden das Anliegen, dabei versuchen wir durch verschiedene Fragen zu verstehen, worum es genau geht und was für Bewegungen möglich sind. Wir erheben die Werte für die momentane Belastung und die Stimmigkeit der positiven Kognition.
Das ermöglicht uns, nachdem das Bild gemalt wurde, die Werte erneut zu erheben. Es gibt Bildabfolgen, die sich bewährt haben: Jeder Schritt wird mit einer Metapher gemalt: das Problem, Ersetzen des Problems durch etwas Positives, die negative Kognition und die positive Kognition, Würdigung für die Arbeit, Zukunftsperspektive.
Als Einstieg in die therapeutische Arbeit ist ein freies Bild oder eine Würdigung dafür, dass das Kind oder der Jugendliche überhaupt den Schritt ins Atelier gewagt hat, hilfreich.

Metapher

Metaphern werden immer dann eingesetzt, wenn die Erfahrung kein eigenes Bild hat, also bei Zuständen, Gefühlen, Tönen, Körperempfindungen, Gerüchen etc. So können Symptome, Wünsche, Rückgaben und Rücknahmen, und viele weitere Interventionen durch Metaphern umgesetzt werden. Immer wieder kommt es vor, dass Malende beim Abfragen faule Früchte, welke Blumen, durchlöcherte Schuhe etc. sehen. Oft ist es hilfreich, die Metaphern wie gesehen zu malen, um sie in einem zweiten Schritt in Ordnung zu bringen, das heißt als neu, frisch, vollständig zu malen und zwar auf dem gleichen Bild. Dies gilt vor allem dann, wenn die Malenden der Idee, dass „gesund, schön, glücklich" gemalt werden soll, sehr ablehnend gegenüberstehen.
Siehe auch Metapherkategorien.

Metapherkategorien

Die Metaphern werden in sogenannte Metapherkategorien (Obergruppen) gefasst: Blüte, Knopf, Luftballon, Gemüse usw. Für Kinder und Jugendliche bewähren sich Metapherkategorien, mit denen eher gute Erfahrungen verknüpft sind. Besonders beliebt sind deshalb: Eis, Lollipops, Turnschuhe und Ähnliches.

Porträts und Selbstporträts

Porträts und Selbstporträts malen ist eine elegante Möglichkeit, sich mit einer Person, die ungute Gefühle auslöst, auseinanderzusetzen oder auch mit sich selbst. Jüngere Kinder malen gerne die ganze Person, ältere sind gut in der Lage, nur Kopf und Oberkörper zu gestalten. Selbstporträts malen führt meist zu einem besseren Selbstwert. Porträts von Personen, die negative Gefühle auslösen, führen durch das Malen zu mehr Distanz zur anderen Person und dadurch oft zu weniger Angst oder Wut.

Pulspunkte

Pulspunkte sind als viele, nur hingetupfte Punkte auf dem Bild erkennbar. Sie werden rhythmisch und mit Geräuschen gemalt. In der Körperwahrnehmung findet das Leben Ausdruck im Herzschlag und Puls. Pulspunkte haben auf das malende Kind eine belebende Wirkung. Sind die Pulspunkte einmal gemalt, wird das Kind in der Regel danach ruhig (s. auch „Urformen").

Rückgabe und Rücknahme

Auf Systemmetaphern oder Porträts werden Rückgaben (vom Malenden zur porträtierten Person oder in ein System zurückgegeben) oder Rücknahmen (zurücknehmen von Fähigkeiten zur Malenden) gemacht. Beispiele: Ein Kind übernimmt Ängste von der Mutter, obwohl es kein ängstliches Kind ist. Die Schwester ist in allem besser und schneller, der Bruder gibt mehr und mehr der Schwester ab und bemüht sich gar nicht mehr darum, etwas selbst zu können. Mit einer Rücknahmemetapher auf seinem Porträt bekräftigt er, einiges wieder in die eigenen Hände zu nehmen.

Störende Bilder

Bei störenden bzw. traumatischen Bildern werden die Bilder so gemalt, wie sie konkret gesehen wurden. Das heißt, dass die Malende das störende Bild genauso malt, wie sie es vor ihrem inneren Auge sieht. Das langsame, körperorientierte Malen macht Sinn. Dabei kann sich die Erregungskurve der Malenden handelnd stabilisieren. Das Hirn soll begreifen können, dass all das Schreckliche vorbei ist. Das Wahrgenommene soll zu einer wahren und schlimmen Erinnerung werden, die aber die Gegenwart nicht mehr belastet.

Systemmetapher

Jeder Mensch wächst in ein vorerst nahes, dann erweitertes soziales Netzwerk hinein. In diesem Netzwerk haben alle eine klar definierte Rolle mit bestimmten Aufgaben, einer klaren Hierarchie und Entscheidungsbefugnis. Wenn diese Rollen von den Mitspielenden eines solchen Netzwerkes nicht deutlich eingehalten werden, entsteht Verwirrung. Wenn ein kleines Mädchen die Mutterrolle ihren kleineren Geschwistern gegenüber einnehmen muss, ein Junge zum Vertrauten und Partner der Mutter wird, können sich diese Kinder als spätere Erwachsene nicht in ihrer aktuellen Rolle einfinden. Dies führt zu Konflikten in den aktuellen Beziehungen.

Urformen

Urformen sind der manifestierte Ausdruck des körperlichen Empfindens aus der frühkindlichen Entwicklung und Grundlagen der visuellen Wahrnehmung.
Wenn Kinder das Malen entdecken, malen sie für uns Erwachsene unverständliche Bilder. Wir erkennen „nur" Gekritzel, Spiralen, Flecken, Striche oder Punkte. Solche Bilder sind für die Entwicklung des Kindes enorm wichtig und sollten nicht von den Erwachsenen interpretiert oder das Kind gar gelehrt werden, wie man „richtig" malt.
Die auf diesen ersten gemalten Bildern erkennbaren Muster und Formen werden von allen Kindern auf der ganzen Welt gemalt, sind also universell und dadurch Gegenstand wissenschaftlicher Forschung (z. B. Egger, 2015; Stern, 2020). Die humanistische Kunsttherapie nennt sie Urformen.

Würdigung

Wenn Menschen eine schwierige Situation gemeistert, ein Trauma überlebt und das Leben trotzdem weitergelebt, eine belastende Zeit durchgehalten oder alles das durchgearbeitet haben, empfinden sie es selten als etwas Besonderes. Sie sehen eher, wie sie versagt haben oder nicht gut genug waren. Diese Situationen brauchen eine Würdigung, die besagt, dass es schwer gewesen war, dass sie das Beste daraus gemacht haben und es durchgestanden haben.

Zauberkasten und Zauberstab

Die Kinder und Jugendlichen können lernen, dass sie ihren Erregungskurven und Verhaltensmustern nicht hilflos ausgeliefert sind, sondern dass sie sich hilfreiche Strategien antrainieren können. Eine Möglichkeit zur Veränderung und Transformation eines schwierigen Gefühls und Themas ist, dass die Kinder und Jugendlichen ihre Fantasie zur Hilfe nehmen. Diese selbstwirksame, mentale Strategie kann jedes Kind, jede:r Jugendliche anzuwenden versuchen. „Stell dir vor, du steckst deine Angst oben in einen Zauberkasten, in der Mitte verzauberst du sie und unten kommt diese Angst als bunte Smarties (Schokolinse) heraus. Welche Farbe hat dieses Smarties?" Um diese Zauberkraftstrategie zu verstärken und die Kinder und Jugendlichen zu ermächtigen, ihre eigenen Lösungen zu finden, kann auch ein Zauberstab gestaltet werden. Der Zauberstab entspricht einem Regenten-Werkzeug, das die Macht über die eigenen Zustände zurück zum Malenden gibt.

Zukunftsmetapher

Zukunftsmetaphern werden immer dann eingesetzt, wenn eine optimistische Perspektive geschaffen werden soll. Dies kann am Ende einer LOM-Sequenz sein, sogar wenn noch nicht alles abgeschlossen werden konnte.

Literaturverzeichnis

Verwendete Literatur

Bucay, J. (2019). *Das Buch der Trauer: Wege aus Schmerz und Verlust*. Frankfurt a.M.: Fischer Taschenbuch.

Cassée, K. (2020). *KOSS-Manual: Handbuch für die kompetenzorientierte Arbeit in stationären Settings* (4., erweiterte Auflage). Bern: Haupt Verlag.

Eagleman, D. (2017). *The Brain: die Geschichte von dir*. München: Pantheon.

Egger, B. (2015). *Urformen des Malens: Spuren der Wandlung und kunsttherapeutische Anwendung*. Bern: Hogrefe.

Egger, B. & Merz, J. (2024). *Lösungsorientierte Maltherapie: Wie Bilder Emotionen steuern*. Bern: Hogrefe. https://doi.org/10.1024/86353-000

Feldman Barrett, L. (2023). *Wie Gefühle entstehen: Eine neue Sicht auf unsere Emotionen*. Hamburg: Rowohlt Polaris.

Grob, A. (1989). *Berner Fragebogen zum Wohlbefinden Jugendlicher (BFW)*. Bern: Psychologisches Institut.

Hurrelmann, K. & Quenzel, G. (2016). *Lebensphase Jugend: Eine Einführung in die sozialwissenschaftliche Jugendforschung* (13. Aufl.). Weinheim: Beltz Juventa.

Jenni, O. (2021). *Die kindliche Entwicklung verstehen: Praxiswissen über Phasen und Störungen*. Berlin: Springer. https://doi.org/10.1007/978-3-662-62448-7

Leonhardt, K. (o.J.). *Das Wohlbefinden von Jugendlichen in Bezug auf ihre physische Aktivität und Selbstwirksamkeitsüberzeugung – ein Vergleich zwischen Wien und Stockholm*. Verfügbar unter: https://core.ac.uk/download/pdf/11590534.pdf

Lerch, C. (2007). *Kinder entdecken ihre innere Kraft: Integrative Imaginationsarbeit*. Freiburg: Arbor Verlag.

Petrarca, F. (1988). *De remediis utriusque fortune – Heilmittel gegen Glück und Unglück*. München: Wilhelm Fink Verlag. (Original erschienen 1366)

Roth, G. & Strüber, N. (2014). *Wie das Gehirn die Seele macht*. Stuttgart: Klett-Cotta.

Stern, A. (2020). *Wie man Kinderbilder nicht betrachten soll* (5. Aufl.). Hamburg: ZS.

Storch, M., Krause, F. & Weber, J. (2022). *Selbstmanagement – ressourcenorientiert: Theoretische Grundlagen und Trainingsmanual für die Arbeit mit dem Zürcher Ressourcen Modell (ZRM®)* (7. Aufl.). Bern: Hogrefe. https://doi.org/10.1024/86214-000

Whorf, B.L. (2008). *Sprache, Denken, Wirklichkeit: Beiträge zur Metalinguistik und Sprachphilosophie* (25. Aufl.). Hamburg: Rowohlt Taschenbuch.

Empfohlene Literatur

Baer, U., Frick-Baer, G. & Baer, U. (2023). *Kreative Therapie mit Kindern- und Jugendlichen: Ein Lehr- und Praxisbuch*. Berlin: Semnos.

Berger, N. & Taube, A. (2022). *Astronautenkinder*. München: arsEdition.

Berger, P.L., Luckmann, T. & Plessner, H. (2021). *Die gesellschaftliche Konstruktion der Wirklichkeit: Eine Theorie der Wissenssoziologie* (28. Aufl.). Frankfurt a.M.: Fischer Taschenbuch.

Haines, S. & Standing, S. (2019). *Angst ist ziemlich strange*. Heidelberg: Carl-Auer Verlag.

Haines, S. & Standing, S. (2023). *Trauma ist ziemlich strange* (3. Aufl.). Heidelberg: Carl-Auer Verlag.

Herzog, M. & Hartmann Wittke, J. (2020). *Lily, Ben und Omid: Drei Kinder machen sich auf den Weg, ihren „sicheren Ort" zu finden* (5. Aufl.). Oberhof: Top Support.

Karl, V. & Sadžakov, E. (2022). *Von Wölfen und Bären: Hochsensibilität, Autismus, AD(H)S & Co*. Leichlingen: monpox.

Légé, U., Grolimund, F. & Amthor, R. (2021). *Huch, die Angst ist da! Wie sich Kinder und Eltern mit ihrem Angstmonster aussöhnen können*. Bern: Hogrefe.

Maté, G. (2021). *Unruhe im Kopf: Über die Entstehung und Heilung der Aufmerksamkeitsdefizitstörung ADHS*. Berlin: Der Audio Verlag.

Maté, G. (2023). *Wenn der Körper nein sagt: Wie verborgener Stress krank macht – und was Sie dagegen tun können* (A. Hunke-Wormser, Übers.; 8. deutsche Aufl.). Berlin: Der Audio Verlag.

Maté, G. & Maté, D. (2023). *Vom Mythos des Normalen: Wie unsere Gesellschaft uns krank macht und traumatisiert – neue Wege zur Heilung*. München: Kösel.

Sappok, T. & Zepperitz, S. (2022). *Das Alter der Gefühle: Über die Bedeutung der emotionalen Entwicklung bei geistiger Behinderung* (2. Aufl.). Bern: Hogrefe.

Schubert, C. & Zilliges, D. (2023). *Geometrie der Seele: Wie unbewusste Muster das Drehbuch unseres Lebens bestimmen*. München: Gräfe und Unzer.

Schütz, A., Luckmann, T. & Endress, M. (2017). *Strukturen der Lebenswelt* (2. Aufl.). Konstanz: UVK Verlagsgesellschaft. https://doi.org/10.36198/9783838548333

Senckel, B. & Luxen, U. (2021). *Der entwicklungsfreundliche Blick: Entwicklungsdiagnostik bei normal begabten Kindern und Menschen mit Intelligenzminderung; mit E-Book inside und Arbeitsmaterial* (2. Aufl.). Weinheim: Beltz.

Westhoff, G. (1993). *Handbuch psychosozialer Messinstrumente: Ein Kompendium für epidemiologische und klinische Forschung zu chronischer Krankheit*. Göttingen: Hogrefe.

Zimmermann, M. (2023). *Anders nicht falsch* (2. Aufl.). Zürich: Kommode Verlag.

Porträts der Maltherapeutinnen

Sibylle Albrecht
Kunsttherapeutin, Begleitetes Malen IHK, Diplom IHK, Lösungsorientiertes Malen LOM
Ich arbeite in der Gemeinschaftspraxis am Marktplatz, Büren an der Aare, am Z.E.N (Zentrum für Entwicklungsförderung und pädiatrische Neurorehabilitation der Stiftung Wildermeth Biel) und im Kinderhaus Stern im Ried.
www.gemeinschaftspraxis-bueren.ch

Kathrin Bigler
Kunsttherapeutin (BZ), Kunstschaffende, Primarlehrerin
In meinem Atelier arbeite ich seit 1998 als Kunstschaffende und seit 2016 als Kunsttherapeutin mit Kindern und Erwachsenen einzeln und in Gruppen. Seit 2018 bin ich im Vorstand des Fachverbandes Humanistische Kunsttherapie FHK und seit 2021 präsidiere ich diesen Fachverband.
www.kat-art.ch

Rahel Brügger
Kunsttherapeutin (ED), Illustratorin, Leiterin von Weiterbildungen
In meiner Praxis und online arbeite ich mit der LOM-Methode, die ich vor allem bei Depression, Burnout und Traumafolgestörungen einsetze. Ich bin Autorin des Arbeitsbuchs „Maltherapie, Lösungsorientierte Maltherapie zur Trauma- und PTBS-Bearbeitung".
www.praxis-mal-raum.ch

May Carro Cabaleiro
Künstlerin, Lizensiert in „Bellas Artes" der Universität Complutense de Madrid; Meisterschülerin HdK, Berlin; Kunsttherapeutin für BM, PM und LOM IHK; Leitung eines Ateliers in Potsdam; Coaching mit kunsttherapeutischen Mitteln; Ausbilderin
www.artandconsciousness.com
www.maycarrocabaleiro.com

Bettina Egger
Dr. phil.; Kunsttherapeutin (ED), Gründerin des Instituts für Humanistische Kunsttherapie (IHK), Entwicklung der Lösungsorientierten Maltherapie LOM zusammen mit Jörg Merz, MSc UZH; Autorin zahlreicher Bücher
www.bettinaegger.ch

Cora Egger
Keramikerin, Kunsttherapeutin, Personen- und Lösungsorientierte Maltherapie LOM, Ausbilderin, Dozentin an der Alanus-Hochschule, eigenes Atelier in Barcelona
www.el-atelier.org

Marion Gregor
Kunsttherapeutin – Fachrichtung Gestaltungs- und Maltherapie; LOM-Therapeutin (Branchenzertifikat); diplomierte Pflegefachperson HF, systemisch-lösungsorientierte Beraterin, Fachfrau Snoezelen; Somatic Experiencing Practitioner (SE)
Seit vielen Jahren selbständig, Gemeinschaftspraxis in Seengen im Kanton Aargau mit Dr. med. Harald Gregor, Psychiater und Psychotherapeut. Begleitung aller Altersgruppen, Systemisches Arbeiten, Traumatherapie (SE), Unterstützung bei degenerativen- und Multisystem-Erkrankungen.

www.mariongregor.ch
www.hirnundherzpraxis.ch

Patricia Heuss

MSc Universität Basel in klinischer Psychologie, Fachpsychologin für Psychotherapie FSP und Maltherapeutin LOM, Praxis für Psychotherapie und Maltherapie für Kinder, Jugendliche und Erwachsene in Schaffhausen
www.psychotherapie-heuss.ch

Gabriela Jaroš

Kunsttherapeutin (ED), Fachrichtung intermedial; Diplom-Maltherapeutin, LOM-Therapeutin; Grafikerin; Supervisorin, Lehrtherapeutin, Mentorin Oda ARTECURA
Ich arbeite als Kunsttherapeutin seit vielen Jahren in Akutpsychiatrien und psychiatrischen Tageskliniken. Seit 2008 bin ich zusätzlich in eigener Kunsttherapie-Praxis tätig. Mein Fachgebiet ist die Begleitung kunsttherapeutischer Prozesse in der Akutpsychiatrie, LOM-Therapieprozesse mit Jugendlichen und jungen Erwachsenen, Begleitung von Trans Personen.
www.malundmalatelier.ch
www.myhometransprojekt.ch

Rahel Jost

Kunsttherapeutin (ED), LOM-Therapeutin, LOM-Dozentin
Ich bin seit 1994 LOM-Therapeutin mit Leib und Seele. Mutter von zwei erwachsenen Kindern, immer wieder neugierig und offen auf das, was das Leben mir bringt. Ich arbeite (ab und zu über 100 %) mit LOM. Wenn mir dann doch noch etwas Zeit bleibt, gehe ich gerne in die Natur, wandern, und/oder bin mit mir lieben Menschen zusammen. Seit bald 10 Jahren arbeite ich in der Ameos-Seeklinik-Brunnen, seit 30 Jahren in der eigenen Praxis in Oberwil/Zug, und zusammen mit Karin Rota doziere ich die LOM-Methode als Weiterbildung, hauptsächlich in Zürich.
www.malatelier-zug.ch

Ulrike Jünger

Diplom-Kunsttherapeutin, Lösungsorientiertes Malen LOM, Körperorientierte Trauma Arbeit SEI®, Hypnotherapie nach Ericson, Heilpraktikerin Psychotherapie
Mit viel Freude und Begeisterung arbeite ich seit langem in meinen Ateliers vorrangig mit dem Lösungsorientierten Malen LOM. Ich begleite ebenso Erwachsene wie auch Kinder durch ihre Lebensthemen. Mich beeindruckt und berührt immer wieder zutiefst und von Neuem, wie wirksam das LOM auch die Anliegen, bei denen es zuvor fast aussichtslos erschien, dass sie sich verändern könnten, in eine langfristig stabile lebensförderliche Veränderung führen. Ich bin sehr froh, meinen Beitrag zu diesem Buch leisten zu dürfen.

Madeleine Lador

Pensionierte Lehrerin für Zeichnen und Modellieren; Kunsttherapeutin IHK, LOM; langjährige Arbeit mit Kindern und Jugendlichen und Gruppen mit Asylbewerber:innen; privates Atelier in der Westschweiz bis 2018.

Jörg Merz

MSc Universität Zürich in klinischer Psychologie, Eidgenössisch anerkannter Psychotherapeut, Supervisor OdA ARTECURA, langjähriger kunsttherapieorientierter Psychotherapeut, Ausbilder und Supervisor, Entwicklung der Methode LOM mit Bettina Egger, Vater von zwei Töchtern, der Berufs- und Hausarbeit mit seiner Frau teilte, und Großvater von zwei Enkelinnen und zwei Enkeln.

Barbara Moser

Kunsttherapeutin ED
Seit 1996 arbeite ich selbständig in meiner Praxis als Kunsttherapeutin und in der Schulpsychologischen Beratung. Ich begleite Erwachsene und Jugendliche in Krisen und belastenden Situationen. Ich arbeite seit Jahren mit der Methode des lösungsorientierten Malens, LOM, und bin seit jeher begeistert vom LOM.
www.kunsttherapiebiel.ch

Sidonie Nuoffer

Künstlerin, Kunsttherapeutin IHK

Seit meiner frühen Kindheit bezaubern mich Farben und halfen mir in schwierigen Momenten. In jungen Jahren wusste ich schon, dass ich Kunsttherapeutin werden wollte. Ich entfaltete mich zuerst als Künstlerin, indem ich die Werkzeuge der Malerei und des Malprozesses entdeckte und vertiefte. Seit einigen Jahren begleite ich Kinder, Erwachsene, seelisch Bedürftige und Flüchtlinge in ihren Malprozessen. Das berührt und fordert mich auf eine sehr schöne Art und Weise.

www.sidonie-n.ch

Andrea Renggli Gabathuler

MA Universität Zürich in Germanistik und Pädagogischer Psychologie, Kunsttherapeutin (ED), Ausbildung am IHK, Zürich in Personen- und Lösungsorientiertem Malen LOM, Lehrtherapeutin, Supervisorin, Mentorin, Dozentin

Ich arbeite mit den Methoden der humanistischen Kunsttherapie sowohl selbstständig im eigenen Malatelier in Küssnacht am Rigi als auch angestellt in verschiedenen Institutionen als Mal- und Kunsttherapeutin mit Kindern, Jugendlichen und Erwachsenen. Als Dozentin am Institut für Humanistische Kunsttherapie bilde ich angehende Kunsttherapeutinnen in der Thematik „Personenorientiertes Malen und kombinierte Maltherapie mit Kindern“ aus. Ich bin verheiratet und Mutter von zwei Töchtern.

www.maltherapie-renggli.ch

Simone Riner

MA Universität Bern in Germanistik und Pädagogischer Psychologie, Kunsttherapeutin (ED), Personen- und Lösungsorientierte Maltherapie LOM, Supervisorin, Lehrtherapeutin, Ausbilderin, Dozentin an der Alanus-Hochschule, eigenes Atelier und Mutter von vier Kindern, die Berufs- und Hausarbeit mit ihrem Mann, einem engagierten Kinder- und Jugendmediziner, teilt.

www.simoneriner.ch

Ursula Riner

Kunsttherapeutin (ED), Lösungsorientierte Maltherapie LOM

Schon im Primarschulalter entstand mein großer Wunsch, mit Kindern zu arbeiten. Zeichnen und Malen gehörten auch damals schon zu meinen Lieblingsbeschäftigungen. Später, als Hausfrau, Mutter und Lehrerin entstand eine neue Perspektive. Ich bildete mich zur Kunsttherapeutin aus, studierte Psychotherapie-Wissenschaften und begann sehr schnell auf diesem spannenden Gebiet zu arbeiten. Die Lösungsorientierte Maltherapie LOM® erweckte von Anfang an mein großes Interesse und ich konnte diese hochwirksame Methode auch sofort in allen Arbeitsbereichen einsetzen: im Programm für junge stellenlose Erwachsene, in Institutionen für Kinder und Jugendliche und in meiner eigenen Praxis. Alle diese Anwendungen führten zu sehr vielen Erfahrungen und positiven Ergebnissen. Meine Erfahrungen gebe ich sehr gerne weiter als Dozentin, Supervisorin und Lehrtherapeutin. Das große Interesse, nebst mit Erwachsenen auch mit Kindern und Jugendlichen zu arbeiten, besteht bis heute.

www.kunst-mal-therapie.ch

Melanie Scarpa

Klinische Heil- und Sozialpädagogin (Universität Fribourg), Gestaltungspädagogin, Mal- und Gestaltungstherapeutin mit LOM-Abschluss

Über mehrere Jahre arbeitete ich mit Jugendlichen in psychiatrisch- und psychotherapeutischen Settings und baute dort ein institutionsinternes Kunsttherapieangebot auf. Seit 2018 arbeite ich als Kunsttherapeutin (Mal- und Gestaltungstherapeutin) am Ostschweizer Kinderspital. In Einzel- und Gruppentherapien begleite ich Jugendliche der psychosomatischen Abteilung sowie der Psychotherapiestation für Jugendliche. Daneben unterrichte ich am IHK (Institut für humanistische Kunsttherapie) im Bereich Kunsttherapie mit Jugendlichen. Ich bin Mutter von drei Söhnen.

Susanne Simon

Kunsttherapeutin (ED), Fachrichtung Malen und Gestalten, LOM; Therapeutin, Supervisorin, Lehrtherapeutin und Mentorin Oda ARTECURA

Meine Erfahrungen durfte ich in der Psychiatrischen Klinik Beverin im schönen Bündnerland sammeln. Seit 2017 arbeite ich selbstständig in Chur, mit Kindern, Jugendlichen und Erwachsenen, zusammen mit meinem Mann Christoph Burz in eigener Praxis, der Psychiater und Psychotherapeut ist. Ich liebe meinen Beruf und kann mir für mich keine schönere Arbeit vorstellen.

maltherapie@psychotherapie-burz.ch
www.psychotherapie-burz.ch